Christina Krause, Ulrich Wiesmann,
Hans-Joachim Hannich

Subjektive Befindlichkeit und Selbstwertgefühl von Grundschulkindern

Pabst Science Publishers
Lengerich, Berlin, Bremen, Miami,
Riga, Viernheim, Wien, Zagreb

Bibliografische Information Der Deutschen Bibliothek
Die Deutsche Bibliothek verzeichnet diese Publikation in der Deutschen Nationalbibliografie; detaillierte bibliografische Daten sind im Internet über <http://dnb.ddb.de> abrufbar.

Druck: KM Druck, D-64823 Groß Umstadt

ISBN 3-89967-110-4

Inhaltsverzeichnis

Vorwort

Dieses Buch ist das Ergebnis jahrelanger Forschungen zur Entwicklung und Veränderung des Selbst im Kindes- und Jugendalter (Krause 1996, 1998) und eines Projektes zur Gesundheitsförderung, das von Wissenschaftlerinnen und Wissenschaftlern aus den Disziplinen Psychologie, Pädagogik und Medizin der Universitäten in Göttingen und Greifswald durchgeführt wurde (Krause, Hannich, Stückle, Widmer, Rohde & Wiesmann 2000; Krause, Wiesmann, Stückle, & Widmer 2001). Mit diesem Buch wollen wir den Lesern und Leserinnen die Bedeutung der psychischen Gesundheit im Kindesalter nahe bringen und auf den dringenden Handlungsbedarf aufmerksam machen. Die Gesundheit als unser "höchstes Gut" fällt uns nicht einfach in den Schoß, sie kann und muss erarbeitet, erkämpft, gefördert und gestärkt werden. Warum das so notwendig ist und warum das schon im Kindesalter geschehen muss - das wollen wir verständlich machen. Da in Deutschland die Kinder erst mit sechs bzw. sieben Jahren in Bildungsinstitutionen eintreten, d.h. erst dann auch alle erreichbar sind, haben wir uns auf das Grundschulalter konzentriert. Unsere Erfahrungen bei der Umsetzung von Gesundheitsförderung haben die Richtigkeit unseres Anliegens und des von uns praktizierten Vorgehens bestätigt, haben uns aber auch bestärkt, konkret über Möglichkeiten von Gesundheitsförderung im Vorschulalter nachzudenken.

Die Stärkung des *Selbstwertes* steht im Mittelpunkt unseres Gesundheitsförderprogrammes. Denn wir meinen, dass das Selbstwertgefühl wesentlich dazu beiträgt, dass der Mensch sich subjektiv wohl fühlt, dass er sich als "gesund" erlebt. Der Begriff „Wohlbefinden“ tauchte erstmals in einer Gesundheitsdefinition der WHO aus dem Jahre 1946 auf. Seitdem gibt es viele Diskussionen um den Gesundheitsbegriff, wobei sich immer mehr durchzusetzen scheint, dass die Person selbst darüber entscheiden kann, ob sie sich wohl fühlt bzw. ob sie sich eher gesund oder eher krank fühlt. Damit ist Gesundheit vor allem ein selbst bestimmter Zustand, was auch mehr Selbstverantwortung für die eigene Gesundheit bedeutet. Kinder brauchen Hilfe auf dem Wege zur Entwicklung von Kompetenzen, die ihnen helfen, dieser Verantwortung für das eigene Wohlbefinden gerecht werden zu können. Das wurde in dem genannten Projekt, dessen Ergebnisse an verschiedenen Stellen dieses Buches vorgestellt werden, versucht.

Der Weltgesundheitsbericht aus dem Jahre 2001 (WHO 2001; WHO – Europabüro 2001) hat mit besonderer Klarheit gezeigt, wie verbreitet psychische Krankheiten und Auffälligkeiten sind und in welch erschreckendem Ausmaß bereits Kinder davon betroffen sind. Im Gutachten des "Sachverständigenrates für die Konzertierte Aktion im Gesundheitswesen" aus dem Jahre 2003 werden die neuesten Zahlen aus dem Survey 2001/2002 berichtet, wonach zum Beispiel in Sachsen mehr als 13% der elf- bis fünfzehnjährigen Schüler und Schülerinnen an fast täglich auftretenden Kopfschmerzen, 10% an Rückenschmerzen und 34% an einer Allergie leiden. Beschwerden wie Angst, Erschöpfung, Nervosität und Schlafstörungen treten bei rund 15% der Schülerinnen und Schüler auf. Dabei wurde ein Einfluss der Schule als Lebensumfeld auf den Gesundheitszustand nachgewiesen.

Inzwischen gibt es eine Vielzahl von Angeboten auf dem Gebiet der Prävention und Gesundheitsförderung, die sich dieser Problematik angenommen haben und die Situation verbessern möchten. Das ist einerseits ein Beleg dafür, wie notwendig das Thema geworden ist, verdeutlicht andererseits aber auch, dass das Herangehen – bedingt durch die Komplexität des Zieles „Gesundheitsförderung" – recht unterschiedlich ist und bisher wenig konzertierte Aktionen vorhanden sind. Zum Nachdenken aufgefordert sind nicht nur die unmittelbaren Bezugs- und Betreuungspersonen der Kinder und Jugendlichen, die zunehmend in solche Projekte einbezogen werden, sondern eben auch kommunale und gesellschaftliche Einrichtungen sowie die Vertreter von Politik und Wirtschaft des jeweiligen Landes und die Weltgesundheitsorganisation (WHO) als Interessenvertreterin aller Menschen.

So soll unser Buch auch Mitstreiter für die Idee „Selbstwert stärken – Gesundheit fördern" gewinnen und allen auf diesem Gebiet Tätigen zum gemeinsamen Handeln Mut machen, damit das offensichtlich Notwendige zur Realität werden kann.

Die Zielstellung der Ottawa-Charta aus dem Jahre 1986 „Gesundheit für alle bis zum Jahre 2000" war von Anfang an eine utopische Vision (WHO 1986). Aber sie wird immer Wunsch und fernes Ziel der Menschen bleiben und eine konkrete Herausforderung und humane Aufgabe für Wissenschaft, Politik und Wirtschaft sein.

Deshalb sind auch die kleinen Schritte, die Teilerfolge und neuen Ideen auf dem Wege zum verantwortungsbewussten Umgang mit der Gesundheit und der Bewahrung der notwendigen natürlichen Ressourcen unseres Lebensraumes wichtig. Mit dem vorliegenden Buch wollen wir einen Beitrag dazu liefern und zu weiteren Diskussionen anregen.

Auf der Suche nach Gesundheitsfaktoren, die bereits im Kindesalter gefördert werden sollten, um Kindern jene Kompetenzen zu geben, die sie zur Bewältigung der Risiken ihres zukünftigen Lebens benötigen, haben wir uns für das *Selbstwertgefühl* entschieden. Unsere bisherigen Erfahrungen bei der Umsetzung der Gesundheitsförderung durch Selbstwertstärkung halten wir für so wichtig, dass wir uns entschlossen haben, diesem Thema ein ganzes Buch zu widmen und sie damit allen an diesem Thema Interessierten zugänglich zu machen.

In Kapitel 2 wird die **"subjektive Befindlichkeit und psychosoziale Entwicklung"** in der Kindheit aus einer theoretischen Perspektive beleuchtet. Ausgehend von einer begrifflichen Annäherung an die Bedeutungsfelder „Gesundheit" und „Befindlichkeit" werden die gesundheitlichen Gefährdungen in der Kindheit beschrieben, die psychische Gesundheit näher ins Auge gefasst und die psychische Entwicklung im (Vor-) Schulalter umrissen. Es ist uns ein besonderes Anliegen, die Bedeutung einer Entwicklungsperspektive für Gesundheit herauszustellen, denn für das Verständnis von Gesundheit müssen die spezifischen Lebensbedingungen und individuellen Voraussetzungen (kognitive Fähigkeiten, emotionale Reife, motivationale Bedürfnisse) in Abhängigkeit vom Entwicklungsalter bedacht werden. Daran anknüpfend wird die *salutogenetische* Sichtweise von Gesundheit und Krankheit von Kindern ausführlich beschrieben.

In den vergangenen Dekaden zeichnete sich ein Paradigmenwechsel in der Verhaltensmedizin und Public Health ab. Dem bio-medizinischen Modell der Gesundheit stellt *George Engel (1976)* das bio-psycho-soziale Modell gegenüber. Diese Sichtweise richtete den Fokus insbesondere auf subjektive Gesundheitskonzepte, Gesundheitspotentiale und psychosoziale Ressourcen. Das Salutogenese-Modell des Medizinsoziologen Aaron Antonovsky (1979, 1987) hatte einen großen Anteil an diesem Paradigmenwechsel, wenn auch ein beträchtlicher Teil der Rezeption auf einem großen Missverständnis beruhte, über das sich Antonovsky bereits in seiner zweiten Monographie (1987) beklagte. Bekanntlich ist der Begriff Salutogenese eine Wortneuschöpfung in Abgrenzung zu der pathogenetischen Orientierung in der Medizin. Fragt die Pathogenese nach Krankheitsursachen und leitet daraus therapeutische Schritte ab, beinhaltet Salutogenese - vereinfacht gesagt - die komplementäre Fragestellung nach den Determinanten für Gesundheit.

Salutogenetisch zu denken bedeutet nun aber *nicht*, den Blick *naiverweise* von der Krankheit abzuwenden und auf die Gesundheit zu richten. Antonovsky interessiert sich ausdrücklich *nicht* für die Fragestellung, wie eher Gesundheit anstelle von Krankheit erklärt werden könne. Eine solche Frage gründet sich auf die seiner Ansicht nach irrtümliche Vorstellung, man könne Menschen in „gesunde" und „kranke" klassifizieren. Salutogenetisches Denken basiert auf einer dynamischen Betrachtung von (körperlicher) Gesundheit als Kontinuum,

das zwischen den beiden hypothetischen Polen „Gesundheit“ (Health-Ease) und „Krankheit“ (Dis-Ease) aufgespannt ist.
Eine wesentliche Determinante für das Gesundheitsniveau ist das *Kohärenzgefühl* (sense of coherence), das Antonovsky (1987) als übergreifende und das Handeln der Personen bestimmende Einstellung zu den Geschehnissen (den Risiken) des Lebens betrachtet. Die Entwicklung des Kohärenzgefühls in der Kindheit wird ausführlich dargestellt und mit den wesentlichen Befunden der Entwicklungspsychologie verknüpft. Die erlebte Konsistenz von Erfahrungen, subjektive Teilhabe an Entscheidungen und eine wahrgenommene Belastungsbalance prägen das Kohärenzgefühl bereits in den ersten Lebensmonaten.
Kapitel 3 stellt das **Selbstwertgefühl** als wesentlichen Gesundheitsfaktor heraus. Es werden Wesen und Funktion des Selbst und die besondere Bedeutung des Selbstwertgefühls für das Wohlbefinden erörtert. Aus entwicklungspsychologischer Sicht interessieren uns besonders die Identitätsentwicklung - das Auftauchen und die Weiterentwicklung des Selbst - und die Veränderung des Selbstwertgefühls von der frühkindlichen Phase bis zum Ende der Grundschulzeit. Das Kapitel schließt mit unserer selbsttheoretischen Perspektive auf das Salutogenesemodell.
In Kapitel 4 wird das **"Problem der Erforschung des Selbst"** thematisiert. Das grundlegende methodische Problem in der Selbstkonzeptforschung besteht darin, dass Subjekt und Objekt des Erkenntnisprozesses identisch sind, dass der Mensch sich selbst zum Objekt seiner Wahrnehmungs- und Denkprozesse machen und somit auch über sich selbst sprachlich reflektieren kann. Da er aber auch weiß, dass er etwas über sich weiß und nicht alles an diesem Wissen Zufriedenheit auslöst, ist bei dem Versuch, dieses Wissen zu explizieren, auch mit Entstellungen und Verfälschungen zu rechnen.
Noch schwieriger wird es, wenn untersucht werden soll, wie sich das Selbst herausbildet und in der Kindheit entwickelt. Für die Erforschung des „Selbst“ oder der mit dem Selbst verbundenen Phänomene - Selbstwertgefühl, Selbstvertrauen, Selbstbewusstsein u.a. - existieren zwar eine Reihe von Verfahren, jedoch sind Instrumente zur Untersuchung der subjektiven Sichtweisen des Kindes eher Mangelware. So wollen wir in diesem Buch unsere eigenen Entwicklungen (in Ausschnitten) vorstellen und diskutieren.
Das *Befindlichkeitsprofil* (in den Versionen I und II) ist ein bildgestütztes Verfahren zur Messung von Befindlichkeit und Selbstwertgefühl im Grundschulalter. Das *Bilderwahlverfahren* erhebt bildgestützte Aktivitätspräferenzen und sagt etwas aus über das Vertrauen in eigene Kompetenzen, die Kinder in verschiedenen Lebensbereichen benötigen. Beim *Satzergänzungstest* handelt es sich um ein *qualitatives* halbstandardisiertes Verfahren, bei dem Satzanfänge

durch spontane Assoziationen der Kinder vervollständigt werden. Andere vorhandene deutschsprachige Verfahren für die Messung des Selbstwertgefühls im Grundschulalter werden ebenfalls vorgestellt.

Die **Determinanten des Selbstwertgefühls** und seiner Entwicklung im Kindesalter werden im Kapitel 5 ausführlich diskutiert. Eingangs wird das Thema *Stresserleben und Bewältigungsstrategien* behandelt. Das berühmte transaktionale Stressmodell von Richard S. Lazarus und seinen Mitarbeitern (z. B. Lazarus & Folkman 1984) zog eine Flut von psychologischen Untersuchungen, in denen vor allem die subjektiven Einschätzungen der handelnden Person in den Vordergrund gestellt wurden, nach sich. Das Leben birgt viele Gefahren und Belastungen, die nicht alle vorausgesehen und verhindert werden können. Es kommt jedoch darauf an, wie mit diesen Anforderungen umgegangen wird, denn Stress tritt nur dann auf, wenn das betreffende Ereignis vom Individuum als belastend bewertet wird. Nach den Vorstellungen von Lazarus findet eine *Transaktion* zwischen Person und Umwelt statt - Merkmale der physischen und sozialen Umwelt und Merkmale des Individuums treten in einen Austauschprozess ein, an dessen Ende die gelungene oder missratene Stressbewältigung stehen können. Erwachsene sind ihrer Umwelt nicht hilflos ausgeliefert, sondern gestalten sich ihre Umwelt selbst bzw. suchen sich diese aus. Es ist eine wichtige Aufgabe der Pädagogik, Kinder auf diesem Wege zu begleiten und sie stark zu machen in der Auseinandersetzung mit den Belastungen in der Familie und in der Schule, mit den vielfältigen Belastungen, die das „moderne Leben" auferlegt. Unsere Untersuchungen zeigen, dass Kinder häufig überfordert werden: Die Folge sind vielfältige psycho-somatische Symptome, Angst, Unsicherheit bis hin zur Resignation.

Schulzufriedenheit und Lernerfolge hängen sehr stark mit der Entwicklung eines positiven Selbstwertgefühls zusammen. Die ursächlichen Wirkungen sind vermutlich bi-direktional: Lernerfolge wirken sich auf ein positives Selbstkonzept aus, und umgekehrt beeinflusst ein positives Selbstwertgefühl die schulische Leistungsfähigkeit und Schulzufriedenheit. Es kann davon ausgegangen werden, dass Vorschulkinder im Sinne einer omnipotenten Weltsicht ein positives Selbstwertgefühl haben. Es äußert sich in einem hohen Selbstvertrauen und optimistischer Sicht auf das eigene Können, zum Beispiel auch in der Freude auf die Schule. Nach unseren Erfahrungen wird es in den ersten Schuljahren in Abhängigkeit von den schulischen Erfolgen bzw. Misserfolgen labilisiert. Diese Aufweichung oder Schwächung wiederum hat motivationale Konsequenzen, das wollen wir am Beispiel der Entwicklung des Selbstwertgefühls von Kindern mit Lern- und Leistungsschwierigkeiten zeigen.

Familie und Selbstwertgefühl sind gleichwohl eng miteinander verwoben. Die ökonomischen Ressourcen von Familien, die Familienstruktur und der Kommunikationsstil im Familiensystem sind wichtige Faktoren für die Entwicklung eines positiven Selbstwertgefühls. In den letzten Jahren hat die Heterogenität von Familienformen und auch die Häufigkeit dieser von der „Normalfamilie" (Vater, Mutter, Kind[er]) abweichenden Formen zugenommen. Nach Aussagen von Kindern ist eines der schlimmsten Ereignisse, das sie sich in ihrem Leben vorstellen können, eine mögliche Scheidung ihrer Eltern (am zweithäufigsten nach dem möglichen Tod eines Elternteils). Die Veränderung der Familienstruktur infolge Scheidung/Trennung ist eine tiefgreifende Erfahrung, die traumatische Auswirkungen auf die Befindlichkeit von Kindern haben kann, wenn Kinder nicht in der Lage sind, die an diese Lebensveränderung gebundenen Anpassungsleistungen zu vollbringen. Wir haben uns insbesondere mit den kindlichen Reaktionen auf dieses kritische Lebensereignis und mit dessen Wahrnehmung und Bewertung durch die Kinder beschäftigt.

Im Zuge der Entwicklung werden Gleichaltrige für die Entwicklung immer wichtiger. *Soziale Beziehungen,* die zu einem großen Teil durch das gemeinsame *Spiel* geprägt sind, formen das Selbstwertgefühl und die soziale Kompetenz. Peer-Beziehungen sind stärker symmetrisch angelegt, daher sind Kinder gefordert, ihre Interessen untereinander auszuhandeln. Im Austausch mit anderen lernt das Kind, sich zu behaupten, eigene Interessen angemessen durchzusetzen und die Interessen anderer gebührend zu berücksichtigen. Die *Konfliktfähigkeit* und *Kommunikabilität* differenzieren sich aus. Aus unseren Untersuchungen stellen wir die subjektiven Sichtweisen der Kinder zu sozialen Aktivitäten in der Schule und zu Hause, nach Dauer und Art der Freizeitaktivitäten dar.

Das Kapitel schließt mit einer Betrachtung des Zusammenhangs zwischen Geschlecht und Befindlichkeit. Die Entwicklung der Geschlechtsidentität ist eine der zentralen Entwicklungsaufgaben in der Schulzeit. Kinder wissen bereits in der Vorschule, was „typisch" Mädchen oder Junge ist. Die emotionale Befindlichkeit wird sehr stark durch „Verstöße" gegen stereotype Objekte (z.B. Spielsachen), Verhaltensweisen (Raufen) oder Merkmale (Kleidung) beeinträchtigt. In unserer eigenen Untersuchung konnten wir differenzierte Geschlechtsunterschiede in der Befindlichkeit und Präferenz für Aktivitäten aufweisen.

Dieses Buch schließt mit dem Kapitel 6, in dem Ansätze zur **"Erhaltung und Förderung des Selbstwertgefühls von Kindern"** diskutiert werden. Es ist das wesentliche Anliegen des Buches, auf die Notwendigkeit und auf Möglichkeiten von Prävention und Gesundheitsförderung für Kinder hinzuweisen. Gerade in der Schule ist es möglich, auf die Entwicklung von Lebensfertigkeiten – in der Förderung von gesundheitsbezogener Interaktion und Kommunikation in der Klasse – hinzuarbeiten. Es werden einige bekannte und erprobte Ge-

sundheitsprogramme für Kinder vorgestellt. Das Buch schließt mit einer Beschreibung unseres Förderungsprogramms, das ideal in Schulen einsetzbar ist. Den besonderen Vorteil dieses Programms sehen wir darin, dass es speziell für Grundschullehrer und -lehrerinnen erarbeitet worden ist und ihnen ein Material - "Unterrichtshilfen" - zur Verfügung stellt, womit sie selbstständig über vier Grundschuljahre hinweg in ihren Klassen die psychische Gesundheit der Kinder stärken und fördern können. Allerdings sind sie gegenwärtig unzureichend auf dieses Anliegen vorbereitet, so dass sie begleitende Anleitung bzw. Qualifizierung benötigen, zumindest so lange noch, bis diese Inhalte und ihre methodische Umsetzung Bestandteil der Ausbildung von Lehrer/innen sein werden.
Außerdem sollten die Eltern als wichtigste Partner für die Langzeitwirkung von Gesundheitsförderung gewonnen (und "qualifiziert") werden. Mit dem Begleitmaterial für Elternseminare bietet das Programm auch diese Möglichkeit.
Die bisher in das Programm einbezogenen Kinder finden Gesundheitsstunden "toll", "prima", "schön" (Michaelsen 2003) und fragen ihre Lehrer/innen ungeduldig nach der nächsten Gesundheitsstunde.

Christina Krause, Ulrich Wiesmann und Hans-Joachim Hannich

2. Subjektive Befindlichkeit und psychosoziale Entwicklung

2.1 Gesundheit und Befindlichkeit: Begriffliche Annäherungen

„Gesundheit" wird im herkömmlichen Sprachgebrauch als das Gegenteil von „Krankheit" verstanden: Ein gesundes Kind ist eben gesund und nicht krank. Das kranke Kind wird nach einer Zeit der Rekonvaleszenz wieder gesund (z.B. im Falle von Erkältungen oder herkömmlichen Kinderkrankheiten wie Windpocken, Röteln o.Ä.). Das asthmatische oder neurodermitische Kind dagegen wird vielleicht nie mehr gesund - das chronifizierte Leiden ist nicht heilbar, kann nur noch gelindert werden. Ein Kind mit ADHS (Aufmerksamkeitsdefizit-/Hyperaktivitätsstörung) - ein „Hans-guck-in-die-Luft" oder ein „Zappelphilip" - scheint nicht ganz „richtig im Kopf" zu sein. Mit Hilfe der medikamentösen „Einstellung" der Hirnstoffwechselfunktion „funktioniert" das Kind wieder. Ist es nun noch immer krank oder wieder gesund? Das aggressive Kind „hat" eine Verhaltensstörung - ist es krank oder gesund? Aggressive Verhaltensweisen bewirken u.a. Probleme im Umgang mit anderen Menschen. Sie resultieren aus einem Defizit, welches sich bei Kindern in der Familie, in der Schule und im Freizeitbereich bemerkbar macht. Verhaltensstörungen treten auch häufig im Zusammenhang mit Ängsten unterschiedlicher Art auf. Ist das ängstliche Kind krank oder gesund?
Im Pschyrembel (1994, S. 824), dem einschlägigen deutschen Klinischen Wörterbuch, wird Krankheit definiert als „Störung der Lebensvorgänge in Organen oder im gesamten Organismus mit der Folge von subjektiv empfundenen bzw. objektiv feststellbaren körperlichen, geistigen bzw. seelischen Veränderungen" (Pschyrembel 1994, S. 824). Entsprechend wird unter Gesundheit im engeren Sinne „das subjektive Empfinden des Fehlens körperlicher, geistiger und seelischer Störungen oder Veränderungen bzw. ein Zustand, in dem Erkrankungen und pathologische Veränderungen nicht nachgewiesen werden können" (S. 538, Abkürzungen ergänzt), verstanden. Gesundheit ist demnach subjektive Beschwerdefreiheit (das „Schweigen der Organe") bzw. ein negativer objektiver Befund.

Bereits an dieser Stelle sei auf die Assoziation zwischen den Begriffen *Gesundheit* und *Leben* hingewiesen (vgl. Schaefer 1998): In einem gesunden Organismus werden die Lebensvorgänge nicht gestört; Leben kann sich voll entfalten. Mit der o.g. konventionellen Gesundheitsdefinition wird allerdings nicht die Frage beantwortet, welches Prinzip die Entfaltung der Lebensvorgänge bewirkt.[1]

Die Pathologie als medizinische Wissenschaft unterscheidet verschiedene *Krankheiten* (von Organen etc.), beschreibt sie und ordnet sie nosologisch ein. In Analogie dazu wird die Existenz verschiedener *Gesundheiten* angenommen, im Sinne von morphologischen und physiologischen Zuständen, in denen Erkrankungen und pathologische Veränderungen nicht nachgewiesen werden können. Gesundheiten in diesem Sinne sind als biologisch-normative Funktionsfähigkeiten von Organen bzw. Gewebe beschreibbar. Eine normative Abweichung der Funktionsprüfung gilt als Krankheit. So werden für die verschiedenen Altersgruppen in der Kindheit (Säugling, Kleinkind, Vorschulkind, Schulkind) empirisch gewonnene Normwerte als diagnostische Maßstäbe für körperliche Gesundheit bzw. Krankheit verwendet. Diese aus der Pathologie abgeleiteten Vorstellungen von Gesundheit(en) betonen eine

- objektive Perspektive (durch Gesundheitsexperten feststellbar),
- eine negative Konzeptualisierung (Abwesenheit von *Krankheit*),
- eine bio-medizinische Sichtweise (auf somatische Vorgänge bzw. Zellprozesse reduzierbar) und
- ein statisches Verständnis (Zustand oder Vermögen).

Diese konventionellen Vorstellungen werden dem Phänomen Gesundheit nicht gerecht; sie erfassen nur einen Ausschnitt. Ein umfassender Gesundheitsbegriff sollte *ergänzend*

- die subjektive Perspektive,
- eine positive Konzeptualisierung,
- eine bio-psycho-soziale Sichtweise und
- ein dynamisches Verständnis

berücksichtigen. Diese Forderung gilt insbesondere, wie in den folgenden Kapiteln gezeigt werden wird, für die Untersuchung der Gesundheit im Grundschulalter.

Die subjektive Perspektive von Krankheit und Gesundheit ist in der heutigen Organmedizin bisher nicht ernsthaft berücksichtigt worden (vgl. o.g. Gesundheitsdefinition im Pschyrembel), sieht man von der Psychosomatik ab (von

---

[1] Interessanterweise wird im Pschyrembel „Leben" nicht als Stichwort aufgeführt. Leben wird als biologisches, nicht im eigentlichen Sinne als *medizinisches* Phänomen betrachtet. „Biologie" wird definiert als „Lehre von d. Lebensvorgängen" (S. 186).

Uexküll 1997; von Uexküll und Wesiack 1997). Die subjektive Dimension wird im traditionellen bio-medizinischen Modell behelfsmäßig zur Kenntnis genommen, d. h. Beschwerdebilder ohne morphologischen und funktionellen Befund werden Restkategorien wie „psychogen“, „vegetativ“ oder „neurotisch-funktionell“ zugeordnet, ohne dass ernsthaft versucht wird, psychische oder soziale Prozesse zu identifizieren. Das Krankheitserleben wird in der Organmedizin als *Epiphänomen* begriffen, als Begleiterscheinung der Organdysfunktion.

Der Begriff „*Kranksein*“ beschreibt den Zustand des „Sich-vollständig-krank-Fühlens“. Kranksein beinhaltet also das Krankheitserleben mit all seinen kognitiven, emotionalen, motivationalen und motorischen Bezügen in Wechselwirkung mit dem objektiven Krankheitsgeschehen. *Gesundsein* hat entsprechend die Bedeutung von „Sich-vollständig-gesund-Fühlen“. Laut Schaefer (1998) werden in der heutigen Medizin in der Tat *Gesundheiten* (verschiedener Organe) und *Gesundsein* (des „ganzen“ Menschen) unterschieden. Doch was macht das Gesundsein des ganzen Menschen aus?

Die WHO (1948) versuchte darauf eine Antwort und definierte Gesundheit (im eigentlichen Sinne *Gesundsein*) als einen Zustand vollkommenen körperlichen, psychischen und sozialen Wohlbefindens und nicht als die bloße Abwesenheit von Krankheit oder Behinderung. Die Gesundheit des Menschen wird erst verständlich, wenn sie im Kontext seiner biologischen, psychischen und sozialen Lebensbezüge betrachtet wird: a) als gestörte Selbstregulation des Organismus mit funktionellen und morphologischen Erscheinungsformen, b) als Erleben gestörten Wohlbefindens und sozialer Kontakte und c) als Hilfsbedürftigkeit und Einnahme der Krankenrolle (vgl. Rösler, Szewczyk & Wildgrube 1996, S. 21). Die WHO-Definition ist

- subjektiv (Vernachlässigung der objektiven Dimension),
- positiv (*Wohl*befinden),
- ganzheitlich (*bio-psycho-sozial* orientiert) und
- statisch (Zustand).

Lohaus (1993, S. 7-9) hat die Kritik an der WHO-Definition zusammengestellt. (1) Er moniert insbesondere den fehlenden Entwicklungsbezug (s.u.). Die WHO-Definition sei zu statisch angelegt und betone den Zustand der Gesundheit. Gerade aus entwicklungspsychologischer Sicht erhalte eine dynamische Sichtweise Bedeutung. In der Ontogenese könne dem Individuum nur eine Annäherung an das Gesundheitsideal gelingen. Außerdem können Krankheitserfahrungen die persönliche Weiterentwicklung (im Umgang mit Rückschlägen und Misserfolgen) fördern.

(2) Die WHO-Definition stelle subjektive Aspekte in den Vordergrund und übersehe objektivierbare Tatsachen. Objektive gesundheitliche Gefährdungen (wie z.B. eine Tumorerkrankung im frühen Stadium) können trotz eines subjektiv berichteten Wohlbefindens existieren.
(3) Die WHO-Definition akzentuiere zu sehr den Aspekt der *Vollkommenheit*. Vollkommenes Wohlbefinden sei auch subjektiv nur sehr schwer zu erreichen.
(4) Schließlich ermangele es der WHO-Definition an Operationalisierbarkeit. Der Vorwurf der Unwissenschaftlichkeit im Sinne einer ungenügenden Überprüfbarkeit des dreifaltigen Konzeptes ist schwierig zu entkräften. Die Intention der WHO war es jedoch, eine kulturübergreifende Vorstellung von Gesundheit zu finden. Die darin beschriebene Utopie stellt eher einen ethisch-moralischen Anspruch dar.
Die WHO-Definition von Gesundheit deckt sich zum großen Teil mit dem *bio-psycho-sozialen Modell* der Gesundheit und Krankheit von George Engel (1976). Gesundheit wird in diesem Ansatz als ein aktives und dynamisches Geschehen konzeptualisiert:

> „Wenn sich der Organismus erfolgreich in seiner Umgebung einzufügen und diesen Zustand frei von ungebührlicher Spannung beizubehalten vermag und wenn er zu Wachstum, Entwicklung und Aktivität in integrierter und wirksamer Form fähig ist, so kann von einem Zustand von Gesundheit gesprochen werden. Dieser ist ein aktiver und dynamischer Prozess, der angesichts einer sich fortwährend wandelnden Umgebung abläuft. Es besteht ein dauerndes Bedürfnis nach Einfügung und Anpassung, um diesen Zustand angesichts von Aufgaben beizubehalten, die von außen vom Organismus selbst gestellt werden. Misslingt Anpassung oder Einfügung und wird das vorbestehende dynamische Gleichgewicht zerstört, dann kann von einem Krankheitszustand so lange gesprochen werden, bis sich erneut ein Gleichgewicht einstellt, das die wirksame Wechselbeziehung mit der Umgebung wieder erlaubt." (Engel 1976, S. 283).

Gesundheit wird demnach vom Individuum in Auseinandersetzung mit seiner sozialen und physikalischen Umwelt immer wieder aufs Neue hergestellt. Gesundheit ist nach dieser Vorstellung ein temporärer, vergleichsweise spannungsfreier Zustand der Balance und Homöostase. Krankheit dagegen ist das Ergebnis einer misslungenen individuellen Anpassung bzw. ein Vorgang, mit dem ein Ungleichgewicht erzeugt oder aufrechterhalten wird. Gesundheit und Krankheit werden als aufeinander bezogene Phänomene gesehen. Hurrelmann und Laaser (1993) betonen die aktive und mündige Einflussnahme der Person auf ihre physikalische und soziale Umwelt. Die Person sei nicht hilflos zu Anpassungsleistungen in einer sich verändernden Umwelt verdammt, sondern gestalte diese Umwelt nach eigenen Zielen und Vorstellungen mit. Damit wird dem Menschen eine schöpferische Rolle für die Erhaltung und Förderung seiner Gesundheit zugeschrieben.

Um der Komplexität eines bio-psycho-sozialen Gesundheitsbegriffs gerecht zu werden, ist eine *systemische* Betrachtungsweise sinnvoll. Der Begriff „System“ bezieht sich dabei auf eine dynamische Entität, die aus verschiedenen Komponenten besteht, welche auf konsistente Weise aufeinander bezogen sind (Sarafino 1994, p. 18). Das Einzelwesen setzt sich aus biologischen und psychischen Systemen (die *Person*) zusammen, und dieses “Person-System” ist eingebettet in soziale und ökologische Systeme (die soziale *Mitwelt* und physikalische *Umwelt*: Familie, die Schule, die Klasse, Gleichaltrige bzw. das ökologische Setting). Jedes Teilsystem ist sehr komplex und enthält mehrere Subsysteme, die in einer hierarchischen Ordnung zueinander stehen. Jedes Teilsystem beeinflusst andere Teilsysteme und wird gleichzeitig von ihnen beeinflusst. In Abbildung 2.1 ist dieses bio-psycho-soziale System dargestellt.

In diesem dynamischen Geschehen muss Gesundheit immer wieder aufs Neue hergestellt werden. Nach systemischer, kybernetischer Vorstellung ist ein (temporärer) gesunder Zustand erreicht, wenn der Organismus bzw. Teilsysteme sich in einem Balance-Zustand (Homöostase oder Fließgleichgewicht) befinden, d.h. Bedürfnisse werden befriedigt und interne und externe Anforderungen werden erfüllt. Gesundheit ist wahrscheinlicher und häufiger, wenn das System „Person“ Kompetenzen aufweist zum Lösen von Problemen und zum

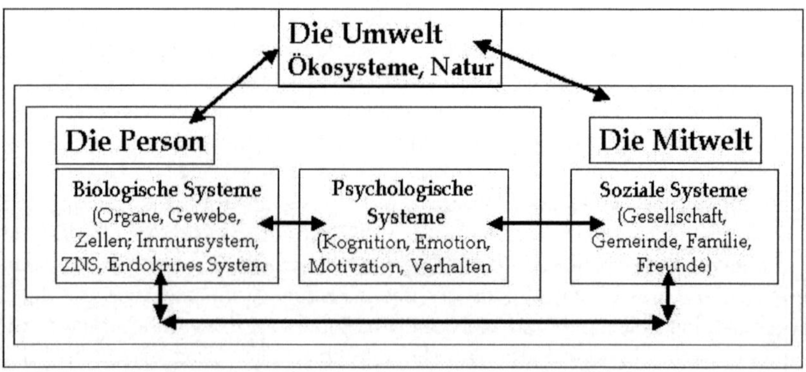

Abb. 2.1. Das bio-psycho-soziale Modell (nach Sarafino 1994)

Regulieren negativer Emotions- und Motivationszustände. Andererseits wird ein gesunder Organismus dann wahrscheinlicher, wenn das soziale Netzwerk stabil, unterstützend und konfliktfrei ist und die physikalische Umwelt keine besonderen Belastungsfaktoren aufweist.
Den bisher vorgestellten Gesundheitsdefinitionen fehlt der *Entwicklungsgedanke* (vgl. Seiffge-Krenke 1994). Förderung und Erhaltung von Gesundheit hat in den verschiedenen Lebensabschnitten - Kindheit, Jugend, frühes, mittleres und hohes Erwachsenenalter - eine unterschiedliche Bedeutung. Hurrelmann (1991, S. 16f) hat in seiner Monographie über Sozialisation und Gesundheit die WHO-Definition um eine dynamische, entwicklungs- und bewältigungsbezogene Perspektive erweitert:

> „Gesundheit bezeichnet den Zustand des objektiven und subjektiven Befindens einer Person, der gegeben ist, wenn diese Person sich in den physischen, psychischen und sozialen Bereichen ihrer Entwicklung in Einklang mit den eigenen Möglichkeiten und Zielvorstellungen und den jeweils gegebenen äußeren Lebensbedingungen befindet." (Hurrelmann 1991, S. 16f)

Hurrelmann (1991, S. 15) merkt an, dass die drei Ebenen des bio-psychosozialen Modells gemeinsam die *Persönlichkeitsentwicklung* beeinflussen. Aus soziologischer Sicht wird dieser Prozess der Konstituierung der Persönlichkeit - im Sinne einer komplexen Wechselbeziehung zwischen Person und Umwelt - als *Sozialisierung* bezeichnet, die während der gesamten Lebensspanne stattfindet.
Der Begriff der Persönlichkeitsentwicklung beschreibt in unangemessener Weise diese Wechselwirkung. Persönlichkeit als psychologischer Begriff bezeichnet die *objektive* Gesamtheit der psychischen Merkmale eines Menschen. Treffender ist der Begriff der *Identitätsentwicklung,* der die Sichtweise des Subjekts zum Forschungsgegenstand erhebt: Identität wird verstanden als „eine innere, selbstkonstruierte, dynamische Organisation von Trieben, Fähigkeiten, Überzeugungen und individueller Geschichte" (Marcia 1980, S. 159, zitiert nach Haußer 1995, S. 3). *So gehören Gesundheit und Krankheit zu den wesentlichen Definitionsräumen der Identität.*
Ziel einer „erfolgreichen" Sozialisation oder Identitätsentwicklung ist die Befähigung des Individuums zum Gesundsein. Daraus ergibt sich die allgemeine Frage, welche Bedingungen gesundheitserhaltend und -fördernd wirken. Aaron Antonovsky (1979) hat sich als erster mit diesem Problem systematisch in seinem Salutogenese-Modell auseinandergesetzt. Aus psychologischer Sicht ergibt sich die spezielle Frage, welche Bedingungen eine „gesunde" Identi-

tätsentwicklung begünstigen, womit aber nicht geklärt ist, aus welchen „Merkmalen" sich ein individuelles „psychisches Gesundsein" konstituiert. Mit dieser Fragestellung haben sich (sozial-) psychologische Theorien zur seelischen Gesundheit (z.B. Becker 1982) und Theorien des Selbst (z.B. Epstein 1984; Haußer 1995) auseinander gesetzt. So wird in vielen theoretischen Formulierungen subjektiv akzeptierte Individualität (im Sinne eines Bewusstseins von seiner Einzigartigkeit mit Stärken und Schwächen) als wesentliches Charakteristikum der psychischen Gesundheit verstanden. Diese beiden Perspektiven, individuelle Ursachen und Merkmale von Gesundheit, werden im Folgenden näher beleuchtet.

2.2 Gesundheitliche Gefährdungen in der Kindheit

In einem ersten Schritt soll nun die Relevanz der entwicklungspsychologischen Dimension für Gesundheit im Kindesalter gezeigt werden. Epidemiologische Forschungen belegen die unterschiedlichen gesundheitlichen Gefährdungen in den einzelnen Altersstufen der Kindheit. Im Vorschulalter (beginnend mit dem zweiten Lebensjahr) sind die Haupttodesursachen Unfälle, erblich bedingte Anomalien, Influenza, Pneumonie, Krebs und Meningitis. Die hauptsächlichen chronischen Erkrankungen sind

- Asthma bronchiale (2%),
- koronare Herzerkrankung (0,5%),
- Erkrankungen des Zentralnervensystems (0,5%),
- orthopädische Probleme (0,5%) und
- Diabetes mellitus (0,1%).

Die hauptsächlichen akuten Erkrankungen sind Infektionen, Unfälle, emotionale Probleme und Zahnprobleme. Aktuelle deutsche Daten (Mersmann 1998) aus einer Kölner Untersuchung von Schulanfängern zeigten folgende Prävalenzen:

- Adipositas (5,6%),
- Schulunfähigkeit (6,6%),
- Verhaltensauffälligkeiten (8,4%),
- Störungen der Feinmotorik und Bewegungsstörungen (8,6%),
- Sprachprobleme (11,4%) und
- Koordinationsprobleme (14,2%).

In den Grundschuljahren ist die Häufigkeit infektiöser Erkrankungen aufgrund der Impfungen in den Vorschuljahren sehr gering. Das heißt, dass die Grundschuljahre die körperlich „gesündesten" Jahre sind. Allerdings ist eine 10-12% Rate an psychosozialen Störungen auffällig wie z.B. perzeptive und kognitive Defizite (Lern- und Leistungsstörungen im Kontext von Schulproblemen), emotionale Störungen, dissoziales und aggressives Verhalten, Ernährungs- und Essstörungen, Störungen in der sexuellen Entwicklung, sowie Neurosen und Psychosen (z.B. Palentien, Settertobulte & Hurrelmann 1998; Remschmidt 1990). In der Adoleszenz erhöht sich die Morbiditäts- und Mortalitätsrate. Ungefähr 15-20% weisen psychosoziale Probleme auf; 5% sind stark betroffen.

Gesundheitsprobleme im Grundschulalter sind hauptsächlich psychischer Natur. Das heißt, dass Gesundheitsprobleme und -risiken nicht durch Erkrankungen hervorgerufen werden. Gesundheitsrisiken müssen in den Lebensbedingungen, in der veränderten Ernährungssituation (10-20% aller Kinder sind übergewichtig) und in der psychologischen Verarbeitung belastender Faktoren gesehen werden. Kinder sind vielfältigen Belastungen und Anforderungen ausgesetzt, denen sie sich ausgeliefert fühlen.

Ihle und Esser (2002) geben eine aktuelle Übersicht über die Epidemiologie psychischer Störungen im Kindes- und Jugendalter, demzufolge die mittleren Prävalenzraten in etwa gleich häufig sind wie die von Erwachsenen (3/4 der Prävalenzraten lagen zwischen 15% und 22%). Insgesamt zeigten sich als häufigste Störungen Angststörungen (10,4%), dissoziale Störungen (7,5%), depressive Störungen und hyperkinetische Störungen (mit jeweils 4,4%). „Werden nur Stichproben einbezogen, die Kinder im Alter von bis zu 13 Jahren untersuchten, ergaben sich durchschnittliche Prävalenzraten von 7% für Angststörungen, 6,5% dissoziale Störungen, 3,5% hyperkinetische Störungen sowie 1,5% depressive Störungen. Hier zeigten sich also deutlich niedrigere Prävalenzraten internalisierender Störungen. (...) Tics/Stereotypien wiesen durchschnittlich 2,8%, Enuresis 2,5% und Enkopresis 0,4% der untersuchten Stichproben auf." (Ihle & Esser 2002, S. 163).

Ihle und Esser (2002) kommen zu dem Schluss, dass die Beständigkeit psychischer Störungen in verschiedenen epidemiologischen Studien bestätigt wird. So fanden Esser, Ihle, Schmidt & Blanz (2000) in einer Längsschnittstudie, die über einen Zeitraum von 17 Jahren erhoben wurde, Belege für eine Chronifizierung. Immerhin hatten „2,3% der Stichprobe zu allen vier Messzeitpunkten (17 Jahre) und 8% der Stichprobe zu drei der vier Messzeitpunkte (mindestens über 10 Jahre) psychische Störungen aufgewiesen. Es ist somit von einer Rate von ca. 10% chronisch psychisch kranken Kindern auszugehen." (S. 163). Diese Zahlen und die Persistenzrate von 49-56% sind besorgniserregend, machen sie doch auf die Ernsthaftigkeit und gesundheitspolitische Relevanz dieser Erkrankungen aufmerksam. Esser et al. (2000) fanden außerdem heraus,

dass mehr als 50% der 8-Jährigen mit dissozialen Störungen auch als Erwachsene (17 Jahre später) eine psychische Störung hatten.
Beschwerdefreiheit ist nicht gleichbedeutend mit Wohlbefinden. Ein Vergleich geäußerter Beschwerden in einer Gruppe von Kindern und Teenagern mit einer Gruppe Erwachsener ergab, dass erstere Gruppe mehr Symptome berichtete (Brähler, Ernst, Hettich, Klein & Otten 1995). Die Autoren interpretieren dieses Ergebnis als einen Hinweis auf psychische Belastungen und Gefährdungen in der Kindheit und Jugend.

2.3 Die Konzeptualisierung der psychischen Gesundheit in der Kindheit

Psychische Gesundheit (oder Wohlbefinden in der WHO-Definition) wird als ein dynamisches, in konstanter Weise sich veränderndes psychologisches System verstanden, das wiederum verschiedene Subsysteme beinhaltet. Becker (1995) hat einen umfassenden Ansatz der psychischen Gesundheit vorgestellt, der hier aus Raumgründen nur ansatzweise dargestellt werden soll.
Becker wählt einen systemischen Ansatz zur Beschreibung psychischer Strukturen und Funktionen, der sich an den Erkenntnissen der Allgemeinen Psychologie orientiert. Er entwickelt ein hypothetisches Modell, das das Zusammenwirken der psychischen Systeme erklären soll. Er unterscheidet *sieben psychische Systeme*: 1) angeborene Bedürfnisse, 2) angeborene Emotionen, 3) Sensumotorik (bestehend aus Perzeption und Effektorik), 4) einen „Simulator" (kognitive Strukturen und kognitive Operationen), 5) erworbene Emotionen (Scham- und Schuldgefühle, Stolz, Triumph, Neid/Eifersucht, Ressentiment), 6) erworbene „Sollwerte" (sprich Wünsche/Ich-Ideal und Werte/Normen) und 7) eine Steuerungszentrale (sprich zentrale Koordinierung der sechs genannten Systeme; Bewusstsein, Aufmerksamkeit).
Verhalten und Erleben des Neugeborenen werden in erster Linie durch die angeborenen Bedürfnisse und angeborenen Emotionen bestimmt (siehe Tabelle 2.1). Die physiologischen Bedürfnisse (Nahrung, Atmung, Schlaf) stehen im Vordergrund. Im Laufe der Entwicklung bekommen die übrigen fünf Bedürfnisarten einen immer höheren Stellenwert. Mit den angeborenen Bedürfnissen sind angeborene Emotionen verknüpft, was an dieser Stelle nicht weiter erläutert werden kann. Vereinfacht gesagt entstehen im Falle der Bedürfnisbefriedigung positive und im Falle der Deprivation negative Emotionen. Nach Becker sagt die Reihenfolge der aufgeführten Bedürfnisarten etwas aus über den Entwicklungsprozess der Bedürfnisse. Im Zuge der Entwicklung differenzieren sich alle o.g. Teilsysteme unter wechselseitigem Einfluss. Es ist Auf-

Tab. 2.1: Bedürfnisse des Menschen

Art der Bedürfnisse	Beispiele, Erläuterungen	Emotionen bei Bedürfnisbefriedigung	Emotionen bei eingetretener oder erwarteter Bedürfnisdeprivation
Physiologische Bedürfnisse[a, b]	Nahrung, Atmung, Schlaf, Bewegung, Sexualität	Freude, Lust	Wut, Ärger, Schmerz, Unlust, Ekel, Angst, Müdigkeit, Gereiztheit
Explorationsbedürfnisse[a, b]	Neugier, Suche nach Neuem, Abwechslung	Interesse, Spannung	Langeweile
Selbstaktualisierungsbedürfnisse[a]	Fähigkeiten entfalten; gemäß Temperamentsanlagen und Interessen leben; Wachsen, Veränderung	Freude, Interesse	Kummer, Traurigkeit, Wut, Ärger, Angst
Bedürfnis nach Orientierung und Sicherheit[a, b]	Verstehen, Vorhersehen, Ordnung, Stabilität	Freude, Sicherheitsgefühl	Angst, Schreck, Überraschung, Hilflosigkeit
Bedürfnis nach Bindung[a, b]	Nähe suchen, Kontakte pflegen, Freundschaft, bei sich sein	Freude, Glück, Interesse, Zuneigung, Bindungsgefühl, innere Ruhe	Einsamkeit, Kummer, Traurigkeit, Angst
Bedürfnis nach Achtung[a, b]	Beachtung, Ansehen, Anerkennung, Einfluss, Macht, Selbstdurchsetzung, Selbstachtung	Freude	Traurigkeit, Kummer, Ärger, Wut, Angst

Anmerkung: Die Tabelle wurde von Becker (1995, S. 90) übernommen und modifiziert.
[a]Fokus 1: Selbst. [b]Fokus 2: Umwelt.

gabe der Entwicklungspsychologie, diesen Wachstumsprozess zu beschreiben und zu erklären. Harter (1983) weist darauf hin, dass in der Entwicklung des Selbstsystems eine zunehmende Selbstkontrolle in verschiedenen Bereichen (z.B. eigene Bedürfnisse, Emotionen, Wünsche, Ziele, Verhaltensweisen etc.) zu beobachten ist. Die Entwicklung des Selbstsystems wird in Kapitel 3 ausführlich beschrieben.

Das Ziel des psychischen Gesamtsystems besteht darin, seine Aufgabe so gut wie möglich zu erfüllen. Eine naive Formulierung dazu könnte lauten: Werden die grundlegenden Bedürfnisse befriedigt, positive Emotionen erlebt, sensumotorische Kapazitäten der Informationsaufnahme und Handlungsfähigkeit optimiert, differenzierte kognitive Strukturen und Operationen aufgebaut, Ich-Stärke und stabile Werte/Normen entwickelt und das Reflexionsvermögen

sowie die Aufmerksamkeitslenkung geschult, dann sind – ganz allgemein formuliert – die wesentlichen Voraussetzungen dazu vorhanden und der psychische „Organismus" kann sich in Richtung psychische Gesundheit entwickeln.
Beckers Definition der Seelischen Gesundheit (1995, S. 188) lautet: „Seelische Gesundheit ist die Fähigkeit zur Bewältigung externer und interner (psychischer) Anforderungen." In Einklang mit psychologischen Stress- und Bewältigungstheorien (z.B. Lazarus & Folkman 1984) wird die individuelle *Kompetenz* zur Problemlösung und Affektregulation betont. Die Idee der Kompetenz wurde in die WHO-Definition der *Gesundheitsförderung,* die die Veränderung von individuellem Gesundheitsverhalten *und* umweltbezogenen Lebensbedingungen zum Ziel hat, mit aufgenommen.[2]
Diese psychologische Betrachtungsweise hat bedeutsame Konsequenzen für die Erfassung, Förderung, Erhaltung und Pflege der Gesundheit von Grundschulkindern. Im Zuge seiner Entwicklung und Sozialisierung wird das Kind (idealerweise) mehr und mehr befähigt, seine Gesundheit zu erhalten oder zu fördern. Das Kind eignet sich Fertigkeiten an, mit denen es belastende Erfahrungen, Verluste und Bedrohungen verarbeiten kann. Mit zunehmendem Alter ist auch eine zunehmende Verantwortlichkeit für sich selbst verbunden. Es besteht eine direkte Verbindung zwischen den Konzepten der Gesundheitsförderung und der Pädagogik der Lebensfertigkeiten.
Psychische Gesundheit wird häufig definiert als das Nicht-Auftreten psychischer Beschwerden wie z.B. negative Stimmung, Unruhe, Müdigkeit, Konzentrationsschwierigkeiten etc. Nach der WHO-Definition beinhaltet psychische Gesundheit jedoch mehr als bloße Abwesenheit von Symptomen. Becker und Minsel (1986) unterscheiden sieben positive Indikatoren der psychischen Gesundheit erwachsener Menschen: Befindlichkeit, Energieniveau, Expansivität, Leistungsfähigkeit/Produktivität, Selbsttranszendenz, Autonomie und Selbstwertgefühl. In Tabelle 2.2 sind diese Indikatoren näher erläutert. Es ist ungeklärt, ob und inwiefern diese Indikatoren für Kinder im Grundschulalter bereits Gültigkeit besitzen.

---

[2] Gesundheitsförderung soll "allen Menschen ein höheres Maß an Selbstbestimmung ermöglichen und sie damit zur Stärkung ihrer Gesundheit befähigen". (WHO, 1986). Weiterentwicklung und Konkretisierung dieses Gesundheitsförderansatzes wurde in den 90er Jahren durch das Konzept der Life Skills Education von der WHO angeregt (WHO, 1993).

Tab. 2.2: Indikatoren psychischer Gesundheit (nach Becker & Minsel 1986)

1.	*Befindlichkeit*: häufige positive Gefühle (Freude, Spaß, Glück) und selten negative Gefühle (Trauer, Furcht, Ärger, Angst)
2.	*Energieniveau*: interessiert, neugierig, aktiv, vital, unternehmungslustig
3.	*Expansivität*: Spontaneität, Expressivität, Selbstbehauptung (keine Abwehrmechanismen oder Vermeidungstendenzen)
4.	*Leistungsfähigkeit und Produktivität*: Soziale Kompetenz, Willensstärke, Selbstkontrolle, Realitätsnähe, Kreativität)
5.	*Selbst-Transzendenz*: Fähigkeit, die Aufmerksamkeit von sich auf die Umwelt zu richten (Engagement in Projekte und andere Menschen etc.)
6.	*Autonomie*: Handlungsfähigkeit, Unabhängigkeit (internale Kontrollüberzeugungen)
7.	*Selbstwertgefühl*: hohes Selbstwertgefühl, Selbstachtung und Selbstsicherheit

2.4 Die psychische Entwicklung im Vor- und Grundschulalter

Havighurst (1956) hat den Begriff der Entwicklungsaufgaben geprägt. Von der sozialen Umwelt werden im Laufe des Lebens verschiedene Anforderungen oder Aufgaben an das Individuum herangetragen. Von Seiten des Individuums sind Kompetenzen nötig, um diese Entwicklungsaufgaben umzusetzen, d.h. zu lösen. Nach Newman & Newman (1975) lassen sich für die Kindheit eine Reihe solcher Aufgaben sammeln (nach Hurrelmann 1991, S. 108), die sich in dem Eriksonschen Konzept der Persönlichkeitsentwicklung wiederfinden. In Tabelle 2.3 ist eine Übersicht dargestellt.

Ein Grundschulkind ist kein „kleiner Erwachsener". Daher muss das Phänomen Gesundheit unter den jeweiligen psychologischen, kognitiven, emotionalen, motivationalen etc. Rahmenbedingungen dieses Entwicklungsalters, die hier nur kurz skizziert werden können, gesehen werden. Mit zunehmendem Lebensalter kommt der Rolle des Selbst ein immer höherer Stellenwert zu.

Mit dem Eintritt in den Kindergarten und dann später in die Schule vollzieht sich eine maßgebliche Erweiterung des kindlichen Lebensraumes. Soziale Interaktionen außerhalb der Primärfamilie, mit Gleichaltrigen insbesondere, werden regelmäßig. Es finden Kontakte ohne Anwesenheit der primären Be-

Tab. 2.3: Entwicklungsaufgaben in der frühen und späten Kindheit

Frühe Kindheit
• Aufbau von Urvertrauen
• Soziales Bindungsverhalten
• Sensumotorische Intelligenz
• Vorbegriffliches Denken
• Grundlegende sensorische und motorische Fertigkeiten
• Symbolische und sprachliche Ausdrucksfähigkeit
Späte Kindheit
• mit Altersgenossen zurechtkommen
• angemessenes männliches oder weibliches Rollenverhalten
• grundlegende Fähigkeiten im Lesen, Schreiben und Rechnen
• Konzepte und Denkschemata, die für das Alltagsleben notwendig sind
• Gewissen, Moral, Wertprioritäten aufbauen
• Positive Einstellung zu sich als einem wachsenden Organismus gewinnen

Anmerkung: Nach Hurrelmann (1991, S. 108)

zugspersonen statt, was die Autonomie fördert. Allerdings bedeutet dies keine Selbständigkeit des Kindes im eigentlichen Sinne: Es befindet sich in einer vollkommenen Abhängigkeit von den Eltern. Die Familie bestimmt und kontrolliert die Lebensweise des Kindes. Darüber hinaus beeinflusst das Kind, wie alle anderen Familienmitglieder auch, Eltern und Geschwister durch seine Verhaltensweisen, Bedürfnisse und Persönlichkeitseigenschaften.

Das Selbstbild des Kindes beinhaltet eine Idee der eigenen Leistungsfähigkeit, das Bewusstsein darüber, Kontrolle ausüben zu können, und die Freude am Erfolg. Die Kinder empfinden sich als tüchtig, können ihre Tüchtigkeit mehr oder weniger realitätsgenau einschätzen. Ihre Leistung ist in erster Linie intrinsisch motiviert; Gegenstände haben vornehmlich subjektive Valenz (Oerter 1995), d.h. die Kinder werden vom Gegenstand vollkommen in Beschlag genommen. Dies geschieht vornehmlich im kindlichen Spiel.

Das Spiel macht einen Hauptteil des kindlichen Aktivitätsfeldes aus (Oerter 1995). Das Sozialspiel und das Regelspiel haben große Bedeutung für die Entwicklung der Fähigkeit zur Rolleneinnahme und -übernahme. In der kognitiven Entwicklung befindet sich das Vorschulkind im (frühen) Stadium konkret-operatorischer Strukturen. Das Denken des Kindes ist in hohem Maße abhängig von gegebenen Informationen, seien sie konkret-anschaulich (z.B. in Bildform) oder sprachlich repräsentiert (Montada 1995). Das Bild und das Spiel

sind die Medien der Wahl, um Informationen über die subjektive Sichtweise von Gesundheit und Krankheit zu erfahren.
Das Schulkind - das Schulalter erstreckt sich ungefähr vom 7. bis 12. Lebensjahr - soll die Kulturtechniken des Lesens, Schreibens und Rechnens erwerben. Der Leistungsaspekt rückt im Laufe der Grundschulzeit immer stärker in den Vordergrund. Die Leistungsfähigkeit des Schülers wird beurteilt. Es findet eine Leistungsdifferenzierung in „starke" und „schwache" Schüler statt, die am Ende des vierten Schuljahres darüber entscheidet, welche weiterführende Schule - Haupt-, Real-, Gesamtschule oder Gymnasium - für das Kind „empfehlenswert" ist. Das Kind baut ein schul- und lernbezogenes Selbstbild (Krause 1987) auf, dessen wesentliche Komponente ein Fähigkeitsselbstkonzept ist (Haußer 1995, S. 145ff). Diese Konzepte erklären sich in der Hauptsache durch die in den schulischen Hauptfächern erreichten Leistungen. Schlechte Schulnoten bzw. schulische Leistungen schlagen sich in ein negatives Selbstkonzept nieder, das sich zunehmend in einem negativen Selbstwertgefühl zeigt. Kinder entwickeln im Zuge einer Überforderungsreaktion psychosomatische Symptome, die häufig mit Psychopharmaka (hauptsächlich durch Tranquilizer) behandelt werden (weitere Ausführungen hierzu in Kapitel 5.1).

> „Werden Kinder und Jugendliche bei Leistungsdifferenzierung faktisch irreversibel leistungsschwachen Kursen oder Schularten zugewiesen, so kann dies über eine Beeinträchtigung von Selbstkonzept, Selbstwertgefühl und Kontrollüberzeugung zu verheerenden motivationalen Folgen führen." (Haußer 1995, S. 150)

Beim Erwerb der Kulturtechniken werden auch Arbeitstechniken, die später im Berufsleben wichtig sind, vermittelt. Es werden Zeitgrenzen vorgegeben (Stundenplan) und Leistungen in einem gewissen Zeitrahmen eingefordert (z.B. Klassenarbeiten, mündliche Prüfungen, Hausaufgaben). Das schulische Leben gibt einen gewissen neuen Lebensrhythmus vor, der z.T. kindlichen Grundbedürfnissen wie Aktivität und Bewegungsdrang entgegensteht.
Die Familie ist auch für Grundschulkinder die primäre Bezugsgruppe. Wohlbefinden in der Familie erleichtert eine eher unproblematische Anpassung an die Lebenswelt der Schule. Der familiäre Zusammenhalt, das emotionale Klima in der Familie, spielt dabei eine besonders große Rolle. Geschwisterbeziehungen sind ebenfalls wichtig für die eigene Entwicklung (Stellung in der Geschwisterreihe, Geschwisterzahl, Wohnverhältnisse). Neben dem Elternhaus werden Gleichaltrige immer wichtiger für die Entwicklung der sozialen Kompetenz. Beziehungen zu Gleichaltrigen sind stärker symmetrisch angelegt (im Ver-

gleich zur Elternbeziehung). Das bedeutet, dass das Kind lernt, sich anderen gegenüber zu behaupten, eigene Interessen angemessen durchzusetzen und die Interessen anderer gebührend zu berücksichtigen. Die Konfliktfähigkeit entwickelt sich. Die Beziehungsgestaltung zu Gleichaltrigen kann sich zu Freundschaften entwickeln; in kognitiver Hinsicht entsteht das Verständnis für diese neue Beziehungskultur.

2.5 Das Modell der Salutogenese von Aaron Antonovsky

Die medizinische Wissenschaft hat sich recht erfolgreich der Erforschung der Krankheitsentstehung und -entwicklung, auch Pathogenese genannt, gewidmet. Eine wesentliche pathogenetische Grundannahme besagt, dass notwendige, hinreichende und akzessorische Entstehungsbedingungen von Krankheiten identifiziert werden können. Zu solchen „Pathogenen" gehören z.B. Gen-Defekte, Bakterien, Viren, Chemikalien/Noxen sowie psychosoziale Faktoren, Stressoren und Risikofaktoren. Jede diagnostizierte Krankheit, so wird angenommen, weist eine bestimmte Ätiologie auf, und für jede Krankheit können entsprechend Therapien abgeleitet werden, die die Modifizierung bzw. Beseitigung dieser „Pathogene" vorsehen. Das sind die wesentlichen Inhalte der Krankheitsbehandlung oder Heilung.
Die mit diesem auf Pathogenese ausgerichteten Krankheitsmodell erzielten Errungenschaften sind unbestritten. Wie aus der oben dargelegten Diskussion des Gesundheitsbegriffes hervorgeht, greift diese pathogenetische Konzeption zu kurz. Angesichts der Tatsache, dass Kinder in ihrer Lebensumwelt permanent mannigfaltigen Pathogenen ausgesetzt sind, ist es erstaunlich, dass nicht alle zu einem gegebenen Zeitpunkt morbid sind. Das mag ein Hinweis darauf sein, dass die Beseitigung von Pathogenen keine notwendige bzw. hinreichende Bedingung für Gesundheit darstellt. Sich vor allen krankheitserzeugenden Faktoren schützen zu können erweist sich als eine unrealistische und naive Annahme.
Der Medizinsoziologe Aaron Antonovsky setzt die salutogenetische Theorie ausdrücklich dem pathogenetischen Modell gegenüber und versucht, die Notwendigkeit des Umdenkens zu begründen. Der salutogenetische Ansatz ist nicht neu, wurde jedoch erst von Antonovsky als eine neue Theorie und Herangehensweise ausgearbeitet und begründet.
Natürlich ist es nicht erst Antonovsky aufgefallen, dass Auswirkungen gleicher Stressoren auf Menschen unterschiedlich sind. Niemand vor ihm hat jedoch so vehement die Meinung vertreten, dass es viel erfolgversprechender (auch für die Medizin) wäre, anstelle von "Risikofaktoren" nach "Schutzfaktoren" bzw.

"Gesundheitsfaktoren" zu suchen, nach jenen Ressourcen, die Menschen – trotz belastender Lebensbedingungen – nicht krank werden lassen. Das ist ein für Gesundheitsförderung sinnvoller Ansatz, weil die vielfältigen Stressoren, denen Menschen begegnen, sowieso nicht eliminiert werden können und weil sich eine Reihe von Präventionsmodellen (Aktionen gegen Rauchen zum Beispiel) als wenig effektiv erwiesen haben. Außerdem wissen wir heute nicht, welche Risiken unsere Kinder als Erwachsene zu bewältigen haben werden.
Die zu beantwortende Frage lautet deshalb eher: Welche Ressourcen, welche Kompetenzen brauchen Menschen, um sich auf dem Krankheits-Gesundheits-Kontinuum in Richtung des "Gesundheitspols" bewegen zu können? Antonovsky hat diese Frage diskutiert und bereits viele Ideen eingebracht (z.B. das Kohärenzgefühl als eine Grundeinstellung des Menschen definiert), der psychischen Gesundheit hat er jedoch nur einen geringen Stellenwert gegeben. Das kann nicht davon abhalten, seine Gedanken aufzugreifen und nach Antworten auf diese Fragen zu suchen.
Die Medizin hat viele Jahrzehnte dazu gebraucht, um "Risikofaktoren" zu definieren und deren Wirksamkeit in Langzeituntersuchungen nachzuweisen. Sie hat sich aber zum Beispiel nicht für jene Personen einer Population interessiert, die unter ähnlichen Bedingungen leben und gesund bleiben. Die Untersuchungen von Kobasa (1979, 1982) und Werner & Smith (1982) können als ein Anfang in diese Richtung bezeichnet werden.
Die salutogenetische, auf die Entstehungsbedingungen von Gesundheit ausgerichtete Frage lautet also: Wie bleibt eine Person gesund bzw. wie kann sie genesen trotz beeinträchtigender Einflüsse? Im Folgenden wollen wir darstellen, welche Antworten Antonovsky (1997) darauf zu geben versucht hat. In Abb. 2.2 ist sein salutogenetisches Modell in verkürzter Form veranschaulicht.

2.5.1 Das Gesundheits-Krankheits-Kontinuum

Antonovsky (1979) konzeptualisiert Gesundheit als "Gesundheits-Krankheits-Kontinuum" (im Englischen *health-ease/dis-ease continuum*), auf dem sich das *Gesundheitsniveau* einer Person darstellen lässt. Das Kontinuum ist zwischen den beiden Polen „maximale Gesundheit“ und „Tod“ aufgespannt, die jeweils als utopische, von einem lebendigen Organismus nicht erreichbare Zustandsbestimmung betrachtet werden. Antonovsky lehnt eine Dichotomisierung von Gesundheit/Krankheit und damit eine Klassifizierung von Menschen in entweder „krank“ oder „gesund“ kategorisch ab. „Wir sind alle sterblich. Ebenso sind wir alle, solange noch ein Hauch von Leben in uns ist, in einem gewissen Ausmaß gesund.“ (Antonovsky 1997, S. 23).

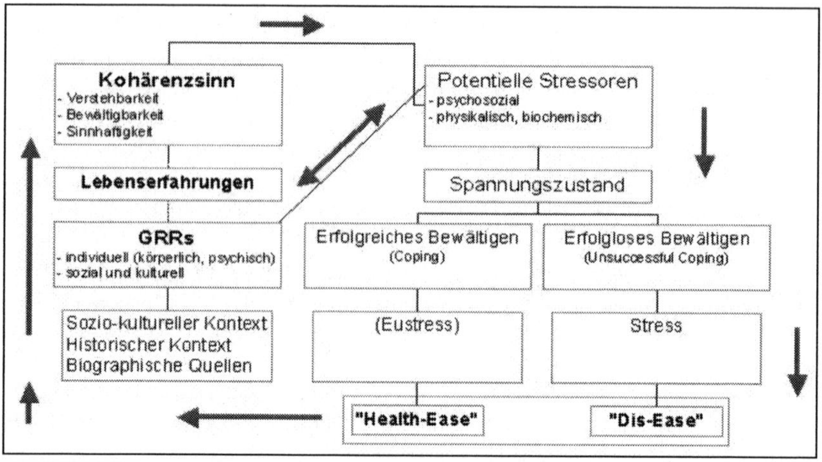

Abb. 2.2: Das Modell der Salutogenese von Antonovsky

Anmerkung: Stark vereinfachte Darstellung nach Antonovsky (1979). GRRs = Generalized Resistance Resources (Allgemeine Widerstandsquellen). „Health-Ease" = Gesundheitspol des Kontinuums. „Dis-Ease" = Krankheitspol des Kontinuums.

Zu einem bestimmten Zeitpunkt lässt sich die Verortung eines Individuums auf diesem Gesundheitsniveau bestimmen. Antonovsky interessiert sich speziell für die Frage, welche Kräfte einen Organismus veranlassen, sich vom Krankheitspol in Richtung Gesundheitspol zu bewegen. Dass Organismen dies mehr oder weniger gelingt, kann als *salutogenes Wunder* angesehen werden, vergegenwärtigt man sich die Fülle von Wagnissen und Gefahren des täglichen Lebens. *Stressoren* wirken unablässig auf den Organismus ein. Antonovsky versteht Stressoren als Merkmale, die *Entropie* (Störung) in den Organismus einführen, d.h. Stressoren stellen Kräfte dar, die den Organismus vom Gesundheitspol in Richtung Krankheitspol bewegen können. Ein Stressor stellt eine Lebenserfahrung dar, die durch Inkonsistenz, Unter- und Überbelastung sowie durch Kontrollverlust gekennzeichnet ist (Antonovsky 1987, S. 28). Antonovsky bezeichnet Stressoren auch als generalisierte Widerstandsdefizite:

> „Ich schlage daher vor, von einem einheitlichen Konzept von ‚übergeordneten psychosozialen generalisierten Widerstandsressourcen-Widerstandsdefiziten' (GRR-GRD) zu sprechen. Hinsichtlich aller Aspekte – Reichtum, Ichstärke, kulturelle Stabilität und so weiter – kann eine Person auf einem Kontinuum platziert werden. Je höher man sich auf dem Kontinuum befindet, desto

wahrscheinlicher wird man solche Lebenserfahrungen machen, die einem starken SOC förderlich sind; je weiter unten man sich befindet, desto höher ist die Wahrscheinlichkeit, dass die Lebenserfahrungen, die man macht, einem schwachen SOC dienen." (Antonovsky 1997, S. 43f)

2.5.2 Spannung und Stress

Antonovsky unterscheidet in Übereinstimmung mit anderen Autoren chronische Stressoren, größere Lebensereignisse (*life events*) sowie alltägliche Ärgernisse (im Englischen *"daily hassles"*). Er führt den Begriff der Spannung (*tension*) ein, der nicht mit dem Begriff des *Stressors* gleichgesetzt werden darf: Der Organismus reagiert auf einen Stressor mit einem *Spannungszustand*, der pathologische, neutrale oder heilsame Auswirkungen haben kann. Ein Stressor ist nicht *an und für sich* negativ, er kann auch salutogene Wirkungen in Form eines motivierenden Spannungsgefühls haben. Der Spannungszustand ist von positiven oder negativen Affekten und physiologischer Erregung begleitet und muss bewältigt oder überwunden werden. Wie an anderer Stelle noch weiter ausgeführt werden wird, beginnt im frühen Lebensalter die Entwicklung der Anpassungsfähigkeit an psycho-soziale Stressoren. Das Kind lernt auf seine Art, damit verbundene Spannungszustände „adäquat" zu verarbeiten.
Menschen unterscheiden sich darin, wie effizient sie den Spannungszustand bewältigen (im Englischen *to cope*). Die Stressverarbeitung (*Coping*) ist zentral für das Modell der Salutogenese: Stressoren können nicht (immer) vermieden werden, wichtig ist, wie mit belastenden Situationen und körperlichen Spannungszuständen umgegangen wird. Bei schlechter Spannungsbewältigung kann ein Stresssyndrom entstehen, und die Position auf dem Gesundheits-Krankheits-Kontinuum kann sich in Richtung auf Krankheit verschieben. Eine gute Stressbewältigung hat dagegen einen gesundheitsförderlichen Effekt.
Eine interessante Frage ist nun, unter welchen Umständen eine adäquate Spannungsbewältigung gelingt. Entscheidend ist nach Antonovsky, auf welche Ressourcen eine Person zurückgreifen kann. Antonovsky bezeichnet diese als *Generalisierte Widerstandsquellen* (generalized resistance resources, GRR) und zählt dazu "jedes Merkmal einer Person, Gruppe oder Umwelt, das eine wirksame Spannungsbewältigung erleichtern kann" (Antonovsky 1981, p. 99). Beispiele für GRRs sind in Tabelle 2.4 aufgeführt.

Tab. 2.4: Generalisierte Widerstandsquellen auf Seiten der Persönlichkeit, des Organismus und des sozialen Systems

Persönlichkeit
• Wissen und Intelligenz
• Ich-Identität
• Rationalität
• Flexibilität und Weitsichtigkeit beim Lösen von Problemen
• präventive Gesundheitsorientierung (Vermeiden von Stressoren, Aufsuchen von Vorsorgeuntersuchungen, Bewegung und körperliche Aktivität)
Organismus
• physikalische und biochemische GRRs (Konstitution, Immunsystem)
Soziales System
• materieller Wohlstand
• soziale Unterstützungssysteme
• intakte Sozialstrukturen
• eine funktionierende Gesellschaft

2.5.3 Das Kohärenzgefühl

Im "inneren Milieu" des Individuums müssen diese unterschiedlichen biopsycho-sozialen generalisierten Widerstandsquellen koordiniert, gewichtet und organisiert werden. Ihre funktionale Gemeinsamkeit liegt in dem *Kohärenzgefühl* (sense of coherence: SOC) begründet, das zu einer erfolgreichen Spannungsbewältigung beiträgt. Antonovsky stellte drei konstituierende Dimensionen des Kohärenzgefühls heraus: Verstehbarkeit (comprehensibility), Bewältigbarkeit (manageability) und Sinnhaftigkeit (meaningfulness).

> "Das SOC (Kohärenzgefühl) ist eine globale Orientierung, die ausdrückt, in welchem Ausmaß man ein durchdringendes, andauerndes und dennoch dynamisches Gefühl des Vertrauens hat, dass (1) die Stimuli, die sich im Verlauf des Lebens aus der inneren und äußeren Umgebung ergeben, strukturiert, vorhersehbar und erklärbar sind; (2) einem die Ressourcen zur Verfügung stehen, um den Anforderungen, die diese Stimuli stellen, zu begegnen; (3) diese Anforderungen Herausforderungen sind, die Anstrengung und Engagement lohnen." (Antonovsky 1997, S. 36).

Nach Antonovsky entwickelt sich das SOC in den ersten drei Lebensdekaden und bleibt dann konstant. Insbesondere die Lebenserfahrungen in der frühen Kindheit bestimmen die Stärke des Kohärenzgefühls. Die Wahrnehmung und Bewertung von Stressoren hängt von dessen Ausprägung ab. Antonovsky stellt nun verschiedene Hypothesen zum Einfluss des Kohärenzgefühls auf die Stressverarbeitung auf, die sich stark an das transaktionale Stressmodell von Lazarus und Folkman (1984) anlehnen. Antonovsky unterscheidet dabei drei verschiedene Formen der primären Einschätzung (primary appraisal) von (potentiellen) Stressereignissen (vgl. hierzu auch Kapitel 5.1).

1. Fordernde Situationen werden von Menschen mit starkem Kohärenzgefühl nicht als Belastung eingeschätzt; es kommt nicht zu Spannungszuständen *(primäre Einschätzung I)*.
2. Stressorexposition führt zur Einschätzung des eigenen Wohlbefindens als gefährdend, positiv oder irrelevant. Die beiden letztgenannten gelten für Menschen mit starkem Kohärenzgefühl verstärkt *(primäre Einschätzung II)*.
3. Durch das Kohärenzgefühl wird die instrumentelle Wahrnehmung des Problems sowie die Auslösung von Emotionen beeinflusst. Menschen mit starkem Kohärenzgefühl nehmen Probleme klarer und differenzierter wahr. Ihre Emotionen erscheinen weniger fokussiert und weniger diffus *(primäre Einschätzung III)*.

Die jeweilige Bewältigung von Problemen erfolgt durch Mobilisierung der Widerstandsressourcen. Die aktuelle Bewältigungshandlung ist ein prozessuales Geschehen. Sie ist abhängig von der gegenwärtigen Situation und den einer Person zur Verfügung stehenden Ressourcen, die bio-psycho-sozialer Natur sind. Bewältigung *(coping)* ist kein isoliertes Ereignis, sondern beinhaltet eine beständige Auseinandersetzung (Interaktion, Anpassungsleistung, von Lazarus & Folkman, 1984, als *Transaktion* bezeichnet) zwischen Person und Umwelt in der Weise, dass eine wechselseitige Beeinflussung stattfindet. Antonovsky (1997) vermutet, dass ein starkes SOC eine Person befähigen wird, in einer gegebenen Situation die am besten geeigneten Widerstandsquellen zu mobilisieren.
Erfolgreiche und geeignete Bewältigungsstrategien zielen entweder auf eine verbesserte Anpassung an Lebensbedingungen oder auf eine Veränderung von belastenden Situationen auf Grundlage von bio-psycho-sozialen Ressourcen. Diese sind begrenzt, d.h. der Person bzw. der sozialen Gruppe kommt die Aufgabe zu, für deren beständige Erneuerung und "Wiederaufladung" zu sorgen bzw. neue Widerstandsquellen zu erschließen und verfügbar zu halten.
In der Gesundheitspsychologie ist diese die Selbstverantwortlichkeit betonende Perspektive in den Vordergrund gestellt worden. Matarazzo (1984, p. 17)

konstatiert, durch Änderung des Lebensstils und die Besinnung auf das gewohnheitsmäßige Praktizieren bestimmter gesundheitsbezogener Verhaltensweisen ließe sich die durchschnittliche Lebenserwartung einer Person oder einer Gruppe von Personen erhöhen und die Morbiditätsrate senken. Der Soziologe Antonovsky (1997) hält dagegen, eine solche Sichtweise sei naiv in dem Sinne, als dass übersehen würde, dass Lebensstile aus einem bestimmten sozialen und kulturellen Milieu erwachsen und nicht aus dem Nichts auftauchten. Die soziale und kulturelle Gebundenheit von Lebensstilen beinhaltet, dass der individuelle Handlungsspielraum, der zweifellos existiert, einen begrenzten Rahmen hat. Ernährungsweisen, körperliche Beanspruchung, der Umgang mit schädlichen Substanzen wie Alkohol, Drogen, Tabak finden unter einem bestimmten kulturellen Horizont statt, der in der Regel unhinterfragt bleibt. Kinder wachsen in einen soziokulturellen Kontext hinein, übernehmen damit verbundene Verhaltensmuster und sind nicht zur Reflexion über deren Sinn und Zweck in der Lage.

Die Art und Weise, wie ein Mensch erfolgreich seine Gesundheit entwickelt und bewahrt, wird zu einem erheblichen Teil durch das Kohärenzgefühl bestimmt. Das Kohärenzgefühl wird sehr stark durch Erfahrungen geprägt, die aus der Zugehörigkeit zu einer sozialen Klasse und aus gesellschaftlichen und historischen Bedingungen hervorgehen. Dieser Erfahrungskontext stellt dem Individuum bestimmte generalisierte Widerstandsressourcen zur Verfügung oder enthält sie ihm vor; er birgt bestimmte Gefahren in Form generalisierter Widerstandsdefizite oder bietet eher Sicherheit oder Gefahrlosigkeit. Der sozio-kulturelle Kontext schafft prototypische Erfahrungsmuster, die die Position einer Person auf dem Gesundheits-Krankheits-Kontinuum bestimmen.

> "Konsistente Erfahrungen schaffen die Basis für die Verstehbarkeitskomponente, eine gute Belastungsbalance diejenige für die Handhabbarkeitskomponente und, weniger eindeutig, die Partizipation an der Gestaltung von Handlungsergebnissen diejenige für die Bedeutsamkeitskomponente." (Antonovsky 1997, S. 93)

Die motivational wirkende Bedeutsamkeit erscheint Antonovsky die wichtigste der drei Komponenten zu sein. Ohne Bedeutsamkeit, ohne emotionalen Sinn, sei eine ausgeprägte Verstehbarkeit und Handhabbarkeit schwer vorstellbar. Nur die engagierte und sich bemühende Person habe die Möglichkeit, Verständnis und Ressourcen zu gewinnen.

Lebenserfahrungen können balanciert und konsistent sein, ohne dass sie auf individuelle Entscheidungen oder Leistungen zurückgeführt zu werden brauchen. In dem Augenblick, in dem alle Erfahrungen außendeterminiert sind, d.h.

von anderen Menschen festgeschrieben werden und die Person keine Gestaltungsmöglichkeit hat, wird die Person zu einem Objekt degradiert, einem *"pawn"*[3] gleich (de Charms 1968), der von anderen hin- und hergeschoben werden kann.
Bei der Gewinnung kohärenter Muster von Lebenserfahrungen kommt dem Individuum eine aktive Rolle zu: „Gesundheit" widerfährt einer Person nicht einfach, sondern der Person wird - psychologisch gesehen - ein „Wirksamkeitsmotiv" im Sinne eines Gefühls für die eigene Tüchtigkeit für Gesundheit (White 1959) und ein Gefühl der „Selbstbestimmung" im Sinne einer personalen Verursachung (deCharms 1968) von Gesundheit zugeschrieben.

> "Eine Welt, die wir somit als gleichgültig gegenüber unseren Handlungen erleben, wird schließlich eine Welt ohne jede Bedeutung. Dies gilt für direkte persönliche Beziehungen, für die Arbeit und für alles andere, was innerhalb unserer Grenzen liegt. (...) Es ist wichtig hervorzuheben, dass die Dimension nicht "Kontrolle", sondern "Partizipation an Entscheidungsprozessen" ist. Ausschlaggebend ist, dass Menschen die ihnen gestellten [*sozial anerkannten* (U.W.)] Aufgaben gutheißen, dass sie erhebliche Verantwortung für ihre Ausführung haben, und dass das, was sie tun oder nicht tun, sich auf das Ergebnis auswirkt. Unter dem Dach dieser breiten Formulierung finden sich somit nicht nur die weitgehend autonome Person, sondern auch das loyale Parteimitglied, der religiös Gläubige, der Kollege in der Arbeitsgruppe und das Kind in der gesunden Familie (vgl. Reiss 1981), das in einen komplexen Prozess des Teilens zur Entwicklung eines Konsenses eingebunden ist." (Antonovsky 1997, S. 93f)

2.6 Die Entwicklung des Kohärenzgefühls in der Kindheit

Für das Verständnis der Entwicklung von positiver emotionaler Befindlichkeit und Selbstwertgefühl ist die Entwicklung des Kohärenzgefühls in der Kindheit wichtig. Antonovsky (1997) hat sich selber in seinem zweiten Buch zu der Entwicklung des Kohärenzgefühls im Lebenszyklus geäußert. Seiner Ansicht nach ist das SOC ein stabiles Merkmal, das zu Beginn des frühen Erwachsenenalters ausgebildet ist und sich von diesem Zeitpunkt an nicht mehr wesentlich ändert. Erfahrungen in der Kindheit und Jugend sind daher bestim-

[3] Ein Bauer im Schachspiel („Abhängige").

mend für die Wahrnehmung der Welt als vorhersehbar, bewältigbar und bedeutsam.

> "Es ist ein großes Verdienst von Erikson, dass er sich in seinem gesamten Werk darum bemüht hat, von Krisen und Herausforderungen, von *"einer Folge von Möglichkeiten"* (1959, S. 52) zu schreiben. Entscheidend sind immer *das Ausmaß, in dem etwas geschieht,* und seine Konsequenzen." (Antonovsky 1997, S. 95)

Antonovsky weist darauf hin, "dass die Lebenserfahrungen von Konsistenz, Belastungsbalance und Partizipation an der konkreten Realität nicht als selbstverständlich vorausgesetzt werden können." (Antonovsky 1997, S. 95).
Empirische Untersuchungen zum Kohärenzgefühl in der Kindheit fehlen bisher. Im Folgenden sollen Kenntnisse aus der Entwicklungspsychologie der frühen Kindheit und Kindheit vorgestellt - einen aktuellen Überblick geben Oerter & Montada (2002), Tücke (1999) und Rossmann (1996) - und auf die Entwicklung des Kohärenzgefühls bezogen werden.

2.6.1 Verstehbarkeit: Erlebte Konsistenz von Erfahrungen

Verstehbarkeit („comprehensibility") meint das Ausmaß, in dem interne und externe Stimuli, mit denen ein Kind alltäglich konfrontiert wird, Sinn machen. „Verständliche" Reize werden *kognitiv* als klare, geordnete Information und *nicht* als Rauschen (chaotisch, ungeordnet, willkürlich und unerklärlich) verstanden. Das Leben erscheint strukturiert, vorhersehbar und erklärbar.
Die Verstehbarkeit bildet sich heraus, indem Kinder konsistente und beständige Erfahrungen in ihrer physikalischen und sozialen Welt machen. Krieg, Erdbeben, Armut, ein schlechtes Familienklima, Gewalt und sexueller Missbrauch - kurz: extreme Konflikte und bedrohliche Stressoren - führen ins Chaos und erhöhen *Entropie* (sofern sie nicht kompensiert werden können). Sie verursachen Desintegration, zerstören soziale Strukturen, erzeugen Willkür und Unvorhersehbarkeit, Leiden und Tod.

> "Für einen großen Teil der Säuglinge und Kinder auf der Welt sind die einzig vorhersagbaren Dinge Hunger, Unbehagen und Schmerz, die von niemandem, der sie in den Arm nimmt, gelindert werden können, und ein Teufelskreis aus Apathie, Abkapselung, Entwicklungshemmung, Verfall und Tod." (Antonovsky 1997, S. 96)

Antonovsky weist darauf hin, dass bestimmte strukturelle Voraussetzungen gegeben sein müssen, damit ein Kind seine Welt als verstehbar wahrnimmt. Biologisch und psychologisch ist das Kind in seiner Entwicklung von Anfang an auf Konsistenzen in den Erfahrungen ausgerichtet.

Das noch unreife Verhaltenssteuerungssystem des Neugeborenen besteht aus einer Verflechtung von Schreien (Erregungsaufbau), Schmecken und Saugverhalten (Nahrungsaufnahme), von oral-manuellem Kontakt (Selbstberuhigung) und Blickverhalten (Informationsaufnahme). Wahrnehmungsfähigkeit und motorische Kompetenzen des Säuglings sind sehr eingeschränkt; sie sind für den „Nahbereich" - der Interaktion mit den Pflegepersonen - erstaunlich gut ausgestattet. Säuglinge zeigen eine Vorliebe für die menschliche Stimme und das Gesicht, sind sehr zugänglich für lautsprachliche Merkmale und für die sinnvolle Verquickung auditiver und visueller Stimuli, wobei die Aufmerksamkeitsspanne zunächst gering ist, d.h. ein konzentrativer Zustand des ruhigen Wachseins ist nur für eine kurze Zeitspanne herstellbar. Die reflexartigen Schemata (z.B. Schauen, Hören, Saugen, Greifreflex, Imitation) werden im Verlauf der Entwicklung kontinuierlich angewendet, ausgeweitet, differenziert und miteinander koordiniert.

Das Kind ist von Geburt an mit einem Repertoire an sozialen Fähigkeiten ausgestattet. Es ist ein sozial interaktives und kommunizierendes Wesen. Drei effektive Bewegungsmuster können unterschieden werden. Diese drei basalen Kompetenzen dienen dazu, die *emotionale Bindung* zwischen Eltern und Kind zu festigen.

Erstens, es verfügt über ein Repertoire sogenannter *proto-sozialer* Verhaltensweisen und Wahrnehmungen, die nicht unbedingt sozial intendiert sind, aber ihren sozialen Zweck erfüllen. So folgt es menschlichen Stimmen und Gesichtern mit Kopf- und Augenbewegungen, oder es beruhigt sich, wenn es aufgenommen und in den Armen gewiegt wird. In den ersten zwei Lebensmonaten scheint das Neugeborene zwischen einer „Dingwelt" und „Personwelt" nicht zu unterscheiden (z.B. Schaffer 1984; Rochat 1999). Es reagiert auf eine begrenzte Anzahl und Arten von Stimuli. Mit zwei/drei Monaten, infolge der motorischen Reifung und Entwicklung der Wahrnehmungsfähigkeit, beginnt das Kind mit der Modulation der angeborenen Schemata und deren Anpassung an Umweltgegebenheiten.

Zweitens, es sendet sozial interpretierbare Signale aus, wie z.B. Weinen/Schreien, mit denen es Erwachsene in seine Nähe bringt: Mittels Saugen, Greifen und Blickkontakt wird die Beziehung zu Pflegepersonen aufrechterhalten. Sofern eine enge raumzeitliche Kontiguität zwischen dem eigenen Verhalten und nachfolgenden Ereignissen gegeben ist, können drei Monate alte Babys lernen, ihre Umwelt aktiv zu gestalten (Faßbender 1993). In der Regel reagieren Eltern auf das Verhalten hoch kontingent mit den Augen, mit Kopfnicken und/oder mit der Stimme (Papousek & Papousek 1987). Das Lernen von Kontingenzen ist die Grundlage für die Entwicklung der Verstehbarkeitskomponente; die positive Entwicklung der Bedeutsamkeitskomponente hängt davon ab, inwiefern die Kontingenzen in positive Affekte eingebettet sind (s.u.). Bremner (1989) konnte zeigen, dass die Aufmerksamkeit weniger von den physikalischen Eigenschaften eines Objektes, sondern vielmehr von der Vertrautheit und der Erfahrung mit dem Objekt bestimmt wird. Erfahrungen werden im Gedächtnis gespeichert und sind wissensmäßig abrufbar.

Drittens, es finden wesentliche Interaktionen und Kommunikationsspiele statt. Das Kind zeigt erste Nachahmungsverhaltensweisen, die als Beginn der Gestaltung der sozialen Interaktion angesehen werden können. Nach Piaget (1975) und Uzigiris (1979) kann der Entwicklungsverlauf folgendermaßen beschrieben werden: Bis zum vierten Lebensmonat wird das Nachahmungsverhalten durch die Pflegeperson initiiert. Sie imitiert das Kind, welches wiederum auf das nachgeahmte Verhalten reagiert, und ein kommunikativer Kreislauf findet statt. Vom fünften bis achten Monat ahmt das Kind das Verhalten der Pflegeperson zumeist in Form von Lalllauten nach. Nach acht Monaten gelingen dem Kind komplexere Nachahmungshandlungen, die es an der Pflegeperson gesehen hat. Das Kind wird zunehmend fähig, beobachtete Verhaltensweisen verschiedenen Sinnesmodi zuzuordnen (Laute über das Gehör, Bewegungen der Hände über das Sehen). Zum Ende des ersten Lebensjahres kann das Kind Mimiken eines Modells imitieren.

Willatts (1999) hat nachgewiesen, dass sich Kinder im Alter von acht/neun Monaten zielgerichtet im Umgang mit Objekten verhalten. Intentionalität im Umgang mit Personen scheint schon viel früher möglich zu sein.

Im zweiten Lebensjahr wird das Kind zunehmend fähig, sich in die soziale und kulturelle Gemeinschaft einzuführen. Nach Bischof-Köhler (1998) finden in mehreren Bereichen sogenannte „Verdoppelungen" statt. Das Kind verdoppelt

- *reale Gegenstände* auf einer symbolischen Ebene, sei es durch Worte, Gesten, durch „als ob"-Gegenstände oder „zeichnerische" Darstellungen;
- *die soziale Realität* im Rollenspiel, Imitationsverhalten und Symbolspiel. Das Kind entwickelt eine Vorstellungs- und Phantasiewelt (mentale Repräsentationen);
- *sein Ich.* Mit etwa eineinhalb Jahren erkennt das Kind seine Person im Spiegel, auf Fotos und Videofilmen. Die Entdeckung der „synchronen Identität" ist ein wichtiger Entwicklungsschritt: Das Kind lernt, dass es gleichzeitig „wirklich" und als Spiegelbild (als Erscheinung auf einer Fotografie oder im Videofilm) existiert. Das Kind begegnet sich nicht nur als Akteur (Subjekt),

sondern erlebt sich auch als Objekt der Betrachtung. William James (1890) hatte bereits gegen Ende des 19. Jahrhunderts auf die Subjekt-Objekt-Unterscheidung („I"-„me"-distinction) hingewiesen (weitere Ausführungen hierzu in Kapitel 3.3.2).
- *sein psychisches Erleben.* Durch die voranschreitende Sprachentwicklung im dritten Lebensjahr kann das Kind eigenes Erleben und Gefühle artikulieren und „verdinglichen".

Für die Entwicklung der *Verstehbarkeit* sind positive Erfahrungen der *emotionalen Bindung* an die Eltern (Vater und/oder Mutter und/oder andere Vertrauenspersonen) maßgeblich. Das *Bindungsverhalten* des Kindes sorgt dafür, dass bei den Pflegepersonen (Eltern) ein komplementäres Fürsorgeverhalten ausgelöst wird. Es ist gleichzeitig ein Schutzverhalten, weil das Kind dadurch eigenen Gefährdungen vorbeugt. Das Kind ist immanent im Konflikt zwischen Erkundungsdrang, motiviert durch die dem Kinde eigene Neugierde, und Sicherheitsbedürfnissen, motiviert durch das Bindungssystem. Lokomotion findet nur bis zu einem gewissen Punkt statt, an welchem das Kind sich der Nähe der Vertrauensperson versichert. Das Kind erlebt in unterschiedlicher Intensität *Trennungsangst.*

Bowlby (1984) und Ainsworth, Blehar, Waters & Wall (1978) haben sich um die Erforschung der Bindung verdient gemacht, die eine sehr wesentliche Rolle für die Entwicklung von psychischer Gesundheit und positivem Selbstwertgefühl spielt. *Bindung* ist ein hypothetisches Konstrukt, welches über Emotionen, Motivationen und Verhaltensweisen erschlossen werden kann. *Bindungsverhalten* wird in bestimmten (bedrohlichen) Situationen aktiviert.

Bowlby (1984) hat vier Phasen der Entwicklung einer Bindung beschrieben. Im Alter von null bis drei Monaten befindet sich das Kind in der Phase der unspezifischen Ansprechbarkeit. Es zeigt Orientierungsverhalten; ausgesendete soziale Signale wie Lächeln und Blickverhalten sind nicht persongebunden. Im Alter von 3 bis 6 Monaten geht das Kind in die Phase der personspezifischen sozialen Ansprechbarkeit über. Es unterscheidet ganz deutlich zwischen Vertrauenspersonen und Unbekannten (Differentielles Lächeln). Im Alter zwischen 6 und 24 Monaten befindet sich das Kind in der Phase der eigentlichen Bindung, die als eine kritische Periode angesehen werden kann. Es sucht aktiv Kontakt zu bekannten Personen. Es formen sich Begrüßungsrituale heraus.

Ainsworth et al. (1978) untersuchten in einer standardisierten Situation (der Fremde-Situations-Test), welche Strategien Kinder im Alter von 12 bis 24 Monaten einsetzen, um Trennungen von der Vertrauensperson (der Mutter) zu verarbeiten. Sie unterscheiden drei Bindungsstile von Kindern im Alter zwischen 12 und 24 Monaten, die mit A, B, C bezeichnet werden: unsicher-vermeidend, sicher-balanciert sowie ambivalent-unsicher.[4]

Kinder mit sicherer Bindung (Bindungsstil B) haben ihre Mütter (insbesondere in den ersten Lebensmonaten) als konsistent, verlässlich, zugewandt und freundlich erlebt (Keller 1997, 2000). Die Kinder trauen sich, ihre (negativen) Gefühle zu zeigen, wenn sie von der Mutter getrennt werden. Suess, Grossmann und Sroufe (1992) konnten zeigen, dass sicher gebundene Kinder im Allgemeinen freundlicher zu unbekannten Personen sind und sich im Kindergartenalter als kompetenter im Problemlösen und in sozialen und motorischen Fertigkeiten erweisen. Elicker, Englund und Sroufe (1992) fanden für diese Kinder ein positiveres Selbstwertgefühl und eine höhere soziale Kompetenz. Diese Eigenschaften erwiesen sich in der Kindheit als zeitlich stabil.

Kinder mit unsicherer Bindung (Bindungsstile A und C) dagegen weisen keine positiven Erfahrungen mit mütterlicher Sensitivität auf. Mütter unsicher-vermeidend gebundener Kinder zeigten ihrem Baby im Alter von 3 Monaten wenig einfühlsames Verhalten und Feindseligkeitstendenzen. Solche Kinder minimieren ihren Gefühlsausdruck bei Trennung. Im Vorschulalter neigen sie zu aggressivem und impulsivem Verhalten (vgl. Elicker et al. 1992; Suess et al. 1992). Mütter ambivalent-unsicher gebundener Kinder verhielten sich in der Vergangenheit mal überschwänglich herzlich, mal als unnahbar. Solche Kinder neigen wahrscheinlich zu Ängstlichkeit und Scheu. Es wird deutlich, dass eine unsichere Bindung mit Inkonsistenz oder schwankender Konsistenz im Erziehungsverhalten in Beziehung steht. Lewis, Feiring, McGuffog & Jaskir (1984) wiesen auf, dass die Klassifizierung von Jungen als bindungssicher oder -unsicher im Alter von einem Jahr mit der Psychopathologie im Alter von sechs Jahren in Beziehung stand. (Für Mädchen zeigten sich keine Zusammenhänge.) Unsicher gebundene zeigten deutlich mehr psychopathologische Symptome. Neben der Bindung erwiesen sich aber noch weitere Variablen wichtig für die Erklärung von Verhaltensproblemen, wie z.B. belastende Lebensereignisse und demographische Familienmerkmale. Das bedeutet, dass einerseits Bindungserfahrungen eine wichtige Rolle für die Entwicklung von Verhaltensstörungen spielen, dass aber andererseits das Kind weder durch eine früh erfahrene sichere Bindung unverwundbar noch durch eine unsichere Bindung zur Psychopathologie verdammt wird.

Mit zunehmender Mobilität und sprachlichem Ausdrucksvermögen entsteht bei dem Kind ein Drang zur Selbstständigkeit, der um das 2./3. Lebensjahr in eine *Trotzphase* mündet. Dieser Trotz, der gekennzeichnet ist durch eine hohe Erregbarkeit und heftige körperliche und affektive Reaktionen, ist ein Ausdruck

[4] Main und Solomon (1986, 1990) beschrieben einen vierten Bindungsstil D von „desorganisierten/desorientierten Kindern", auf den hier nicht weiter eingegangen wird.

der *Entdeckung des Ich.* Mit den sich differenzierenden kognitiven Fähigkeiten und den Wahrnehmungen innerer Vorgänge (Gefühle und Motivationszustände) macht das Kind die Erfahrung, dass eigene Vorstellungen, Pläne und Wünsche der Mitwelt entgegengestellt werden können. Das Kind wird (im positiven Sinne) *eigensinnig.* So lehnt es z.B. häufig Handlungen der Eltern (z. B. Windeln, Füttern, Zähneputzen) ab und will vieles alleine machen. Das Kind lotet seinen Freiraum aus, wie weit es sich den Forderungen der Pflegepersonen gegenüber behaupten kann.
Trotzreaktionen führen innerhalb der Familie zu Konflikten. Auf Seiten des Kindes stellen sich danach häufig ambivalente Gefühlshaltungen ein. Es spürt den Druck der Eltern, wenn sie nicht nachgeben, und die Liebe zu den Eltern kehrt sich kurzzeitig in zuweilen heftige Ablehnung um. Daraus können Schuldgefühle resultieren. Als Reaktion darauf versucht das Kind, sich der Liebe der Eltern zu versichern oder durch provokantes und widersetzliches Verhalten eine Entsühnung durch Strafe herbeizuführen.
Das Kind verliert seine Trennungsangst (s.o.) erst ab dem zweiten bzw. dritten Lebensjahr. Diese heftige emotionale Reaktion auf Trennung von der Pflegeperson (i.d.R. die Mutter) ist Ausdruck eines Bindungsverhaltens, das für die Persönlichkeitsentwicklung eine wichtige Rolle spielt. In diesem Zusammenhang ist die Entdeckung des eigenen Selbst (z.B. das Erkennen des eigenen Gesichtes oder Körpers im Spiegel) eine wesentliche Errungenschaft. Wie bereits die Funktion der Trotzphase zeigt, finden erste wichtige Entwicklungsschritte zu einer eigenständigen Persönlichkeit statt *(Individuation).* Auf dem Weg dahin muss es sich kontinuierlich Trennungs- und Loslösungserfahrungen aussetzen, und hat die Möglichkeit, in Abständen in der Nähe der Mutter Schutz zu suchen und emotional „aufzutanken". Kinder zeigen bedeutsame interindividuelle Unterschiede im Bindungsverhalten, die sich später in deutlichen Persönlichkeitsunterschieden manifestieren.
Im Verlaufe der Kindheit, die in etwa das Alter vom vierten bis zum zwölften Lebensjahr umfasst, mag das Kind lernen, dass seine physikalische und soziale Welt strukturiert, einigermaßen stabil und wenig veränderlich ist. Interne und externe Stimuli werden als vertraut erlebt und können in das Erfahrungswissen eingeordnet werden, und das eigene Verhalten wird als begreiflich und nachvollziehbar wahrgenommen.

2.6.2 Bedeutsamkeit: Wahrgenommene Teilhabe an Entscheidungen

Die *Bedeutsamkeit* („meaningfulness") ist *motivationaler* Natur. Das eigene Leben macht emotional Sinn, d.h. die Probleme und Anforderungen des Le-

bens werden als solche erlebt, für die es sich einzusetzen lohnt und die Engagement verdienen.
Der Säugling als ein sozial interaktives und kommunizierendes Wesen beeinflusst das Fürsorgeverhalten seiner Eltern. Von Anfang an ist das Kind an der Teilhabe von Entscheidungsprozessen beteiligt. Im besten Falle macht es beständig die Erfahrung, dass auf ein bestimmtes Verhalten die soziale Mitwelt mit einer „gewünschten" Reaktion antwortet. Die Erfahrungen des Kindes mögen konsistent sein, was aber nicht heißen muss, dass sie für das Kind auch erfreulich sein müssen. So können die physiologischen Bedürfnisse eines Kindes auch in einem familiären Klima von Kälte, Feindseligkeit und Missachtung befriedigt werden.
Das Kind erlebt sich dann als bedeutsam, wenn es sich in sozial anerkannten Aktivitäten einbringen kann. Die proto-sozialen Fähigkeiten des Kindes können zu Erfahrungen der Bedeutsamkeit führen, wenn konsistent freundliche, zugewandte und akzeptierende Reaktionen der Vertrauenspersonen erfolgen: „Spiel, Berührung, Zuwendung und Stimme drücken in unendlicher Vielfalt aus: Du bist uns wichtig." (Antonovsky 1997, S. 97).
Das elterliche Interaktionsverhalten sollte bestimmte bindungsförderliche Merkmale aufweisen. De Wolff und van Ijzendoorn (1997) nennen hier

- eine Empfindsamkeit für kindliche Zeichen
- eine positive Haltung gegenüber dem Kind
- Unterstützung und Anregung durch häufige Kontaktaufnahme mit dem Kind
- ein Sich-Einstellen auf die kognitive Stufe des Kindes

Kennedy und Sears (1999) prägten den Begriff des *„attachment parenting"* (*bindungsförderndes Elternverhalten*). In den ersten 1½ Jahren kann durch ein solches Interaktionsverhalten eine positive emotionale Beziehungsgrundlage für die weitere kindliche Entwicklung geschaffen werden. Das bedeutet nicht, dass Kinder mit dieser Grundlage gegen künftige Fehlentwicklungen - psychische Störungen, körperliche Erkrankungen, soziale Probleme - gefeit sind. Neben dem elterlichen Interaktionsverhalten sind weitere Einflüsse bedeutsam wie Temperaments- und Persönlichkeitsmerkmale des Kindes und der Eltern, die Qualität der Elternbeziehung sowie externale Bedingungen wie Armut oder fehlender Zugang zu Bildungsmöglichkeiten.
Neben dem bindungsfördernden Elternverhalten ist es wichtig, dass Eltern sich als Erzieher ihrer Kinder verstehen und entsprechend handeln. Erziehung bedeutet, dass Eltern planmäßig auf ihre Kinder dahingehend einwirken, dass sie sich zu eigenständigen, kompetenten und gemeinschaftsfähigen Personen entwickeln können (Schneewind 2002). Erziehung soll dem Kind das Rüstzeug

dafür geben, in Selbstverantwortung ein „bejahenswertes Leben" führen zu können (Schmid 2000, zitiert nach Schneewind 2002). Zum Leben „Ja" sagen heißt nichts anderes, als das eigene Leben - auch in schwierigeren Zeiten - als subjektiv bedeutungsvoll wahrzunehmen.
Maccoby und Martin (1983) unterscheiden vier grundsätzliche Erziehungsstile, mit dem Eltern versuchen können, das Ziel einer bejahenswerten Lebensführung zu fördern (vgl. Schneewind 2002):

- autoritär (zurückweisend und stark Macht ausübend)
- vernachlässigend (zurückweisend und wenig Orientierung gebend)
- permissiv (akzeptierend und wenig fordernd)
- autoritativ (akzeptierend und klar strukturierend).

Ergebnisse der Familienforschung zeigen (z.B. Schneewind, Walper & Graf 2000), dass für die „erfolgreiche" Entwicklung von Kindern der autoritative Erziehungsstil besonders geeignet zu sein scheint. Die von Borba (1999) zusammengestellten Erfolgskriterien (vgl. Tabelle 2.5) machen deutlich, dass Eltern über ein breites Spektrum an Erziehungsfertigkeiten verfügen müssen, damit die anspruchsvollen Entwicklungsziele Selbstvertrauen und -bewusstsein, Verstehen und Selbstverantwortlichkeit, Kooperation, Selbstmotivation und Beharrlichkeit sowie Empathie verwirklicht werden können. Die Verwirklichung erfolgt immer individuell in Abhängigkeit von Entwicklungsphase und -aufgabe: Das jeweilige Kind kann die elterlichen Anregungen aufgreifen und versuchen, diese in sein Persönlichkeitssystem zu integrieren und zu verinnerlichen.
Unklar bleibt jedoch, wie die einzelnen Erfolgsfertigkeiten zusammenhängen. Es ist unwahrscheinlich anzunehmen, dass sie sich unabhängig voneinander entwickeln. Wie weiter unten ausführlich dargestellt werden wird, kommt dem *Selbstwertgefühl* ein besonderer Stellenwert bei.

2.6.3 Handhabbarkeit: Wahrgenommene Belastungsbalance

Das Gefühl von *Handhabbarkeit* („manageability") meint, dass eine Person die auf sie zukommenden Anforderungen zu bewältigen glaubt, weil sie über hilfreiche Ressourcen verfügt. Verfügbare Ressourcen sind solche, die eine Person selbst unter Kontrolle hat, aber auch solche, die von wichtigen nahe stehenden Personen kontrolliert werden (eine Person, auf die man zählen kann, der man vertraut).
Erfahrungen mit der Belastungsbalance im Säuglingsalter können sich über die Befriedigung oder Versagung elementarer Bedürfnisse ergeben. Antonovsky

Tab. 2.5: Kindliche Entwicklungsziele, Erfolgsfertigkeiten und elterliche Unterstützungsmaßnahmen (nach Borba 1999, p. 5)

Erfolgskriterien	Elterliche Unterstützungsmaßnahmen	Entwicklungsziele
Persönliche Fertigkeiten		
Positives Selbstwertgefühl	Dem Kind helfen, solide, positive Selbstüberzeugungen und eine Haltung des „Ich kann's schaffen" vermitteln, so dass es sich erfolgszuversichtlich fühlt	Selbstvertrauen
Kultivierung von Stärken	Sensibilisierung der Achtsamkeit des Kindes für seine speziellen Talente und Stärken, so dass es auf seine Individualität stolz sein und sein persönliches Potential erweitern kann	Selbstbewusstsein
Emotionale Fertigkeiten		
Kommunizieren	Das Kind unterstützen, aufmerksam zuzuhören, für sich selbst zu sprechen und das, was es sagen will, mitzuteilen, um das eigene Wissen zu vergrößern und Missverständnisse zu reduzieren	Verstehen
Problemlösen	Dem Kind beibringen, wie es in Ruhe die besten Lösungen findet und verantwortliche Entscheidungen treffen kann	Selbstverantwortlichkeit
Soziale Fertigkeit		
Mit anderen auskommen	Unterstützung des Kindes bei der Entwicklung seiner Fähigkeiten, Freundschaften zu schließen und mit schwierigen Beziehungen zurechtzukommen	Kooperation
Motivationale Fertigkeiten		
Ziele setzen	Dem Kind helfen, wie es lernen kann, die Ziele zu bestimmen, die es erreichen möchte, und die Schritte für eine erfolgreiche Zielerreichung festzulegen	Selbstmotivation
Nicht aufgeben	Dem Kind zeigen, wie es etwas, das es begonnen hat, zu Ende bringen kann, auch wenn sich Schwierigkeiten auftun	Beharrlichkeit
Moralische Fertigkeit		
Sich kümmern	Stärkung des kindlichen Mitgefühls und seiner Sensibilität für die Gefühle und Bedürfnisse anderer	Empathie

Anmerkung: Diese Tabelle ist Schneewind (2002, S. 120) entnommen.

(1997) nimmt an, dass diese frühen Erfahrungen weitgehend in einem negativen Sinn auftreten, nämlich in Form von Überforderung und Deprivation. Die negativen Folgen für die Entwicklung seien nicht zu unterschätzen.
Erst mit den beginnenden Autonomiebestrebungen im jüngeren Kindesalter können erfolgreiche Erfahrungen mit der Belastungsbalance gemacht werden. Mit zunehmender Handlungskompetenz ist das Kind in der Lage, zwischen verschiedenen Möglichkeiten zu wählen, z.B. sich zu bewegen oder still zu sitzen, der Neugierde nachzugeben und auszukundschaften oder nicht von Mutters Seite zu weichen, den Turm mit Bauklötzen umzuwerfen oder weiterzubauen, mit dem Spielzeughammer auf die Spielzeugkiste zu hämmern oder damit Möbel zu bearbeiten etc.

> „Als Handlungskompetenz soll der Zustand der individuellen Verfügbarkeit und der angemessenen Anwendung von Fertigkeiten und Fähigkeiten zur Auseinandersetzung mit der äußeren und der inneren Realität verstanden werden. Voraussetzung für die Entfaltung von Handlungskompetenzen ist die Entwicklung grundlegender Fertigkeiten und Fähigkeiten, die einem Menschen gestatten, sich die soziale und dinglich-materielle Umwelt anzueignen und sich mit ihr mit allen seinen Sinnen auseinanderzusetzen. Zu diesen grundlegenden Fertigkeiten und Fähigkeiten können sensorische (z.B. Schmecken, Sehen), motorische (z.B. körperliche Beweglichkeit), interaktive (z.B. Perspektivenübernahmefähigkeit, Kontaktbereitschaft), intellektuelle (z.B. Kapazität zur Informationsverarbeitung und Wissensspeicherung) und affektive Fertigkeiten und Fähigkeiten (z.B. Gefühlsempfindungen, Bindungsfähigkeit, Empathie) gerechnet werden. Diese grundlegenden Qualifikationen entwickeln sich in der Regel in den ersten Lebensjahren.“ (Hurrelmann 1991, S. 94; vgl. Hurrelmann 1986, S. 157).

Konflikte sind vorprogrammiert. Das Kind muss sich Regeln aneignen, Erfordernisse einschätzen lernen und bestimmte Situationen als Herausforderungen begreifen lernen. Es ist hier zu bedenken, dass die Interaktion zwischen Kind und sozialer Umwelt (in der Regel mit den Eltern) asymmetrisch ist. Die Macht ist zuungunsten des Kindes verteilt, das sich in einer extrem verletzbaren und abhängigen Lage befindet. Die Sanktionsmacht ist auf Seiten der Eltern. Wenn nun das Kind von sich aus etwas tun will, im Sinne einer intrinsisch motivierten Handlung, sind vier verschiedene Reaktionen seitens der Eltern möglich: Es kann ignoriert, abgelehnt, gelenkt oder ermuntert und bestätigt werden. Kontinuierliche Reaktionsweisen bilden sich zu Erziehungsstilen aus. Macht das Kind die Erfahrung, dass alles verboten wird,

> „(...) lernt das Kind, dass Bedürfnisse, die von innen kommen, Überlastung schaffen und dafür prädestiniert sind, in Bestrafung oder Inkompetenz zu enden. Es gibt nichts, was man richtig machen kann. Im Gegensatz dazu sorgt ein ausgeglichenes Muster der vier Reaktionsmöglichkeiten für ein ausgeprägtes Empfinden von Handhabbarkeit. Einige Dinge, die das Kind will, werden ignoriert. Wenn sie sich als frustrierend erweisen, werden sie gelöscht, sind sie belohnend, verstärkt. In beiden Fällen lag die „Entscheidung" beim Kind. Andere Dinge werden verboten und bestraft, eine klare Botschaft, dass nicht alles in der Welt machbar ist. Aber wenn diese zwei Antworten auf das, was das Kind in Reaktion auf die Ansprüche in seinem Innern will, relativ selten sind, und der Großteil des Bildes entweder Kanalisierung (auf diese Weise ja, anders, nein; jetzt nicht, aber später) oder Ermutigung (was eine doppelte Belohnung bedeutet: den Spaß an der Aktivität und die Bestätigung von wichtigen anderen Menschen) ist, werden Unterforderung und Überforderung vermieden." (Antonovsky 1997, S. 98f)

Antonovsky betont, dass insbesondere die intrinsisch motivierten Handlungen für die Belastungsbalance entscheidend sind, weniger die von der sozialen Mitwelt an das Kind herangetragenen Anforderungen. Je ausgeprägter das Kohärenzgefühl der Eltern, umso wahrscheinlicher werden sie auf die Lebenserfahrungen des Kindes so einwirken, dass das Kind ein ebenso starkes Kohärenzgefühl aufbauen wird. Die elterlichen Unterstützungsmaßnahmen (siehe Tab. 2.5) sind auf „(...) Komplexität und Flexibilität, Alternativen und Selbststeuerung, Bedeutung, Konsistenz, Wahlmöglichkeiten und dem Erleben, dass Probleme handhabbar und lösbar sind (...)" ausgerichtet (Antonovsky 1997, S. 99, übersetztes Zitat aus Antonovsky 1979, p. 147).

3. Das Selbstwertgefühl – ein Gesundheitsfaktor

3.1 Wesen und Funktion des Selbst

Erfahrungen werden von Menschen kategorisiert, interpretiert und in einem System organisiert. Dabei wird zwischen den einzelnen Ereignissen und Informationen eine Verbindung hergestellt, bis ein relativ geschlossenes Bild der Wirklichkeit entsteht. Dieses selbstkonstruierte Bild der Wirklichkeit macht es dem Menschen möglich, sich in der Welt zurechtzufinden und neue Erfahrungen einzuordnen. Menschen konstruieren sich jedoch nicht nur eine Theorie über die Außenwelt, sondern auch in Bezug auf die eigene Person (vgl. Filipp & Frey 1987, Epstein 1993).
Filipp und Frey (1987) sprechen in diesem Zusammenhang von einer „Dualität des Selbst" und beschreiben so die Möglichkeit des Menschen, sowohl wahrnehmendes, erkennendes Subjekt als auch Objekt der eigenen Betrachtung zu sein. In diesem Falle, wenn sich die Richtung des Erkennens und Wertens auf das Subjekt des Erkenntnisinteresses richtet, wird zur Kennzeichnung der besonderen Gerichtetheit psychischer Prozesse und Eigenschaften das Wort „Selbst" benutzt (vgl. Krause 1989a).
Daraus ergeben sich eine Vielzahl von Selbstbegriffen, wie z.B. Selbsterkenntnis, Selbstvertrauen, Selbstwertgefühl und Selbstbild, die in ihrer Gesamtheit als „Phänomene des Selbst" bezeichnet werden. Diese thematisieren sowohl aktuelle Prozesse (z.B. Selbstreflexion, Selbsterkenntnis, Selbsteinschätzung) als auch habituelle Dispositionen (z.B. Selbstwertgefühl, Selbstvertrauen, Selbstkonzept), die in Verbindung mit dem „Wissen" über die eigene Person stehen (vgl. Krause 1989b).
Hinsichtlich der Begriffsdefinition, der Sichtweisen über Struktur und Qualität des Selbst sowie der Erklärung seiner Entstehung werden in der Literatur unterschiedliche Meinungen vertreten. Deutlich wird dies z.B. bei der Verwendung der Begriffe Selbstkonzept und Selbstbild. Das Selbstkonzept wird als interne kognitive Repräsentation des Wissens über sich selbst verstanden (z.B. Filipp 1980, Byrne 1984), während im Selbstbildbegriff meist die Einheit von kognitiven und emotional-wertenden Aspekten des Selbst definiert wird (z.B. Deusinger 1987, Krause 1987, 1989b).

Die emotional wertende Sicht auf die eigene Person wird auch durch Begriffe wie „Selbstwertgefühl“ (engl. auch "self-esteem" bzw. "self-worth"), „Selbstachtung“, „Selbstvertrauen“ beschrieben. Jerusalem & Schwarzer (1991) verstehen „unter Selbstwertgefühl [...] eine generalisierte und emotional besetzte Selbstbewertungstendenz“ (S. 115). In diesem Zusammenhang wird das ‚Selbst‘ auch als „Quelle von Emotionen“ (Filipp & Frey 1987, S. 51) aufgefasst: Gefühle wie Stolz und Scham setzen voraus, dass die Person fähig ist, über sich selbst zu reflektieren und sich als Verursacher der Handlung und des damit verbundenen Ergebnisses zu sehen. Das „Selbst“ hat somit auch entscheidenden Einfluss auf die „Emotionale Befindlichkeit“. Emotionale Befindlichkeit beschreibt ein komplexes Gefühl und kann auf der Basis unterschiedlicher Anteile - auch situationsbedingter - zustande kommen. Sie bewegt sich auf einem Spektrum von positivem bis negativem Befinden. Entscheidend dabei ist, welches Gefühl überwiegt und zu einer allgemeinen Zufriedenheit bzw. Unzufriedenheit führt (vgl. Krause & Stückle 2001).
In der Selbstkonzept-Forschung wird davon ausgegangen, dass der Mensch kein globales, sondern ein in sich gegliedertes Wissen über die eigene Person besitzt, wobei die einzelnen Aspekte nicht isoliert nebeneinander stehen, sondern ein organisiertes Ganzes bilden (vgl. Krause 1987, Deusinger 1987, Filipp & Frey 1987, Baldering 1993). Uneinigkeit herrscht jedoch hinsichtlich Anzahl und Inhalt der verschiedenen Aspekte bzw. Substrukturen. James (1890) unterscheidet in seiner Instanzenlehre das „Materielle Selbst“, das „Soziale Selbst“ und das „Geistige Selbst“ (vgl. James 1890). Andere inhaltliche Strukturierungen kann man bei Sarbin (1952), Sullivan (1953), Spitz (1957), Offer (1984), Ries et al. (1988), L`Ecuyer (1989) u.a. finden. Eine weitere Möglichkeit der Untersuchung verschiedener Substrukturen bietet sich an, wenn nach den Dimensionen „Kern“ und „Peripherie“ unterschieden wird. Dabei ist von Interesse, welche Informationen das Individuum als „ich-nah“ erlebt und entsprechend verarbeitet. "Some elements of the self-concept are at the center of attention, at the heart of the individual's major concern, others at the periphery; some self-values are critically important, others are of the utmost triviality" (Rosenberg & Pearlin 1982, S. 279).
„Der ‚Kern‘ des Selbstbildes wird verstanden als zentrale Bildung, mit der alle Teilvorstellungen des Subjekts konvergieren“ (Krause 1989b, S. 12). Andere Autoren/innen sprechen in diesem Zusammenhang auch von der „Ich-Beteiligung“, die die unterschiedliche Wichtigkeit bzw. Bedeutung von selbstbezogenem Wissen kennzeichnet (vgl. Baldering 1993, S. 7). Nach Deusinger (1986) sind zentrale Konzepte charakterisiert durch eine hohe Ich-Beteiligung, hohe Konsistenz sowie geringe Variabilität und Veränderbarkeit. Sie haben

Einfluss auf andere Bereiche und kommen durch eine hohe Korrelation mit dem Gesamtkonzept zum Ausdruck.
Greve (2000) schlägt vor, das komplexe System von selbstbezogenen Inhalten in drei Dimensionen zu ordnen: die zeitliche Perspektive (so bin ich, so war ich, so werde ich sein), die Unterscheidung in reales und mögliches Selbst und in deskriptives und evaluatives Selbst (S. 18f).
Wir wollen uns vor allem mit der letzten Dimension auseinander setzen, wobei wir aber davon ausgehen, dass es bei der Strukturierung unter emotionalem bzw. evaluativem Aspekt nicht nur um Zufriedenheit bzw. Unzufriedenheit mit sich selbst geht, sondern auch Selbstbild-Idealbild-Diskrepanzen und zeitliche Reflexionen beteiligt sind.
Bewertungen spielen bei allen selbstbezogenen Informationen eine besondere Rolle und konstituieren das *Selbstwertgefühl,* das über den unterschiedlichen Selbstbildern steht und eine mehr oder weniger globale Komponente des Selbst darstellt. James (1890) definierte den Selbstwert als Quotient aus Leistungen und Aspirationen. Er wird auch als Einstellung gegenüber sich selbst oder als Beziehung zu sich selbst definiert (Burns 1979, Rosenberg & Pearlin 1982).
Selbstwertgefühl ist das Erleben des eigenen Wertes. Es ist jenes Gefühl, das aus dem Erleben des Angenommenwerdens, des Erlebens von Kompetenz, Partizipation und Anerkennung entsteht. Unter Selbstwert wird die sowohl bewusste als auch mehr oder weniger unbewusste ganzheitliche Einschätzung des eigenen Wertes verstanden. Es ist jene Grunderfahrung des Kindes, die Erikson (1950) „Urvertrauen" nennt und ist „more than the sum of the specific evaluative judgements from each domain" (Harter 1985, S. 114), es ist "a global positive or negative attitude toward the self" (Rosenberg & Pearlin 1982, S. 278). Das Selbstwertgefühl entsteht aus den Generalisierungen erfahrungsabhängiger Selbstbewertungen und bestimmt die Befindlichkeit des Menschen, die sich unter anderem ausdrückt in Wohlbefinden und Zufriedenheit, Selbstakzeptanz und Selbstachtung (vgl. Haußer 1995, S. 35). Es stellt den Gegenpol zum sog. Minderwertigkeitsgefühl dar, welches eine geringe Selbsteinschätzung meint und sich in Unzufriedenheit, Unsicherheit und Selbstablehnung äußert.
Je bedeutsamer ein Selbstbildbereich ist, desto mehr Einfluss übt er auf das Selbstwertgefühl aus. Da das Fähigkeitsselbstbild in der leistungsorientierten Gesellschaft solch ein bedeutsamer Bereich des Selbst ist, können wir davon ausgehen, dass das in der Schule entstehende Selbstbild über die eigene Leistungsfähigkeit zentrale Bedeutung für den Selbstwert des Kindes hat. Ein positives Selbstwertgefühl ist für die weitere Entwicklung der Kinder jene Grundlage, die den Kindern Vertrauen in ihre Kräfte und Möglichkeiten gibt, sie opti-

mistisch hinsichtlich der Schulbewältigung sein lässt und auch die Lernmotivation determiniert. Obwohl die Datenlage zum Zusammenhang von Schulleistung und Selbstwert recht unterschiedlich ist, der globale Selbstwert mit den Schulleistungen manchmal in geringerem Maße als erwartet korreliert (z.B. Alsaker 1989, Krapp 1997), scheint die Dominanz der Schulleistung vor allem im jüngeren Schulalter nachweisbar. Wir konnten dies in eigenen Längsschnittuntersuchungen feststellen (Krause 1987, 1997), im Kapitel 5.2 dieses Buches werden wir diese Frage wieder aufgreifen.
"The impact of any given component on global self-esteem will depend on its importance or unimportance, centrality or peripherality, in the individual's cognitive structure" (Rosenberg & Pearlin 1982, S. 279). Wir meinen, dass für die meisten deutschen Kinder (und Kinder anderer europäischer Länder) die Informationen, die sie durch Schulleistungen über ihre Fähigkeiten bekommen, zu den bedeutsamsten im Kindesalter gehören. Wenn einige Schüler ihren Selbstwert dadurch zu schützen versuchen, dass sie der Schule weniger Wichtigkeit beimessen (vgl. Flammer & Alsaker 2002, S. 151), ist das zwar der Versuch, mit dem ständigen Leistungsdruck fertig zu werden, gelingt aber nur dann ohne Folgen für die psychische Gesundheit, wenn andere Ressourcen gefunden und genutzt werden können und ein "Gefühl des eigenen Wertes" erhalten bleiben oder wiederhergestellt werden kann. Zu bedenken ist außerdem, dass die Bewältigungsstrategien, die von jenen, um ihren Selbstwert ringenden Kindern manchmal entdeckt werden, häufig neue Konflikte heraufbeschwören und nur "vermeintliche" Lösungen sind.
Das Gefühl des eigenen Wertes ist einerseits die Voraussetzung für das Vertrauen auf die eigenen Kräfte. Andererseits stärkt das Erleben, eigene Ressourcen einsetzen zu können, das Vertrauen in die eigenen Möglichkeiten und erhöht das Selbstwertgefühl. Wer sich seines Wertes bewusst ist, fühlt sich von Anforderungen weniger bedroht, hält deren Bewältigung grundsätzlich für machbar, ist also risikobereiter und empfindet auch den Umgang mit schwierigen Situationen eher als Herausforderung denn als Belastung.

3.2 Identitätsentwicklung - die Emergenz des Selbst

Erikson (1973) konzipierte ein organismisches Modell der Identitätsentwicklung, das auf der Freudschen Psychoanalyse beruht. Im Lebenslauf steht das Individuum acht Grundkonflikten gegenüber, deren Bewältigung eine „positive" psychische Entwicklung zur Folge hat. In der Kindheit sind vier stadientypische Krisen zu bewältigen.

Im ersten Lebensjahr geht es um die Lösung des Konflikts „Vertrauen vs. Misstrauen". Wird das Vertrauen in die Eltern bestätigt, entwickelt sich Selbstvertrauen und Sicherheit. Misstrauen bedeutet dagegen Ängstlichkeit und Selbstunsicherheit. Etwa ab dem dritten Lebensjahr rücken Themen in den Vordergrund, die die Auseinandersetzung des Kindes mit Autoritäten und Regeln beinhalten. Erikson nennt diesen Konflikt „Autonomie vs. Scham und Zweifel". Eine gelungene Lösung dieses Konflikts ist die Erreichung von Selbständigkeit. Das Kind lernt, eigene Ziele zu verfolgen und dabei gleichzeitig die vorgegebenen Regeln für die Zielerreichung zu beachten. Scham und Zweifel entstehen, wenn Unklarheit bezüglich der Regeln herrscht und es an Selbsteffizienz mangelt. Etwa im vierten und fünften Lebensjahr rücken Themen in den Vordergrund, die die Ausgestaltung des Ich zum Gegenstand haben. Identifikationsprozesse (z.B. mit den Eltern und mit geschlechtstypischen Präferenzen) spielen eine wesentliche Rolle für den Selbstentwurf. Diese Phase versteht Erikson als eine kreative Auseinandersetzung mit den Lebensumständen (soziale Orientierung, Phantasieentwicklung, Wissenserweiterung). Er umschreibt den zugrunde liegenden Konflikt als „Initiative vs. Schuldgefühle", wobei die Ausbildung eines starren Gewissens und eines unerfüllbaren Ich-Ideals sich störend auf die kindliche Initiative auswirkt.
In der mittleren Kindheit (im Alter von etwa sechs bis zwölf Jahren) besteht der Konflikt zwischen „Wertsinn vs. Minderwertigkeit". Das Kind wird eingeschult, und die Erfahrungen in der Schulwelt bestimmen die Entwicklungsrichtung. Lernanforderungen, Leistungsbewertungen, die Aneignung der „Kulturtechniken" des Rechnens, Lesens und Schreibens stellen wesentliche Entwicklungsaufgaben dar. Beginnend mit dem Grundschulalter treten diese neuen Dimensionen in die Welt des Kindes ein. Gelingt die Lösung dieses Konflikts, stellen sich Sachkenntnis und Leistungsvertrauen ein. Ein Scheitern beinhaltet Misserfolgsängstlichkeit und Minderwertigkeitsgefühle. Das Kind erfährt seinen Wert oder „Unwert" zu einem hohen Ausmaß über seine Schulleistungen. In zunehmenden Maße werden soziale Kontakte zu Gleichaltrigen und deren Anerkennung wichtig.
Modernere Auffassungen stellen kognitive Prozesse in den Vordergrund. Über die Prozesse der Selbstaufmerksamkeit und -wahrnehmung, Selbstbewertung und personale Kontrolle werden situative Identitätserfahrungen möglich (Haußer 1995). Daraus entwickeln sich situationsübergreifend aus der persönlichen Erfahrungsgeschichte Selbstkonzept (kognitive Selbstwahrnehmungen), Selbstwertgefühl (emotionale Selbstbewertungen) und Kontrollüberzeugungen (handlungsbezogene Kontrollwahrnehmungen).[5]

[5] Dies ist eine starke Vereinfachung. Aus Raumgründen sei hier auf die Darstellung von Haußer (1995) hingewiesen.

Ist die Welt des Säuglings zu einem großen Teil durch seine Biologie und „Leibesbezüge“ bestimmt, gewinnt das Kind mit wachsendem Lebensalter immer feinere Formen der Selbstidentifikation. Unterstützt durch unbedingte Wertschätzung der Eltern, klar definierte Handlungsräume und angemessene Freiheitsräume für selbstgewählte Aktivitäten, können Kinder ein positives Selbstwertgefühl und Selbstkonzept aufbauen.
Diese Entwicklung soll im Folgenden differenzierter dargestellt werden.

3.3 Die Entwicklung des Selbstwertgefühls

3.3.1 Die Entwicklung des Selbstwertgefühls im Kleinkindalter

Die Entstehung des Selbst ist ein mehrdimensionales und komplexes Geschehen, beginnt vom ersten Lebenstage an, vollzieht sich in Interaktion mit signifikanten Bezugspersonen und ist somit das Ergebnis einer Wechselwirkung von Kommunikation und Reflexion.
"Es ist eine Entwicklung, in der sich das Kind allmählich aus seiner undifferenzierten Welt löst, um gleichzeitig Beziehungen mit ihr einzugehen" (Fuhrer u.a. 2000, S. 55). Es ist ein lebenslanger Prozess aktiver Auseinandersetzung mit der Umwelt und mit sich selbst, in dessen Verlaufe sich die Inhalte, die Strukturen und die Qualität der Selbst-Phänomene verändern.
Der Erwerb eines Bewusstseins vom Selbst beginnt mit der Herausbildung des Körper-Bildes. Nach der Geburt wird das Kind zwar vom Körper der Mutter getrennt, kann aber zunächst noch nicht differenzieren zwischen Innen und Außen, zwischen seinem Selbst und den Anderen.
Ausgangspunkt der Selbstentwicklung ist das sog. Selbstgefühl. Der Säugling reagiert anfangs vorwiegend auf Reize aus dem Körper-Inneren. Da das Kind aber in ständiger Interaktion mit der Mutter oder einer anderen Bezugsperson steht (ohne diese ja nicht überleben könnte), beginnt es auch schon nach wenigen Tagen auf Signale seiner Umwelt zu reagieren (Spitz 1983). Die wichtigste erste Leistung auf dem Weg zur Entwicklung des Selbst ist die Differenzierung zwischen "Ich" und "Außenwelt", die Selbstwahrnehmung des Menschen als von seiner Umwelt abgegrenzte und kontinuierliche Ganzheit. Sie beginnt mit der Wahrnehmung des eigenen Körpers und der Herausbildung eines Körper-Selbstbildes.
Für die Entwicklung des Selbstwertgefühls ist wichtig, dass das Bedürfnis des Kleinkindes nach Sicherheit und Stabilität befriedigt wird und somit Lust-Gefühle eine emotionale positive Grundstimmung erzeugen können. Die Qualität der frühen Beziehungserfahrungen entscheidet darüber, ob sich das

Grunderleben primärer Liebenswertheit, das sog. Urvertrauen (Erikson 1950), einstellt. Die Entwicklung des Urvertrauens hängt im Wesentlichen von der Erfüllung des frühkindlichen Zärtlichkeitsbedürfnisses ab.
Stern (1923), Spitz (1983), Sarbin (1952), Mead (1946), Piaget und Inhelder (1960) u.a. haben sich aus verschiedenen theoretischen Grundannahmen heraus mit der Entwicklung des Selbst in der frühen Kindheit auseinander gesetzt. Ihren Erkenntnissen liegen zum Teil konkrete Beobachtungen von Kindern während ihrer frühkindlichen Entwicklung zugrunde.
Stern (1992, vgl. Fuhrer, Marx, Holländer & Möbes 2000) unterscheidet verschiedene *Selbstempfindungsbereiche*, die zu jeder Zeit gleichzeitig im Selbsterleben angeregt werden: Urheberschaft, Selbstkohärenz, Selbstaffektivität und Selbstgeschichtlichkeit.
Urheberschaft beinhaltet das Empfinden einer Selbstbestimmung und persönlichen Verursachung von Handlungen sowie ein emergentes Gefühl von eigener Tüchtigkeit. Mit *Selbstkohärenz* wird das Empfinden, ein *körperliches* Ganzes zu sein, bezeichnet. Mit *Selbstaffektivität* ist gemeint, dass der Säugling grundlegende Emotionen wie Freude, Wut, Trauer, Angst zu unterscheiden lernt. Die *Selbstgeschichtlichkeit* ist die Empfindung *von Selbst-Konsistenz bzw. Identität;* das Kind lernt, dass es trotz aller Veränderungen über die Zeit hinweg dieselbe Person bleibt.
Nach Stern (1992) verfügt der Säugling in den ersten vier Lebensmonaten über ein „auftauchendes" subjektives Selbstempfinden, das sich aus einfachen körperbezogenen Erfahrungen entwickelt und sich in der fortschreitenden Interaktion mit den Eltern bzw. anderen Bezugspersonen herausbildet. Säuglinge bilden ihre wiederholten Selbsterfahrungen - Empfindungen, Wahrnehmungen, Handlungen, Affekte - zu einem rudimentären „Ich-Schema" aus, das im entstehenden Gedächtnis gespeichert wird. „Wiederkehrende Empfindungen vermitteln ein Gefühl der Regelmäßigkeit und Geordnetheit." (Schachinger 2002, S. 84).
In der Zeit vom 4. bis zum 10. Monat befinden sich Kleinkinder nach Stern (1992) in der Phase des *Kernempfindungsselbst.* Sie erfahren beständig, dass die eigene Person und andere Menschen unterschiedliche Gesamtheiten oder getrennte Körper sind. Diese Erkenntnis steht allmählich im Widerspruch zu dem Gefühl einer „Symbiose" oder "Verschmelzung" und führt dazu, dass Erfahrungen der eigenen Wirksamkeit weiter ausdifferenziert werden. Kinder entwickeln die Fähigkeit, eigene Bewegungen im Spiegel zu erkennen und Ursache-Wirkungs-Beziehungen herzustellen.
Zwischen dem 10. und 15. Monat treten Kleinkinder in die Phase des *subjektiven Selbstempfindens* ein (Stern 1992). Die Unterscheidung zwischen der eigenen Person und anderen Menschen (Eltern, Pflegepersonen) schreitet

weiter voran, und die Selbstwirksamkeitserfahrungen werden in immer mehr unterschiedlichen Lebensbereichen gesammelt. Kleinkinder entwickeln ein Bewusstsein dafür, dass andere Menschen ebenfalls ein Bewusstsein (Gefühle, Interessen, Wünsche, Absichten, Motive) haben. Sie können in anderen Personen Absichten und Motive erkennen oder ihnen Gefühlszustände zuschreiben und vergleichen, ob diese mit den eigenen Gefühlen übereinstimmen oder nicht. Meltzoff (1990) weist auf die besondere Bedeutung des Beobachtungslernens und damit des visuellen Wahrnehmungssystems für die Selbstentwicklung hin. In Meads Theorie (Mead 1946) ist der Begriff der Rollenübernahme von zentraler Bedeutung. Die Fähigkeit des Subjekts zum "role taking" ist für Mead die Voraussetzung für die Entwicklung von Selbstbewusstsein. Angelehnt an seine Theorie lässt sich die Entwicklung der Fähigkeit zur Rollenübernahme wie folgt beschreiben:

Das Kind erfährt in der Beziehung mit den "signifikanten Anderen" die Regelmäßigkeit bestimmter Reaktionen und bildet Muster von Verhaltenssequenzen aus. Es kann so die Reaktionen der Erwachsenen antizipieren und dies in die eigenen Handlungsimpulse einbeziehen (zum Beispiel: Weinen ermöglicht Kontaktaufnahme mit der Mutter). Mit dem Erwerb der Sprache werden die Muster in der Vorstellung verfügbar, sie können aus der Perspektive des Anderen betrachtet und erschlossen werden. Das Verlassen der eigenen Perspektive und die innere Repräsentation der Perspektive des Anderen ermöglicht die "Verdopplung des Ich", und dies wiederum ist die Voraussetzung für die Selbstbegegnung, für Reflektion über sich selbst (vgl. Popitz 1983).

In der Altersperiode vom 15. bis 18. Monat wird das Selbst gezielt zum Objekt der Betrachtung. Stern (1992) spricht vom *"Mich-Selbst"*: Das Kind entwickelt ein Selbstbild, es entstehen Wissensstrukturen über die eigene Person. Untersucht wurde das in experimentellen Studien zum visuellen Selbsterkennen, den sog. "Spiegel-Studien" (vgl. Gallup 1970, Bertenthal & Fisher 1978, Brooks-Gunn & Lewis 1984). Diese Studien zeigen, dass Kinder zwei wesentliche Quellen selbstbezogener Information nutzen. Zum einen *Kontinuitätshinweise* (Das Kind stellt fest, "wenn 'ich' mich bewege, bewegt sich das Kind im Spiegel auch") und zum anderen *Merkmalshinweise* ("Das Kind im Spiegel sieht aus wie 'ich'"). Wenn Kinder selbstgerichtetes Verhalten zeigen (z. B. im Spiegelbild mit dem Finger auf markierte Körperstellen - eine rot angemalte Nase - zeigen), wenn sie sich verbal beschreiben (Verwenden von Personalpronomen) und/oder wenn sie bei ihrem Anblick emotional reagieren (z.B. Scham oder Stolz), dann wird das als Indikator für Selbsterkenntnis gesehen. Lewis und Brooks-Gunn (1979) sprechen von der Entwicklung des *kategorialen Selbst.* Sie konnten zeigen, dass Kinder schon ab 13 Monaten eigene Fotografien und Fotografien gleichaltriger und gleichgeschlechtlicher Kinder länger betrachteten als Fotografien *selbstunähnlicher* Kinder (z.B. älterer Kinder bzw. Kinder anderen Geschlechts), d.h. sie verfügen über die Dimensionen Alter, Geschlecht und Vertrautheit.

Schachinger (2002) führt aus, dass das Kind gegen Ende des zweiten Lebensjahres eigene erfolgreiche Leistungen erkennen kann. So sind Kinder stolz darüber, dass sie bestimmte Dinge schaffen können. Dieses emotionale Selbstempfinden beruht auf einem ersten Selbstbewertungsprozess. Das Selbstwertgefühl speist sich aus solchen Selbstbewertungen und aus den Einstellungen der nahen Bezugspersonen.

> „Als Hauptquelle für das sich entwickelnde kindliche Selbstwertgefühl gilt die Eltern-Kind-Beziehung. Kinder, die von ihren Eltern in ihren Bedürfnissen angemessen wahrgenommen und liebevoll-einfühlsam betreut werden, können Gefühle des eigenen Selbst-Wertes („es wert zu sein, geliebt zu werden") entwickeln. Kinder, die wenig positive Zuwendung erfahren oder sogar immer wieder Zurückweisung und Ablehnung erleben müssen, werden hingegen ein Gefühl entwickeln, eher unerwünscht und der Liebe anderer nicht wert zu sein (vgl. Harter 1997). Carl Rogers (1994) weist auf eine bedingungslose Zuwendung als notwendige Voraussetzung für ein solides Selbstwertgefühl hin." (Schachinger 2002, S. 85)

Mit der aufkommenden Sprachentwicklung ab dem 18. Lebensmonat ist ein qualitativer Sprung in der Selbstentwicklung verbunden. Stern (1992) spricht vom *narrativen Selbstempfinden*. Die Sprachfähigkeit ermöglicht es dem Kind, die Beschreibung seines „Mich-Selbst" weiter auszugestalten - durch Nennung des eigenen Vornamens oder Nutzung von Personalpronomina, Benennung von eigenen Tätigkeiten, durch Selbstzuschreibung von Attributen (z.B. „ich bin klein") oder sozialen Kategorien („ich bin ein Kind" - „ich bin ein Junge"). Dieses narrative Selbstempfinden wird mit zunehmendem Alter ausdifferenziert. Ab dem vierten Lebensjahr gehen Vorstellungen der eigenen Kompetenzen und Fähigkeiten in das Selbstkonzept mit ein („ich kann schon Rad fahren"). Soziale Vergleichsprozesse („ich bin größer als Amelie") werden zur Verortung der eigenen Kompetenzen herangezogen und prägen das Selbstwertgefühl. Es entwickeln sich Anfänge des Realselbstbildes („so bin ich"), des Idealselbstbildes („so möchte ich sein") und des geforderten Selbst („so soll ich sein").

Für die aktive Handlungsfähigkeit ist das Lernen von Kontingenzen - wahrgenommene Zusammenhänge zwischen eigenem oder fremdem Verhalten und

Ergebnissen - die Grundlage für die Entwicklung der Verstehbarkeitskomponente des Kohärenzgefühls. Das *handelnde Selbstempfinden* (vgl. Schachinger 2002, S. 86f) gründet sich auf dem Wissen um solche Ursache-Wirkungs-Beziehungen. Der Säugling bringt durch Weinen/Schreien Erwachsene in seine Nähe; auch mittels anderer Verhaltensschemata (Saugen, Greifen und Blickkontakt) wird die Aufmerksamkeit und Zuwendung der Eltern aufrechterhalten. "Mit anderen Worten: Das kleine Kind kann auf eine Art und Weise in Interaktion treten, dass stabile, konsistente Reaktionen gefördert werden" (Antonovsky 1997, S. 95). Diese ersten Kontingenz- und Kontrollerfahrungen sind die Basis für Handlungsmotivation, für zielgerichtetes Verhalten und absichtsvolle Planung und für die Entwicklung des Kohärenzgefühls.

3.3.2 Die Entwicklung des Selbstwertgefühls im Vor- und Grundschulalter

In den ersten Lebensmonaten ist das Kind sich selbst Mittelpunkt, es ist völlig "eingebunden" in seine Reflexe, Empfindungen und Bewegungen. Die "einbindende Kultur" (Kegan 1986) - die Mutter oder eine andere Bezugsperson - gibt dem Kind die notwendige körperliche Nähe, Fürsorge und Schutz und ist eine Grundvoraussetzung für die Entwicklung des Selbstwertgefühls. Ein Beispiel dafür ist „der Glanz im Auge der Mutter", womit die empathische Antwort der Bezugsperson auf das Kind umschrieben wird. Hierzu gehören auch taktile und kinästhetische Erfahrungen, die das Kind im Umgang mit dem anderen macht.
Im Verlaufe des ersten Lebensjahres gelingt es dem Kind, sich selbst von der umgebenden Kultur zu unterscheiden. Das ist ein äußerst bedeutsamer Prozess, der umso besser gelingt, je sicherer sich das Kind eingebunden fühlt. Dieser ständige Wechsel von Bindung und Loslösung wiederholt sich in späteren Etappen, es verändert sich jedoch deren Qualität im Zusammenhang mit den Entwicklungsaufgaben.
Ergebnisse aus der Entwicklungspsychologie und der Psychoanalyse weisen eindrücklich auf die schädigenden Folgen hin, die die fehlende liebevolle Antwort auf das kindliche Zärtlichkeitsbedürfnis mit sich bringt. Beispielsweise wird das Auftreten von psychotischen Desintegrationsängsten und Borderline-Störungen mit vorherrschender emotionaler Deprivation im frühen Lebensalter in Verbindung gebracht. Ebenso wird sozial deviantes Verhalten wie Verwahrlosung und Kriminalität auf die frühe Traumatisierung des Selbstgefühls zurückgeführt. Da die soziale (Ein-)Bindung und Zugehörigkeit nicht erfahren wurde, kann sie später auch nicht gelebt werden.

Gelingt durch eine Vielzahl positiver Beziehungserfahrungen die Aneignung des Körpers als abgegrenzter und kontinuierlicher Einheit, entsteht das Selbstgefühl eines integrierten Selbst. Dessen positive oder negative Besetzung stellt das Selbstwertgefühl dar.
Gegen Ende des ersten Lebensjahres ist zu beobachten, wie die Kinder die Erwachsenen nachzuahmen beginnen. Sie schütteln bei "nein, nein" den Kopf, ahmen das Husten nach usw. Der nächste bedeutsame Schritt bei der Loslösung aus dem Eingebundensein ist dann getan, wenn das Kind sich selbst von seinen Handlungen trennen kann. Es erkennt, dass es *seine* Handlung, dass es selbst das Subjekt der Tätigkeit ist.
Bis zum dritten Lebensjahr entwickelt sich ein erstes Bild von der eigenen Person, das neue Selbstgefühl wird erprobt, und verbunden mit der Entwicklung von Sprache und dem Willen wird der Konflikt gewagt. Das gelingt auch deshalb recht gut, weil die Reaktionen der Erwachsenen antizipiert und manipuliert werden können. Die Kinder können Emotionen der anderen erkennen und beeinflussen, sie können mit Gefühlen "spielen", z.B. jemanden necken, trösten oder provozieren.
Voraussetzung für die Bewältigung dieser Entwicklungsetappe ist die bedingungslose Zuneigung der Bezugspersonen zum Kind. Normalerweise macht das Kind in seinen ersten Lebensjahren in der Familie jene positiven Beziehungserfahrungen, die sein Selbstwertgefühl entwickeln helfen. Es kann davon ausgegangen werden, dass Kinder zu Beginn der Schulzeit

- ein eher globales Bild über die eigene Person („Ich bin schon groß." „Ich bin schon lieb."),
- ein positives Selbstwertgefühl, das den Kern ihres Selbst ausmacht,
- großes Vertrauen in die eigene Leistungsfähigkeit und hohe Lernbereitschaft und
- das Bedürfnis nach selbstbezogenen Informationen und relativ unkritische Übernahme von Fremdeinschätzungen (vgl. Krause 1990, 1998; Knöfel 1990) haben.

Die Untersuchungen, die wir im Zusammenhang mit dem Projekt „Gesundheit fördern durch Selbstwertstärkung" durchgeführt haben, unterstützen diese Kennzeichnung: 82,2% der in Göttingen und Greifswald während der Schuleingangsuntersuchung 1995 befragten Kinder (n = 798 Kinder) fühlten sich subjektiv wohl (vgl. Krause 1998, S. 21).
Diese positive emotionale Befindlichkeit basiert vorwiegend auf einem hohen Selbstwertgefühl, das sich u.a. im Selbstvertrauen der Kinder und in ihrer Freude auf die Schule äußert. Knöfel (1990, S. 58f) fragte Kindergartenkinder nach ihren Erwartungen bezüglich ihrer Zukunft als Schulkind: Es zeigte sich, dass

die meisten Kinder hohe Erwartungen in ihre Lern- und Leistungsfähigkeit hatten (99% der Kinder gaben an, dass sie eine "1" oder eine "2" in der Schule erwarten).
Unsere Ergebnisse zeigen aber auch, dass mehr als 15% der befragten Kinder vor Schulbeginn kein so optimistisches Selbstwertgefühl hatten. Das kann bei einigen auch situativ bedingt gewesen sein. Aber immerhin hatten 30% der Kinder, die am Ende ihrer Grundschulzeit mit massiven Lern- und Leistungsschwierigkeiten konfrontiert waren, schon vor Schulbeginn ein niedriges Selbstwertgefühl, was zu diesem Zeitpunkt ein Alarmsignal zu sein scheint und die kommenden Schwierigkeiten nahezu prognostiziert (Stückle 1999). Dieses Ergebnis weist außerdem darauf hin, dass für 70% dieser Kinder das Versagen in der Schule unerwartet eintraf.
Im Grundschulalter nehmen die Aussagen über die eigene Person rasch zu, d.h. die Kinder wissen zunehmend mehr über sich. Am deutlichsten konnte diese Zunahme zwischen dem ersten und zweiten Schuljahr ermittelt werden, wo sich die Aussagen verdoppelten (vgl. z.B. Knöfel 1990; Krause 1985).
Das ist u.a. auf die kognitive Entwicklung in diesem Alter, die durch qualitativ neue Fähigkeiten gekennzeichnet ist, zurückzuführen (z.B. Entwicklung der Fähigkeit zur Selbstreflexion und Herausbildung der Urteilsfähigkeit, der Fähigkeit zur Perspektivenübernahme und der Differenzierungsfähigkeit). Außerdem erhält das Kind in der Schule neue und vielfältige Informationen über sich selbst, die es zum großen Teil in sein Selbstbild integriert.
In Längsschnittstudien konnte die Herausbildung des „Schul- und lernbezogenen Selbstbildes"[6] gut verfolgt werden (Krause 1996). Während zu Beginn der Schulzeit noch das „Soziale Selbstbild" im Mittelpunkt der Selbstbeschreibungen stand, dominierten in den folgenden Schuljahren Aussagen zur Schule und zum Lernen. Zu ähnlichen Ergebnissen kamen auch Damon und Hart (1988), Felger-Pärsch (1995) und Baldering (1993).

---

[6] Andere Autoren sprechen in diesem Zusammenhang auch vom „Fähigkeitsselbstbild" (Helmke 1991); im Englischen wird der Begriff „academic self-concept" (z.B. Byrne 1996, S.287, Entwisle 1987, Shavelson et al. 1976) benutzt. In Bezug auf das „Fähigkeitsselbstbild" muss jedoch ergänzend gesagt werden, dass es sich dabei um einen Teilbereich des „schul- und lernbezogenen Selbstbildes" handelt, der sich direkt auf das Selbstbild hinsichtlich schulischer Fähigkeiten und Fertigkeiten, wie z.B. Lesen, Schreiben, Rechnen, und nicht auf das Selbstbild als Schüler/in im Allgemeinen bezieht. Für den Grundschulbereich scheint der Begriff „schul- und lernbezogenes Selbstbild" besser geeignet zu sein, da sich gezeigt hat, dass sich die Kinder zu Beginn ihrer Schulzeit relativ global als gute bzw. schlechte Schüler/innen sehen, die die Anforderungen gut/schlecht bewältigen können, viele/wenig Freunde haben, die Lehrer/innen mögen/nicht mögen ... Das Fähigkeitsselbstbild differenziert sich erst später bereichsspezifisch aus (z.B. „Ich bin gut in Deutsch, aber schlecht in Mathematik.") (vgl. Krause 1997, S. 96).

Das „schul- und lernbezogene Selbstbild" entwickelt sich in den ersten Schuljahren hauptsächlich durch die Rückmeldungen über die Leistungen und das Verhalten in der Schule, die sowohl von den Lehrerinnen, den Mitschülern und Mitschülerinnen als auch von Eltern und Verwandten gegeben werden.
Zu Beginn der Schulzeit ist das „schul- und lernbezogene Selbstbild" global, undifferenziert und unspezifisch, d.h. die Schüler/innen erfahren sich zunächst relativ allgemein als „gute" bzw. „schlechte" Schüler/innen.
In der Lerntätigkeit sammeln die Kinder neue Erfahrungen und erkennen durch die damit verbundene Wertung allmählich ihre Stärken und Schwächen, sie gelangen zu einem zunehmend differenzierten Wissen über sich (vgl. Krause 1997, Knöfel 1989, Shavelson et al. 1976).
In einer Längsschnittuntersuchung kam dies auch in den Selbstbeschreibungen der Kinder zum Ausdruck: Schulbezogene Selbstbeschreibungen dominierten ab Klasse 2 und wurden zunehmend differenzierter. Im zweiten Schuljahr beinhalteten 17% der Aussagen Differenzierungen, im dritten Schuljahr waren es bereits 74% der Schüler/innen, die über ihre eigene Person im Kontext von Schule differenziert reflektierten (z.B. „In der Schule sind meine Leistungen manchmal schlecht und manchmal gut"). Spätestens im vierten Schuljahr - bei den meisten schon am Ende des dritten Schuljahres - war das „schul- und lernbezogene Selbstbild" der meisten Kinder manifestiert (Krause 1996). Das folgende Beispiel (Abbildung 3.1-3.3) soll das verdeutlichen.
Am Ende jedes Schuljahres äußerten sich die Kinder zum Thema "Wie ich bin". Die Aufforderung lautete: "Sage (1. Schuljahr) bzw. schreibe (ab 2. Schuljahr) alles, was du über dich weißt."
Im 2. Schuljahr beginnt dieser Junge seine Selbstbeschreibung mit dem Satz: "Ich bin unvernünftig manchmal zu Hause ..." Seine Selbstbeschreibung wird von dem Wunsch nach "lieb sein" bestimmt. Es wird bereits zu diesem Zeitpunkt deutlich, dass er Schwierigkeiten hat und um seinen Selbstwert "kämpft". Im dritten Schuljahr benennt er seine Probleme in der Schule: "Eigentlich klappt es, manchmal gar nicht". Im vierten Schuljahr ist es jedoch entschieden: "Wenn ich in der Schule bin, habe ich meistens keine Lust. Ich bin auch ein schlechter Schüler". Diese Feststellung trifft er am Anfang seiner Niederschrift, danach wendet er sich anderen Dingen zu. Das Selbstbild **"Ich bin ein schlechter Schüler"** wird in den folgenden Schuljahren sein Lernen determinieren, wobei - das haben unsere Ergebnisse gezeigt - diese globale Aussage differenziert werden kann ("Ich bin schlecht in der Schule, außer in ..."). Denn neben dem "Streben nach interner Konsistenz im Selbstkonzept" (Epstein 1984, S. 42) reguliert auch das Bedürfnis nach Erhaltung oder Erhöhung des Selbstwertes das Verhalten des Individuums. Epstein geht davon aus, dass vor allem die in frühen Jahren aufgebauten Postulate (Selbsttheorien)

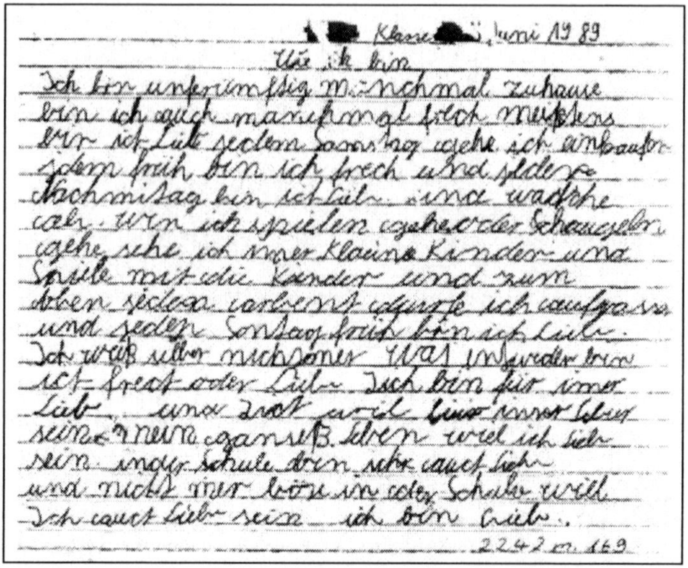

[redacted] Klas[redacted] Juni 1989

Wie ich bin

Ich bin unfernümftig manchmal zuhause bin ich auch manchmal frech meistens bin ich lib jedem Samstag gehe ich einkaufen jedem früh bin ich frech und jeden Nachmittag bin ich lieb und wasche ab. Wen ich spielen gehe oder Schaukeln gehe sehe ich imer kleine Kinder und spile mit die Kinder und zum oben jeden arbeit gucke ich auf und jeden Sontag früh bin ich Lieb. Ich weiß selber nicht imer was ich wieder bin ich frech oder Lieb. Ich bin für imer Lieb und frech weil ich imer lieb sein mein ganzes Leben weil ich lieb sein in der Schule bin sehr auch lieb und nicht imer böse in der Schule will Ich auch Lieb sein ich bin Lieb.

2242 m 169

Abb. 3.1: Niederschrift eines Schülers der 2. Klasse zum Thema "Wie ich bin".

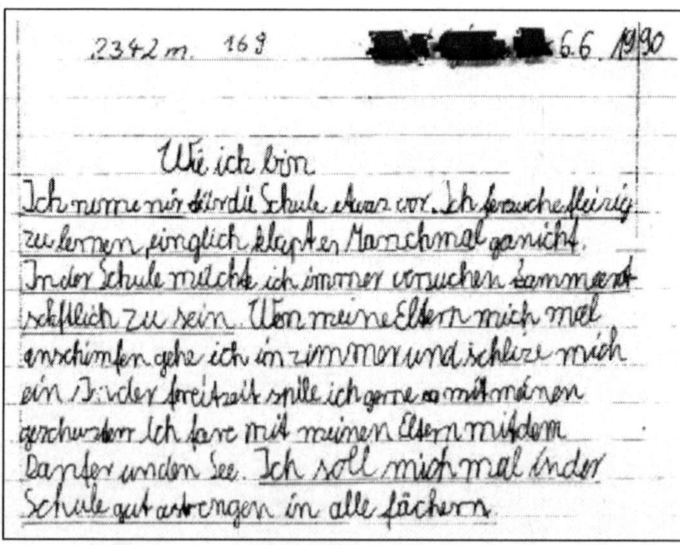

2342 m. 169 [redacted] 6.6.1990

Wie ich bin

Ich nimme mir für die Schule etwas vor. Ich brauche fleizig zu lernen einglich klapt es Manchmal ganicht. In der Schule möchte ich immer versuchen sammer schfllich zu sein. Wen meine Eltern mich mal anschimpfen gehe ich in zimmer und schlieze mich ein. In der freizeit spile ich gerne mit meinen geschwistern Ich fare mit meinen Eltern mit dem Dampfer under See. Ich soll mich mal in der Schule gut anstrengen in alle fächern.

Abb. 3.2: Niederschrift eines Schülers der 3. Klasse zum Thema "Wie ich bin"

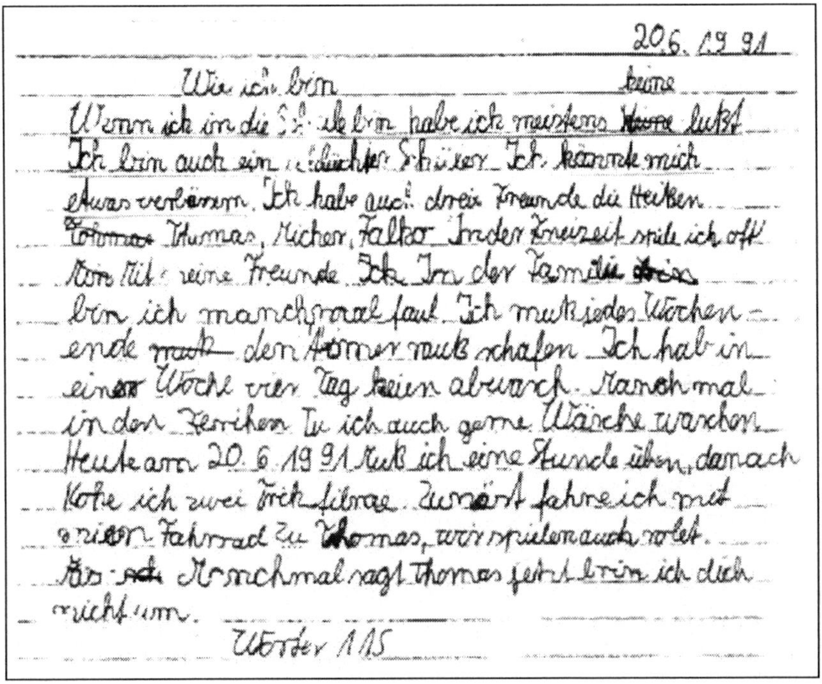

20.6.1991

Wie ich bin

Wenn ich in die Schule bin habe ich meistens ~~keine~~ lust

Ich bin auch ein schlechter Schüler. Ich kannte mich

etwas verlärnen. Ich habe auch drei Freunde die Heißen

~~Tommas~~ Thomas, Michel, Falko. In der Freizeit spile ich oft

[illegible] mit meine Freunde. ~~Ich~~ In der Familie ~~[illegible]~~

bin ich manchmal faul. Ich muß jedes Wochen-

ende ~~[illegible]~~ den [illegible] muß schafen. Ich hab in

einer Woche vier Tag kein abwach. Manchmal

in den Ferihen [illegible] ich auch gerne Wäsche waschen.

Heute am 20.6.1991 muß ich eine Stunde üben, danach

Kohe ich zwei [illegible]. Zunärst fahre ich mit

meinem Fahrrad zu Thomas, wir spielen auch [illegible].

~~[illegible]~~ Manchmal sagt Thomas jetzt bin ich dich nicht um.

Wörter 115

Abb. 3.3: Niederschrift eines Schülers der 4. Klasse zum Thema "Wie ich bin"

große Reichweite haben, dass sie von starken, sich selbst erfüllenden Hypothesen getragen werden und das Bedürfnis, ihre Gültigkeit immer wieder zu demonstrieren, sogar zur Aufrechterhaltung destruktiver Annahmen über die eigene Person führen kann. "Oft dominiert das Bedürfnis nach Erhaltung des konzeptuellen Systems gegenüber dem Bedürfnis nach Lustgewinn oder nach Erhaltung des Selbstwertgefühls. Wenn dies geschieht, mag es scheinen, als handle die Person selbstzerstörerisch, oder sie zeigt andere nur schwer verständliche Verhaltensweisen." (Epstein 1984, S. 42).

Eine Strategie zur Erhaltung bzw. Erhöhung des Selbstwertes könnte zum Beispiel sein, der Schule weniger Bedeutung zu geben und in anderen Lebensbereichen nach Selbstwert erhöhenden Möglichkeiten zu suchen. Das ist deshalb schwer, weil auch die Eltern den Schulleistungen ihrer Kinder hohen Wert zumessen, weil das Versagen in der Schule eben auch andere Beziehungsstrukturen beeinflusst. Außerdem ist zu beachten, dass eine so früh – im Grundschulalter – stabilisierte Theorie wie "Ich bin ein schlechter Schüler" eine weite Hypothese ist und einem starken Bedürfnis nach Verifizierung unterliegt. Andererseits ist der äußere Druck nach guten Leistungen immer gegenwärtig, so dass hoher Stress erzeugt wird. Dieser Stress entsteht bereits im Grundschulalter, der Erwerb von produktiven Bewältigungsstrategien jedoch gehört nicht zu den Lernzielen. Psychische Störungen und körperliche Schäden treten deshalb immer häufiger in der Kindheit auf, wie wir im Kapitel 2.2 gezeigt haben. "Der menschliche Organismus kann nicht ohne schädliche Folgen auf einem hohen und intensiven Level emotionaler Spannung verharren [...] Man muss sich entspannen, um nicht zu erschöpfen." (Antonovsky 1997, S. 139).

3.4 Salutogenese und Ich-Entwicklung

Antonovsky nennt verschiedene Faktoren, die eine erfolgreiche Stressbewältigung ermöglichen und dadurch einen Einfluss auf die Gesundheit haben. Die von ihm bestimmten Variablen beziehen sich sowohl auf individuelle als auch auf soziale und kulturelle Faktoren. Er bezeichnet diese Faktoren als "generalisierte Widerstandsressourcen" und ordnet ihnen zwei Funktionen zu: Erstens ermöglichen sie, Lebenserfahrungen zu machen und das Kohärenzgefühl zu stärken, zweitens wirken sie als Potential, das zur Bewältigung von Stresssituationen eingesetzt werden kann.
In dem Salutogenese-Modell Antonovskys formen dauerhaft vorhandene generalisierte Widerstandsquellen und -defizite im Laufe der Entwicklung - vom Säugling bis zum jungen Erwachsenen - das Kohärenzgefühl. Diese stabilisierenden Merkmale entspringen dem sozialen System, dem Organismus und der Persönlichkeit. Der Soziologe Antonovsky schreibt den sozio-kulturellen Faktoren eine besondere Bedeutung zu. Er sagt jedoch nichts zum Stellenwert der verschiedenen Ressourcen bei der Entwicklung eines starken oder schwachen SOC und es fehlen Aussagen darüber, in welcher Beziehung die Ressourcen zueinander stehen.
Ich-Stärke ist nach Antonovsky eine bedeutsame Widerstandsquelle. In dem Abschnitt "Das starke und das rigide SOC" seines zweiten Buches (Antonovsky 1997, S. 40ff) stellt Antonovsky Überlegungen an über Kohouts (1982) Unterscheidung zwischen Selbst und Identität. Der Identitätsbegriff beinhaltet das von einem Individuum eingenommene Spektrum sozialer Rollen. Der Begriff des Selbst bezieht sich "... auf die grundlegenden Schichten der Persönlichkeit, die einen zentralen Zweck, einen Sinn für unvergängliches Gleichsein, für Kontinuität, vermitteln" (Antonovsky 1997, S. 41). Ein starkes Selbst ermögliche eine stabile Identität und bedeute eine Flexibilisierung hinsichtlich der Rollenfindung und -übernahme.

> "In unseren Termini formuliert wird demnach die Person mit einem starken Selbst und einer stabilen Identität ein starkes SOC aufweisen. Sie wird sich voraussichtlich in Arbeit und Liebe engagieren, wird, um mit Freud zu sprechen, kathexische[7] Investitionen erbringen, immer vorausgesetzt, die soziale Struktur und der kulturelle Kontext erleichtern die Identität.
> Die Person mit einem schwachen Selbst und schwacher Identität wird natürlich ein schwaches SOC haben. Aber wie Kohout zeigt, kann sich eine Person mit schwachem Selbst wie verblendet in rigider Weise an einer vorgegebenen Identität festbeißen, in dem Bestreben, die schrecklichen Ängste zu zerstreuen, die sich ihrer gerade wegen ihres schwachen Selbst bemächtigen." (Antonovsky 1997, S. 42).

Antonovksy ist weder der Verbindung des Selbst mit dem SOC weiter nachgegangen, noch hat er die entwicklungspsychologische Perspektive herausgearbeitet. Er erwähnt allerdings die von Emmy Werner durchgeführten Untersuchungen über Kinder, die sich „erfolgreich" an ungünstige Lebens- und Umweltbedingungen angepasst und durch eine hohe Widerstandsfähigkeit ausgezeichnet haben. In der klassischen Längsschnittstudie über „anfällige, aber unbeugsame" Kinder entwickelten Werner und Smith (1982) ein Modell über Resilienz und Vulnerabilität, in welchem der Einfluss verschiedener Belastungsfaktoren auf die Persönlichkeitsentwicklung beschrieben wird. Wesentliche Risikofaktoren wie Langzeitarmut, ernsthafte Komplikationen bei der Geburt, psychopathologische Symptome der Eltern und geringeres formales Bildungsniveau der Eltern führten nicht bei allen Kindern zu Verhaltensabweichungen, sondern durchaus auch zu einer physisch, psychisch und sozial gesunden Entwicklung. Werner und Smith konnten unterstützende Faktoren in der Lebensumwelt der Kinder identifizieren, wie z.B. eine positive Beziehung zwischen Eltern und Kind in den ersten Lebensjahren, gute alternative Pflegepersonen, erkennbare Strukturen und Normen in der Familie, Zugang zu Wohlfahrtsverbänden, die halfen, gesund zu bleiben. Individuelle Bewältigungsstile und Kompetenzen waren ebenfalls wichtige Schutzfaktoren. Antonovsky interpretiert Werner und Smiths Daten als Beleg für die Entwicklung eines starken SOC. Bei näherer Betrachtung der Daten wird aber deutlich, dass resiliente Kinder sich durch hohes Selbstwertgefühl, Selbstvertrauen und Selbstsicherheit auszeichneten.

---

[7] Nach Freuds Ansicht wird Triebenergie kanalisiert oder positiv an Ziele gebunden, die Lust und Befriedigung verschaffen. Je größer der Lustgewinn, desto stärker die Kathexis.

Bei den individuellen Widerstandsressourcen nennt Antonovsky u.a. die "Ich-Stärke" (Antonovsky 1997, S. 44) bzw. eine "starke Ich-Identität" (ebd. S. 93), so dass sich Bezüge zwischen dem Salutogenese-Modell und psychologischen Vorstellungen von der Identitätsentwicklung herstellen lassen. Antonovsky ist diesem Gedanken nicht weiter nachgegangen. Nachfolgende Forschungen haben widersprüchliche Befundlagen ergeben. Lediglich beim Zusammenhang zwischen SOC und Maßen psychischer Gesundheit liegen homogene Ergebnisse vor. So wurden hohe Korrelationen zwischen SOC und Ängstlichkeit/Depressivität nachgewiesen (Bengel et al. 1998, S. 92).
Sowohl das SOC als auch das Selbstwertgefühl sind Konstrukte, die unterschiedliche Phänomene erfassen. Beim SOC sind es Verstehbarkeit, Bewältigbarkeit und Sinnhaftigkeit, und beim Selbstwertgefühl Selbstvertrauen, Selbstsicherheit, Selbstakzeptanz und Selbstkontrolle. Beide Konstrukte werden durch Lebenserfahrungen herausgebildet. In Abbildung 3.4 ist unser erweitertes Salutogenese-Modell mit den Foci Kohärenzgefühl und Selbstwertgefühl darstellt.
Für die Entwicklung eines positiven Selbstwertgefühls halten wir die Erfahrungen in der frühen Kindheit als unabdingbar. Die Erfahrungen des Kindes, die es nach seiner Geburt mit seiner Umwelt und Mitwelt macht, determinieren die Entwicklung eines Selbstwertgefühls, das normalerweise positiv ist, weil die

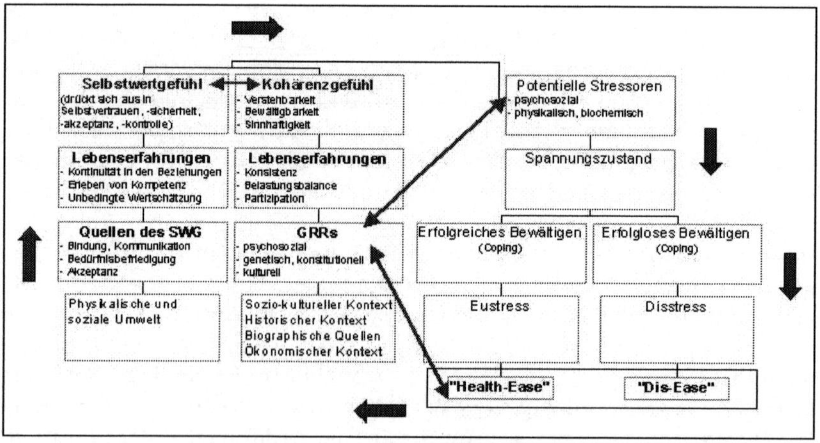

Abb. 3.4: Erweitertes Salutogenesemodell: Selbstwertgefühl und Kohärenzgefühl

Anmerkung: GRRs = Generalized Resistance Resources (Allgemeine Widerstandsquellen); „Health-Ease" = Gesundheitspol des Kontinuums; „Dis-Ease" = Krankheitspol des Kontinuums.

Bezugspersonen durch ihr Verhalten dem Kind Wertschätzung vermitteln und Sicherheit geben.
Kinder, die in einer Atmosphäre aufwachsen, „in der individuelle Unterschiede gewürdigt werden, Liebe offen zum Ausdruck gebracht wird, wo die Möglichkeit besteht, aus Fehlern zu lernen, wo offen kommuniziert wird, Regeln flexibel gehandhabt werden, Verantwortlichkeit (ein Übereinstimmen von Versprechungen und deren Umsetzung in die Realität) vorgelebt wird und Ehrlichkeit praktiziert wird [...]", können ein Gefühl des eigenen Wertes entwickeln (Satir 1994, S. 48).
Das wird besonders deutlich, wenn die Entwicklung der Bedeutsamkeitskomponente des SOC näher betrachtet wird (vlg. Kapitel 2). Bedeutsamkeit wird dann erfahren, wenn das Kind sich in sozial anerkannte Aktivitäten einbringen kann und die Vertrauenspersonen konsistent freundlich, zugewandt und akzeptierend reagieren. „Spiel, Berührung, Zuwendung und Stimme drücken in unendlicher Vielfalt aus: Du bist uns wichtig." (Antonovsky 1997, S. 97). Bevor ein Sinn von Bedeutsamkeit der Welt und des eigenen Lebens entwickelt werden kann, muss ein beständiges Gefühl des eigenen Selbst-Wertes ("es wert zu sein, geliebt zu werden", vgl. Schachinger 2002, S. 85) vorhanden sein.
Antonovsky sagt, dass fehlende oder zu wenig Widerstandsressourcen die Entstehung des Kohärenzgefühls negativ beeinflussen (vgl. Bengel u.a. 1999, S. 36). Es sind nicht notwendigerweise unterschiedliche Lebenserfahrungen, die einerseits das Selbstwertgefühl und andererseits das SOC entwickeln, sondern sie werden zu einem unterschiedlichen Zeitpunkt und mit unterschiedlicher Intensität von Intimität gemacht. Wir vertreten die Auffassung, dass das Selbstwertgefühl die am frühesten entstehende Komponente des Selbst ist, dass sie bereits im Kleinkindalter eine gewisse Manifestation erreicht und Resistenz aufweist. Es ist eine Voraussetzung dafür, dass sich das SOC entwickeln kann.
Das Selbstwertgefühl ist unserer Meinung nach eine generalisierte Widerstandsressource, die unter den individuellen Ressourcen eine Schlüsselposition einnimmt. Wir meinen: nicht neben den anderen, sondern darüber, mehr generalisiert, die anderen Ressourcen beeinflussend und konstituierend. Natürlich sind die ökonomischen Bedingungen eine andere bedeutsame Widerstandsressource. Kinder, die die Schrecken des Krieges erleben müssen, die in Elend leben und bei denen nicht einmal die lebensnotwendigen Grundvoraussetzungen (Nahrung, Wohnung) vorhanden sind, werden schwerlich Selbstwertgefühl entwickeln können. Wie soll solch ein Heranwachsender zum Beispiel das Gefühl von Erklärbarkeit und Handhabbarkeit seiner Erlebnisse und Traumata entwickeln? Antonovsky hat das auch deutlich gesagt, als er

betonte, dass er nicht im Traum daran gedacht habe, dass jemand seine Arbeit so verstehen könnte, als seien Armut, Krieg, Arbeitslosigkeit und Umweltverschmutzung "nicht fundamental für ein Verständnis der Bewegung entlang des Gesundheits-Krankheits-Kontinuums." (Antonovsky 1997, S. 92).
Wie und wann sich das SOC im Kindesalter entwickelt, wird von Antonovsky mit eher allgemeinen Hinweisen angesprochen. Er nennt drei wichtige Lebenserfahrungen, die grundsätzlich in diesem Kontext von Bedeutung sind: Konsistenz, Belastungsbalance und Partizipation (Antonovsky 1997, S. 95). Da diese Zusammenhänge ausführlich in Kapitel 2 diskutiert worden sind, soll hier noch einmal zusammenfassend festgehalten werden: Die Erfahrung von **Konsistenz** beschreibt Antonovsky als bedeutsame Voraussetzung für die Komponente "Verstehbarkeit": Das Kind überprüfe ständig die Hypothese, dass es in seiner Umgebung und seinem Leben Kontinuität gibt, dass Konsistenz die Norm ist (Menschen verschwinden, aber sie tauchen wieder auf). "Mit der Zeit kann das Kind davon überzeugt werden, dass Verlass darauf ist, dass seine physikalische und soziale Welt sich nicht ständig verändern. ... In dem Ausmaß, in dem dies geschieht, wird der erste Eindruck von der Welt allmählich verstehbar" (Antonovsky 1997, S. 96).
Partizipation, d.h. Teilnahme an Entscheidungsprozessen, versteht Antonovsky als Voraussetzung für die Komponente "Bedeutsamkeit". So nimmt das Kind zum Beispiel aktiv Einfluss auf seine Mitmenschen und beeinflusst das Geschehen in der Familie, wenn es Zuwendung verlangt und schließlich erhält.
Erfahrungen der **Belastungsbalance** gebe es im Säuglingsalter vor allem im negativen Sinne. Bei den Anforderungen, die das Kind erfüllen müsse, könne es zwar theoretisch darüber entscheiden, ob es das tun wolle oder nicht. Das, was es entscheidet zu tun, wird von den Erwachsenen entweder ignoriert, abgelehnt, gelenkt oder ermuntert und bestätigt. Häufig werde dabei aber von bestimmten "Normen" ausgegangen, ohne die physiologische Reife des Kindes abzuwarten. Antonovsky nennt beispielhaft die Forderungen in der Sauberkeitserziehung.
Er meint, dass es wohl relativ selten vorkomme, dass ein Kind sich total überlassen werde und keine Forderungen erfülle müsse, und dass der Fehler eher in Richtung Überforderung gemacht werde. Erschwerend für die Entwicklung des Kohärenzgefühls komme hinzu, dass Kinder heute oft mit unterschiedlichen Forderungen konfrontiert werden. Was die einen (Eltern z.B.) verbieten, wird von anderen (den Medien z.B.) als Norm vermittelt. Die Botschaften sind komplexer geworden, was aber durchaus von Vorteil sein kann, weil die Möglichkeiten zum Sammeln wertvoller Erfahrungen größer sind. Die Gefahr bestehe nach Antonovsky jedoch in der fehlenden Konsistenz.

Kohärenzgefühl entwickeln heißt: Die Person soll sich *orientieren*, sich zurechtfinden, die Welt und sich selbst als verstehbar erleben. *Verstehbarkeit* beinhaltet ein kognitives Verarbeitungsmuster, das über Erfahrungen und Wahrnehmungen der Umwelt und Mitwelt als geordnet, konsistent, strukturiert entsteht. *Handhabbarkeit* beinhaltet ein kognitiv-emotionales Verarbeitungsmuster, das Sicherheit darüber vermittelt, dass geeignete Ressourcen vorhanden sind, um den Anforderungen zu begegnen. *Sinnhaftigkeit* beinhaltet eine motivationale Komponente. Sie beschreibt das Ausmaß, mit dem das eigene Leben als sinnvoll, bedeutungsvoll erlebt wird. Es gibt Ziele, für die es sich einzusetzen und sich zu engagieren lohnt. Gerade letztere Komponente bleibt ohne eine identitätspsychologische Einbettung unverständlich. Was von einer Person als sinnhaft erlebt wird, wird zu einem großen Teil vom eigenen Selbstentwurf bestimmt. Aber auch die Überzeugung davon, dass die notwendigen Ressourcen zur Stressbewältigung vorhanden sind, und die Fähigkeit zur Auswahl und zum Einsatz der notwendigen und hilfreichen Kompetenz setzt ein adäquates Selbstbild und positives Selbstwertgefühl heraus. Bezogen auf die erste Komponente des SOC - das Gefühl, dass die Dinge erklärbar und verstehbar sind - verhält es sich ähnlich: Personen mit deformiertem Selbstbild fühlen sich der Situation „ausgeliefert", vom „Schicksal" bestraft, was Ressourcensuche und Erkennen von Sinn in der Bewältigung dieser Situation von vornherein ausschließt.

Zusammenfassend kann aus unserer Sicht gesagt werden, dass das Selbstwertgefühl unter den von Antonovsky genannten Widerstandressourcen eine Schlüsselstellung einnimmt. Wir haben herausgearbeitet, welche immense Bedeutung die frühkindliche Entwicklung für die Entstehung des Selbstwertgefühls hat. Wir haben außerdem nachgewiesen, dass die Herausbildung des schul- und lernbezogenen Selbstbildes das im Vorschulalter entstandene Selbstbild erschüttern kann und mit der Schule ein starkes Stresspotential verknüpft ist. Andererseits können in der Schule alle Kinder gleichermaßen erreicht werden, so dass sich in diesem Rahmen die Gelegenheit bietet, das Selbstwertgefühl der Kinder zu erhalten bzw. zu fördern, indem zum Beispiel der Umgang mit Stress, das Verarbeiten von Misserfolg, das Lösen von Konflikten, das Erkennen, Akzeptieren und Regulieren von Emotionen u.a. als Lernziele definiert werden.

4. Zum Problem der Erforschung des Selbst

4.1 Methodische Überlegungen

Die Erforschung des Selbst ist mit besonderen methodischen Problemen behaftet. Dies liegt darin begründet, dass Subjekt und Objekt der Betrachtung identisch sind. Die *Fremdeinschätzung* von Selbstaspekten einer Person scheidet von vornherein aus, weil es um den Selbstentwurf - die Innenperspektive des Subjekts - geht. Vor fast 25 Jahren stellte Mummendey (1979) bereits Methodenprobleme dar, die auch heute noch weitgehend ungelöst sind. Wesentliche Fragen betreffen a) die Gütekriterien (Reliabilität, Validität, Objektivität), b) die „Passung" von theoretischem Konzept (Selbstkonzept, Selbstbild, Selbstwertgefühl) und Erfassungs-Methode, c) die Indikation einer Erfassungs-Methode, d) die Spezifizität/Generalität der erfassten Merkmale, e) die Entwicklungsangemessenheit der Erfassungs-Methode (Berücksichtigung der Altersstufen) sowie f) die Beurteilung der Veränderungsmessung bei längsschnittlichen Designs. Insbesondere letztere beiden Problemfelder hatten für unser Projekt "Ich bin ich", das die Selbstwertstärkung von Grundschulkindern zum Ziel hatte, eine besondere Relevanz (siehe Kapitel 6).
Eine Durchsicht verfügbarer Verfahren zur Messung von Selbstkonzept oder Selbstwertgefühl zeigte, dass sie überwiegend für Erwachsene oder auch Jugendliche entwickelt worden sind. Sie stellen *sprachgebundene Methoden* dar. Für (angehende) Schulkinder sind adjektivische Selbstbeschreibungsverfahren, Sortierverfahren (sog. Q-Sorts), semantische Differentiale, Rating-Verfahren (z.B. Einschätzung selbstbezogener Aussagen anhand einer Skala) oder Persönlichkeitsfragebogen offensichtlich wenig sinnvoll, weil sie entwicklungspsychologisch betrachtet eine geringe ökologische Validität aufweisen. Die grundsätzliche Problematik dieser Verfahren - unabhängig von der zu untersuchenden Altersgruppe - ist bereits von Mummendey (1979) überzeugend dargestellt worden (siehe auch Haußer 1995). Beispiele für ein semantisches Differential zur Selbstbeschreibung von emotionaler Befindlichkeit nach Hamm und Vaitl (1993) und für ein adjektivisches Selbstbeschreibungsverfahren sind in Abbildung 4.1 und Abbildung 4.2 aufgeführt.

Valenz			
	unzufrieden	O-----O-----O-----O-----O-----O-----O	zufrieden
	unglücklich	O-----O-----O-----O-----O-----O-----O	glücklich
	genervt	O-----O-----O-----O-----O-----O-----O	erfreut
	verzweifelt	O-----O-----O-----O-----O-----O-----O	hoffnungsvoll
	schwermütig	O-----O-----O-----O-----O-----O-----O	ausgeglichen
	gelangweilt	O-----O-----O-----O-----O-----O-----O	entspannt
Erregung			
	träge	O-----O-----O-----O-----O-----O-----O	rasend
	unerregt	O-----O-----O-----O-----O-----O-----O	erregt
	lahm	O-----O-----O-----O-----O-----O-----O	zappelig
	schläfrig	O-----O-----O-----O-----O-----O-----O	hellwach
	ruhig	O-----O-----O-----O-----O-----O-----O	aufgeregt
	entspannt	O-----O-----O-----O-----O-----O-----O	stimuliert
Dominanz			
	submissiv	O-----O-----O-----O-----O-----O-----O	dominant
	kontrolliert	O-----O-----O-----O-----O-----O-----O	kontrollierend
	beeinflusst	O-----O-----O-----O-----O-----O-----O	einflussreich
	geführt	O-----O-----O-----O-----O-----O-----O	autonom
	ehrfürchtig	O-----O-----O-----O-----O-----O-----O	wichtig
	versorgt sein	O-----O-----O-----O-----O-----O-----O	in der Hand haben

Abb. 4.1: Semantisches Differential nach Hamm und Vaitl (1993) mit den Dimensionen Valenz, Erregung und Dominanz zur Messung des Emotionserlebens

Die Interpretation von Veränderungen des Selbstwertgefühls kann nur durch Selbstreflexionen der Kinder selbst ermittelt werden. Dies ist bei Grundschulkindern aber besonders problematisch. Es entsteht zum Beispiel die Frage, ob eine beobachtete Veränderung über mehrere Zeitpunkte tatsächlich einen Wandel im Selbstwertgefühl darstellt oder ob die Veränderung in den Selbstaussagen der Kinder eine Entwicklung der kognitiven Fähigkeit dokumentiert. Kinder im Schulalter entwickeln zunehmend Kenntnisse über die eigenen kognitiven Prozesse und deren Steuerung. Diese „Konfundierung" lässt sich auflösen, wenngleich nicht vollständig kontrollieren, wenn die Erfassungs-Methode der Wahl auch etwas über die zunehmende kognitive Differenzierung aussagen kann.

Für die Untersuchung des Selbstwertgefühls von Grundschulkindern ist es also unbedingt erforderlich, eine altersangepasste Methodologie zu verwenden. Wie lässt sich die Entwicklungsstufe des Grundschulkinds kurz charakterisieren? Nach Piaget befindet es sich in seiner kognitiven Entwicklung im Stadium

Diese Skala besteht aus einer Reihe von Wörtern, die unterschiedliche Gefühle beschreiben. Lesen Sie jede Aussage und schreiben Sie dann die geeignete Zahl in das Kästchen links von dem Wort. Zeigen Sie damit an, wie Sie sich heute fühlen. Benutzen Sie die folgende Skala für Ihre Antworten:

1	2	3	4	5
überhaupt nicht	in geringem Maße	in mittlerem Maße	in beachtlichem Maße	in sehr großem Maße

In welchem Maße fühlen Sie sich heute ...

☐ interessiert	☐ reizbar
☐ betrübt	☐ munter
☐ erregt	☐ beschämt
☐ aufgeregt	☐ beflügelt
☐ stark	☐ nervös
☐ schuldig	☐ entschlossen
☐ ängstlich erschrocken	☐ aufmerksam
☐ feindselig	☐ zitternd
☐ begeistert	☐ aktiv
☐ stolz	☐ besorgt

Abb. 4.2: Positive and Negative Affective Scale (PANAS) zur Erfassung der Befindlichkeit

konkret-operatorischer Strukturen. Das Denken des Kindes ist in hohem Maße abhängig von gegebenen Informationen, seien sie konkret-anschaulich (z.B. in Bildform) oder sprachlich repräsentiert (Montada 2002, S. 427ff). Das Bild und das Spiel sind die Medien der Wahl, um Informationen über die subjektive Sichtweise von Gesundheit und Krankheit zu erfahren.

Die Entwicklung des sprachlichen Gedächtnisses ist enorm: Gerade vom späten Kindergartenalter bis zum Ende der Grundschulzeit ist ein rasanter Leistungszuwachs zu beobachten. Ein wesentlicher Grund dafür ist die bedeutsame Zunahme der *Gedächtnisspanne*. Aufgrund neurologischer Reifungsprozesse kann das Kind auf mehr strukturelle Gedächtniskapazität zurückgreifen (Schneider & Büttner 1995; 2002). Sprachliche Informationen werden mit zunehmendem Alter schneller verarbeitet und können auch schneller artikuliert werden. Ein weiterer Grund ist in der alterskorrelierten effizienteren Nutzung von *Gedächtnisstrategien* zu sehen. Mit Strategien werden "potentiell bewusste, intentionale kognitive Aktivitäten verstanden, die dabei helfen sollen, eine Gedächtnisaufgabe besser zu bewältigen" (Schneider & Büttner 2002, S. 501). Altersgebundene Leistungsunterschiede sind aber nicht nur mit unterschiedlichen Kapazitäts- und Strategiedefiziten, sondern vor allem auch mit der *Wissensbasis* zu erklären. Das Wissen ist mit dem chronologischen Alter konfundiert: Ältere Kinder zeigen wegen ihres größeren Vorwissens bessere Leistungen (z.B. Bjorklund 1987). Schließlich hat auch das mit dem Alter zunehmende *Metagedächtnis* - das Wissen über Gedächtnisvorgänge - einen erheblichen Einfluss auf die Gedächtnisleistung (Schneider & Pressley 1997).

Für die Selbstkonzeptforschung besonders relevant ist die Tatsache, dass Grundschulkinder bereits ein autobiographisches Gedächtnis besitzen, in welchem Erinnerungen an vielschichtige Erlebnisse mit starkem Selbstbezug enthalten sind (Fivusch 1993; Howe & Courage 1993, 1997; Leichtman 1999; Nelson 1993, 1997). Diese episodischen Langzeitgedächtnisinhalte sind mit dem semantischen Langzeitgedächtnisteil assoziiert, in welchem konzeptuelle Wissensinhalte gespeichert sind, wie z.B. Sprache, Regeln, Begriffe. Kinder erwerben zwischen dem fünften und achten Lebensjahr eine metalinguistische Bewusstheit für Sprachkategorien und -regularitäten (Grimm 1995; Karmiloff-Smith 1985, 1992). Diese Kompetenzen wirken sich auf die Differenzierung autobiographischer Gedächtnisinhalte mit zunehmendem Alter aus.

Verbale Daten könnten demnach über subjektive Befindlichkeiten im Grundschulalter Aufschluss geben. Die häufig diskutierte Frage, ob *qualitative* oder *quantitative* Forschung die bessere sei, ist unserer Meinung nach eine künstliche. Entscheidend ist, inwiefern ein Erhebungsverfahren dem Untersuchungsgegenstand gerecht wird und gleichzeitig die oben genannten Methodenprobleme löst (Krippendorff [1980], hat in diesem Zusammenhang acht inhaltsanalytische Gütekriterien vorgestellt). Eine Möglichkeit, interindividuelle Vergleichbarkeit zu erhöhen, besteht in der Formalisierung der Datenanalyse unter Rückgriff auf mathematische Methoden. „Auch in qualitativ orientierten humanwissenschaftlichen Untersuchungen können - mittels qualitativer Analyse - die Voraussetzungen für sinnvolle Quantifizierungen zur Absicherung und Verallgemeinerbarkeit der Ergebnisse geschaffen werden." (Mayring 1993, S. 24).

Um die Subjektivität von Befindlichkeiten nur annähernd erfassen und die individuelle Entwicklung nachvollziehen zu können, sind qualitative Verfahren unerlässlich. Wenn aber gleichzeitig interessiert, ob eine bestimmte Intervention (z.B. ein Förderprogramm) sinnvoll ist, sind verallgemeinernde Aussagen notwendig. Deshalb haben wir die Evaluation auf einer breiten Datenbasis durchgeführt und mit quantitativen, formalisierten Verfahren ausgewertet (vgl. Krause, Müller-Benedict & Wiesmann 2000a, 2000b). Dieses Vorgehen könnte gerade für anwendungsorientierte Forschung wie die der Erziehungswissenschaft ein Weg sein, um die bisher häufig praktizierte Dichotomisierung zwischen qualitativen und quantitativen Zugängen zu überwinden und eine Integration zu erreichen. „Quantität für sich ist sinnlos, Qualität für sich genommen bleibt folgenlos“ (Huber 1989).

Für die Erforschung selbstbezogener Inhalte eignet sich ein kombiniertes methodisches Vorgehen (Haußer 1995; Krause & Müller-Benedict 1997; Krause et al. 2000a, 2000b). So kann einerseits die Bedeutung qualitativer Daten erschlossen werden, andererseits können Interpretationsprozesse systematisiert und dokumentiert sowie Befunde quantifizierend geordnet werden (vgl. Huber 1989).

4.2 Untersuchungen zum Selbst im Grundschulalter – Bedeutsamkeit der subjektiven Sichtweise des Kindes

Obwohl es eine Reihe von Untersuchungen zu Selbstphänomenen gibt (Schnabel 1997, S. 385), fehlen insbesondere Untersuchungen im Grundschulalter (Helmke & v. Aken 1995, Petillon 1993). Auffällig ist außerdem, dass häufig keine deutliche Trennung zwischen den unterschiedlichen Selbstphänomenen vorgenommen wird. Die Scholastik-Studie (Weinert & Helmke 1997) hat u.a. Ergebnisse zur Entwicklung des Fähigkeitskonzeptes von Grundschulkindern und zur Wechselwirkung von Selbstkonzepten und Schulleistung gebracht. Aber auch hier wird nicht stringent zwischen Selbstkonzept und Selbstwertgefühl unterschieden.

Im Mittelpunkt einer dieser Untersuchungen (v. Aken, Helmke & Schneider 1997) stand die Frage nach der kausalen Beziehung zwischen dem Selbstkonzept der eigenen Fähigkeit und der Schulleistung in Mathematik und Rechtschreibung. In den Ergebnissen wurde deutlich, dass das Fähigkeitsselbstkonzept in Mathematik klar von vorangegangenen Leistungsergebnissen beeinflusst wird.

In Bezug auf Rechtschreibung zeigte sich, dass dieser deutliche Zusammenhang nur zwischen Klassenstufe 3 und 4 besteht, d.h. die Noten der Klassenstufe 3 determinieren das Fähigkeitsselbstkonzept in Klassenstufe 4. Zwischen Klassenstufe 2 und 3 wurden in Rechtschreibung reziproke Beziehungen festgestellt, d.h. dass hier das Fähigkeitsselbstkonzept relativ früh einen Vorhersagewert für die zukünftige Leistung hat.

Zusätzlich zur Schulleistung wurden auch Testergebnisse als Leistungsvariable herangezogen und mit dem Fähigkeitsselbstkonzept in Beziehung gesetzt.

Als Ergebnis kommen die Autoren zu der Feststellung, dass „... zu Beginn der Grundschulzeit allgemein reziproke Beziehungen zwischen Leistung und Selbstkonzept vorherrschen. Früher erhobenes Selbstkonzept beeinflußt nachfolgende Leistungen (insbesondere im Fall von Rechtschreiben) ebenso wie vorausgehende Leistungen nachfolgendes Selbstkonzept. Demgegenüber findet sich in der späteren Grundschulphase insofern mehr Evidenz für die Gültigkeit des ‚skill-development'-Modells, als Leistung (insbesondere in Tests, im Fall von Mathematik aber auch in Form von Noten) das spätere Selbstkonzept der Fähigkeit beeinflusst" (v. Aken, Helmke & Schneider 1997, S. 350). Die Frage ist, ob tatsächlich das Fähigkeitsselbstkonzept gemessen wird. Wenn Kinder einschätzen, ob sie in Mathematik zu den besten oder schlechtesten Schülern gehören, bewerten sie sich selbst im Vergleich mit anderen und bestimmen ihren Platz innerhalb einer Rangordnung. Gemessen wird also nicht die Selbsteinschätzung ihrer Mathematikfähigkeiten, sondern ein Selbstbild, das auf der Grundlage der sozialen Bezugsnorm entstanden und aus der pädagogischen Diagnostik als verhängnisvolles Vorgehen bekannt ist. Offen bleibt dabei, inwieweit dieses Selbstbild bezüglich der Mathematikleistung Einfluss auf das allgemeine Selbstwertgefühl hat.
Diese Untersuchung, wie auch eine Reihe ähnlicher Untersuchungen (Entwisle 1987, Chapman 1988, Krause 1990, Helmke 1991 u. 1992, Baldering 1993, Marsh 1993) belegen, dass Leistungsergebnisse in engem Zusammenhang mit dem Selbstkonzept stehen. Man kann davon ausgehen, dass die verschiedenen Selbstkonzepte das Selbstwertgefühl einer Person bestimmen. Entscheidend dabei ist, welche Kompetenzen von dieser Person für bedeutsam gehalten werden. Im Allgemeinen ist jedoch zu erwarten, dass bei Kindern – insbesondere im Grundschulalter – die in der Schule verlangten, abgeforderten, beurteilten und bewerteten Kompetenzen bedeutsam sind und somit das Selbstwertgefühl in entscheidender Weise beeinflussen. Es ist außerdem anzunehmen, dass die Veränderung des Selbstwertgefühls Auswirkungen auf die emotionale Befindlichkeit hat.

4.3 Messverfahren

Eine auf Selbstauskünften beruhende Datenerhebung ist prinzipiell problembehaftet. Schon die Rahmenbedingungen bei der Durchführung des Messverfahrens können die Antwort in unerwünschter Weise in Form von Testleiter-Einflüssen beeinflussen (Mummendey 1979). Um die Objektivität zu gewährleisten, ist daher ein standardisiertes Vorgehen bei der Datenerhebung unerlässlich.

Grundsätzlich müssen aber gerade auch auf Seiten der befragten Person (im vorliegenden Falle von einem befragten Kind) zwei wesentliche Voraussetzungen erfüllt sein: a) Sie muss in der Lage sein, das Testmaterial und die enthaltenen Fragen/Aussagen kognitiv zu verstehen und zu verarbeiten, und b) sie muss bereit sein, ehrlich und offen über sich selbst Auskunft zu geben. Aus der Forschungsliteratur sind eine Reihe unerwünschter Antworttendenzen auf Seiten der Testperson bekannt (vgl. Jäger 1988, S. 309ff):

1. Soziale Erwünschtheit (positive Selbstdarstellung)
2. Affirmatives Verhalten (unkritische Tendenz zum Ja)
3. Negationsneigung (unkritische Tendenz zum Nein)
4. Normabweichende Antworttendenzen (unkritische Anti-Haltung)
5. Normkonforme Antworttendenzen (unkritische Normübernahme)
6. Extremisierende Antwortmuster (Schwarz-Weiß-Antworten)
7. Tendenz zur Mitte (sich nicht festlegen wollen)
8. Memorierungsprobleme (Gedächtnis- und Erinnerungsschwierigkeiten der Testperson)
9. Validitätsprobleme (interindividuell unterschiedliches Verständnis von Itemformulierungen und formal-syntaktische Probleme)
10. Unterschiede der selbstbezogenen Aufmerksamkeit, Selbstbeobachtung, Selbstkenntnis und Selbsttäuschung.

4.3.1 Das Befindlichkeitsprofil

Die Entwicklung dieses Verfahrens ist angeregt worden durch das Befragungsinstrument „Gesundheitsprofil", welches in Aarhus (Dänemark) im Rahmen des Projektes „Gesunde Städte" entwickelt und von uns mehrfach auf seine praktische Tauglichkeit hin überprüft worden ist. Für die Längsschnittuntersuchung wurde es neu gestaltet und in Hinsicht auf die Forschungsfragen weitgehend verändert und erweitert.

Dieses „Befindlichkeitsprofil" wurde in mehreren Pretests erprobt und bezüglich seiner Verständlichkeit, der Befragungsdauer und der Konsistenz seiner Items kontrolliert. Die thematische Aufteilung des Fragebogens in vier Blöcke erlaubt es, wesentliche Angaben zum Freizeitverhalten und dem sozialen Umfeld, zu den Familienbedingungen sowie zu den schulischen Erfahrungen der befragten Kinder zu erhalten. Außerdem erfragt das Instrument Einzelheiten zum emotionalen Befinden der Kinder sowohl in Hinsicht auf stressverursachende Phänomene als auch in Bezug auf die Selbsteinschätzung und das Selbstwertgefühl der Kinder.

Das Befindlichkeitsprofil liegt in zwei Versionen vor. Version I ist die aus dem Dänischen adaptierte Fassung. Version II ist ein neu gestaltetes bildgestütztes Verfahren mit der Schwerpunktbildung Selbstwertgefühl und Befindlichkeit.

4.3.1.1 Version I

Der Aufbau des „Befindlichkeitsprofils" ähnelt dem eines strukturierten, mündlichen Interviews. Diese Form wurde gewählt, da die Kinder zu Beginn der Studie noch nicht alt genug sind, um die Fragen selbst zu lesen und ihre Antwort selbst zu markieren. Zu jeder Frage sind Antworten vorgegeben. Jede Antwortkategorie ist durch ein inhaltlich passendes Bild repräsentiert und wird auf diese Weise veranschaulicht. Die Versuchsleiterin bzw. der Versuchsleiter liest dem Kind die Frage und die vorgegebenen Antworten vor, während das Kind auf das entsprechende Bild zeigen kann. Zudem stellt diese verbale und visuelle Präsentation der geschlossenen Fragen des standardisierten Interviews sicher, dass sich Kinder im Vorschulalter und in der Grundschule von diesem Messinstrument angesprochen fühlen und eine kindgerechte Beantwortung der Fragen erreicht wird. Um die Antwortkategorien aus Versuchsleitersicht nicht zu sehr festzulegen, wurden mehrfach halboffene Fragen integriert.
Das „Befindlichkeitsprofil" Version I beinhaltet insgesamt 21 illustrierte Fragen zu

- Geschlecht, Klasse, Wohnsituation,
- Zufriedenheit mit Schulweg und Schule (Leben in der Schule),
- Habituelle Befindlichkeit,
- Soziale Aktivitäten und Freizeitverhalten (einschließlich Fernsehkonsum),
- Betreuungssituation,
- Ernährungs- und Zahnpflegeverhalten (einschließlich Frühstücksverhalten, Zahnstatus und Zahnarztbesuch).

Abbildung 4.3 zeigt beispielhaft einige der Items.

4.3.1.2 Version II

In Abbildung 4.4 sind Ausschnitte aus dem Befindlichkeitsprofil - Version II aufgeführt. Die Erfahrungen mit der ersten Version machten wichtige Änderungen und Ergänzungen notwendig. Gegenüber der Version I wurden die Graphiken im Ganzen erneuert. Es wurde darauf geachtet, dass Jungen und Mädchen in etwa gleich häufig abgebildet wurden, so dass sich Kinder beiderlei Geschlechts in dem Fragebogen wiederfinden können.

1. Bist du ein Junge oder ein Mädchen? (Bitte ankreuzen)

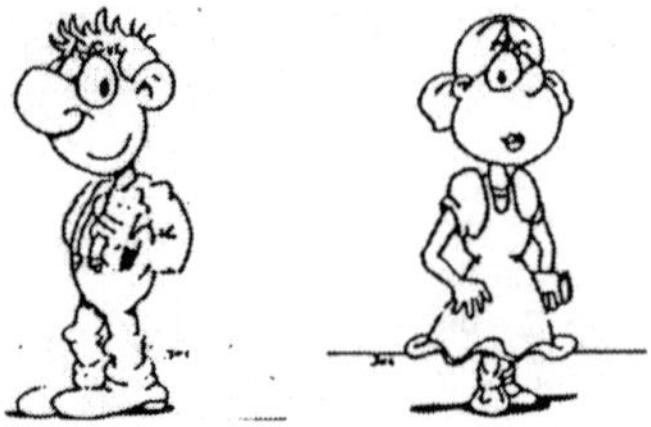

5. Wie gefällt es dir in der Schule?

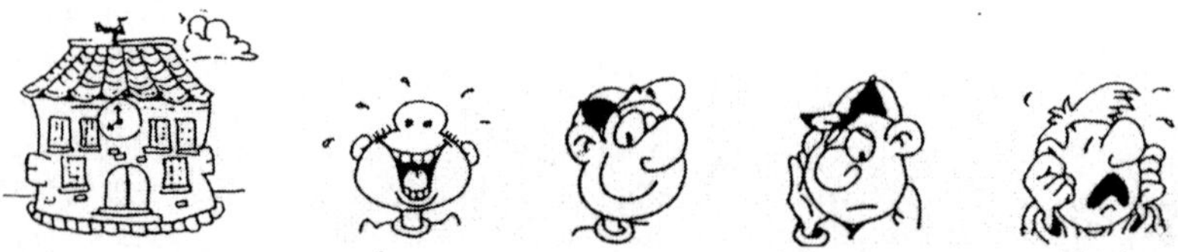

sehr gut | gut | nicht so gut | schlecht

6. Wie gefällt es dir in deiner Klasse?

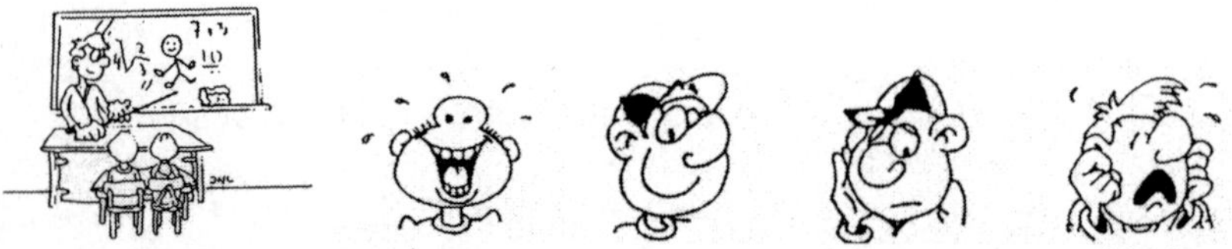

sehr gut | gut | nicht so gut | schlecht

7. Wie gefällt es dir auf dem Schulhof?

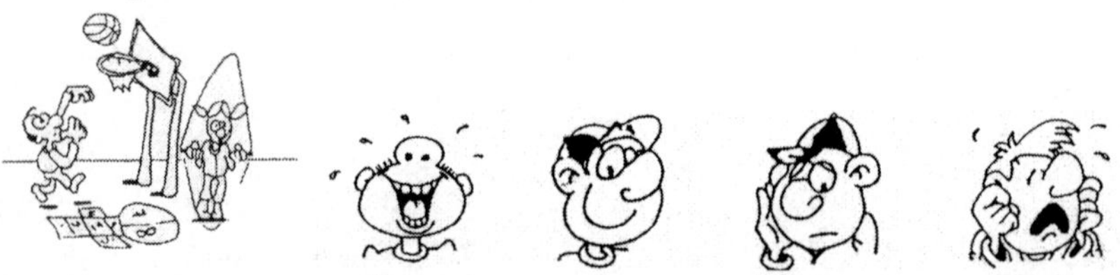

sehr gut | gut | nicht so gut | schlecht

Abbildung 4.3: Fortsetzung nächste Seite

8. Wie fühlst du dich meistens?

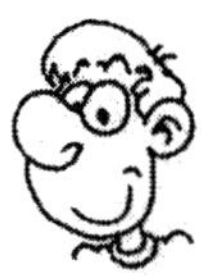
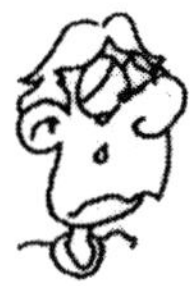
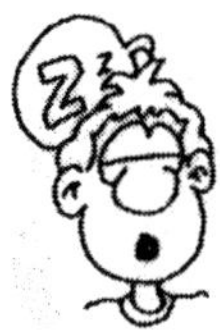
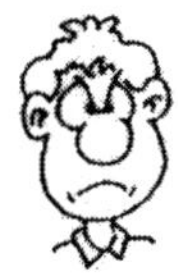
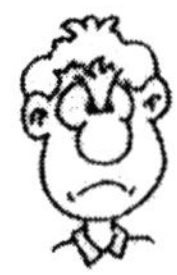

froh traurig müde sauer wütend

10. Mit wie vielen Kindern spielst du?

In der Schule

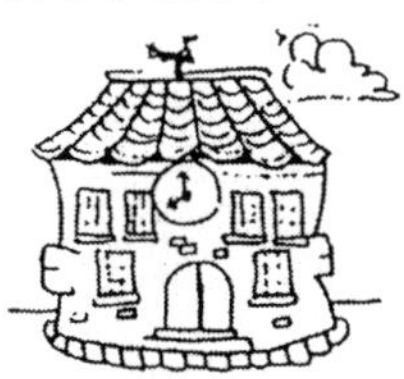
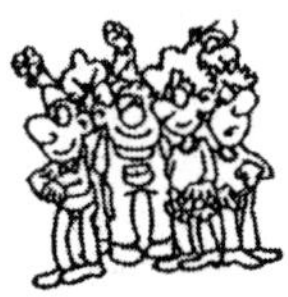
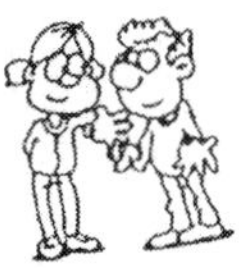
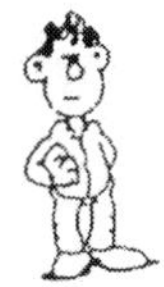

mit vielen mit wenigen allein

zu Hause

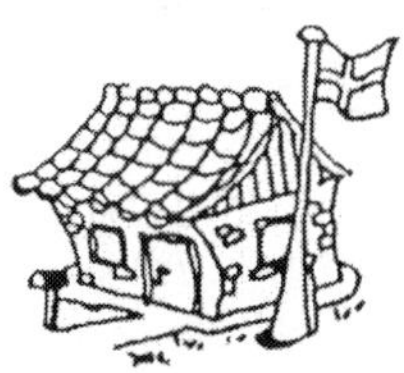
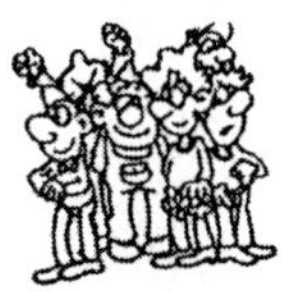
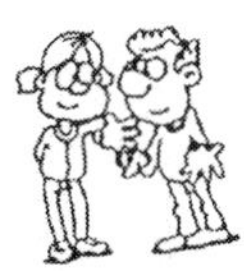
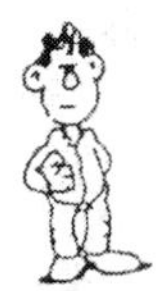

mit vielen mit wenigen allein

Abb. 4.3: Fortsetzung nächste Seite

11. Was machst du nach der Schule?
(Du darfst mehrere Kreuze machen, wenn du möchtest.)

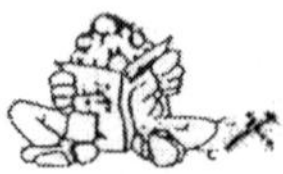
lese Bücher und Comics

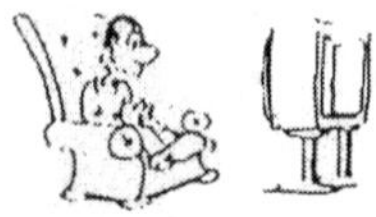
sehe fern

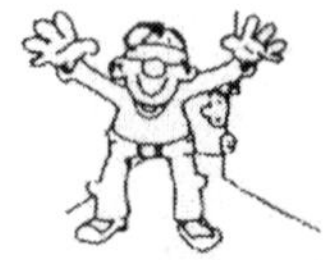
spiele

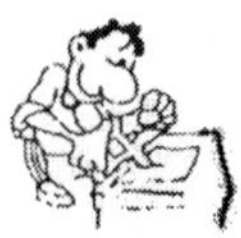
zeichne und schneide Papier aus

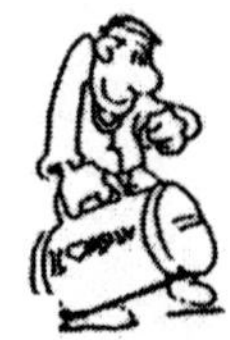
nehme an etwas teil

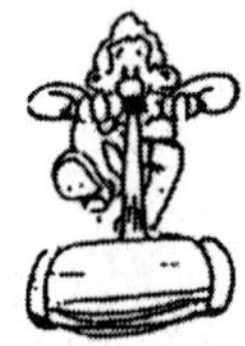
helfe zu Hause mit

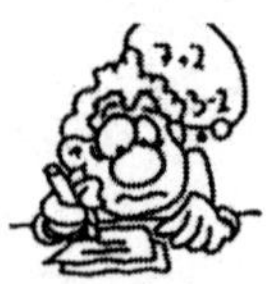
mache Schularbeiten

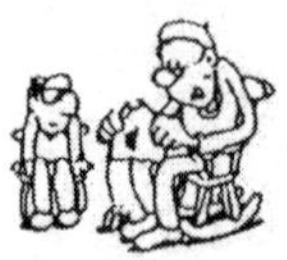
besuche Familie und Verwandte

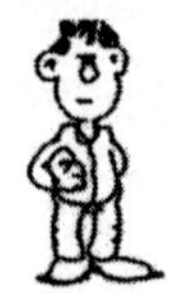
bin alleine zu Hause

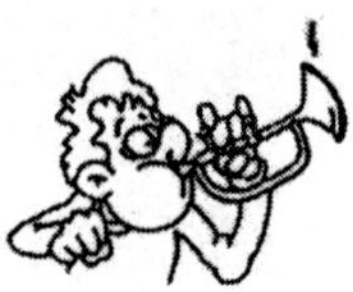
spiele ein Musikinstrument

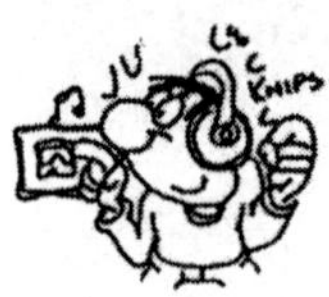
höre Radio oder Tonband

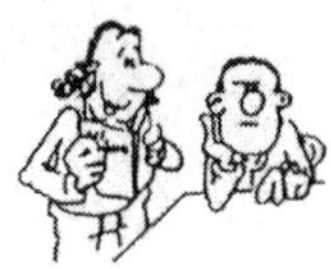
werde betreut

Abb. 4.3: Befindlichkeitsprofil: Beispiele aus der Version I

Frage 7:

Wie **fühlst** du dich **meistens** (sehr oft)?

Froh	Traurig	Müde	Durcheinander	Wütend	Ängstlich

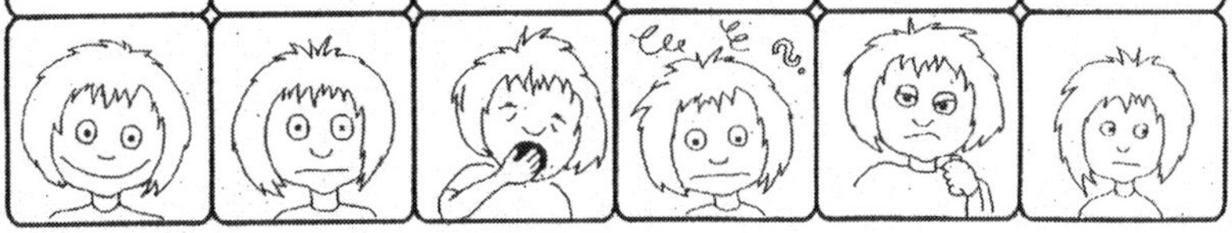

Frage 9:

Wie **findest du** dich? (Du darfst mehrere Kreuze machen!)

lustig	schön	dumm	gut
nicht nett, gemein	sportlich	langweilig	schlau
nicht gut	nicht so schön	nett	?

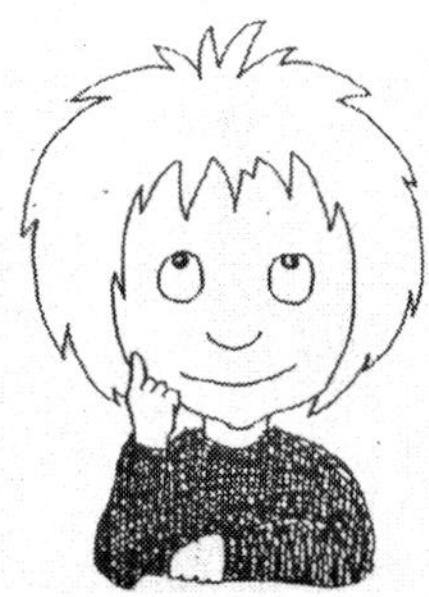

Frage 10:

Wie **finden** dich die **anderen** Kinder?

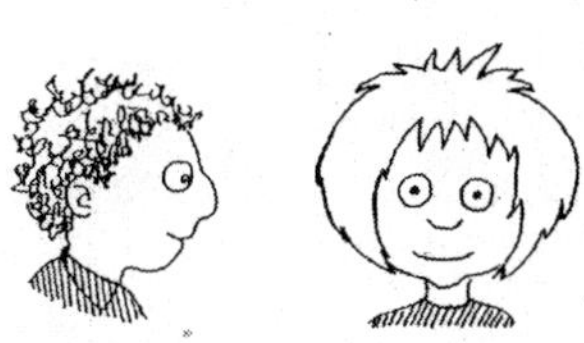

lustig	schön	dumm	gut
nicht nett, gemein	sportlich	langweilig	schlau
nicht gut	nicht so schön	nett	?

Abb. 4.4: Fortsetzung nächste Seite

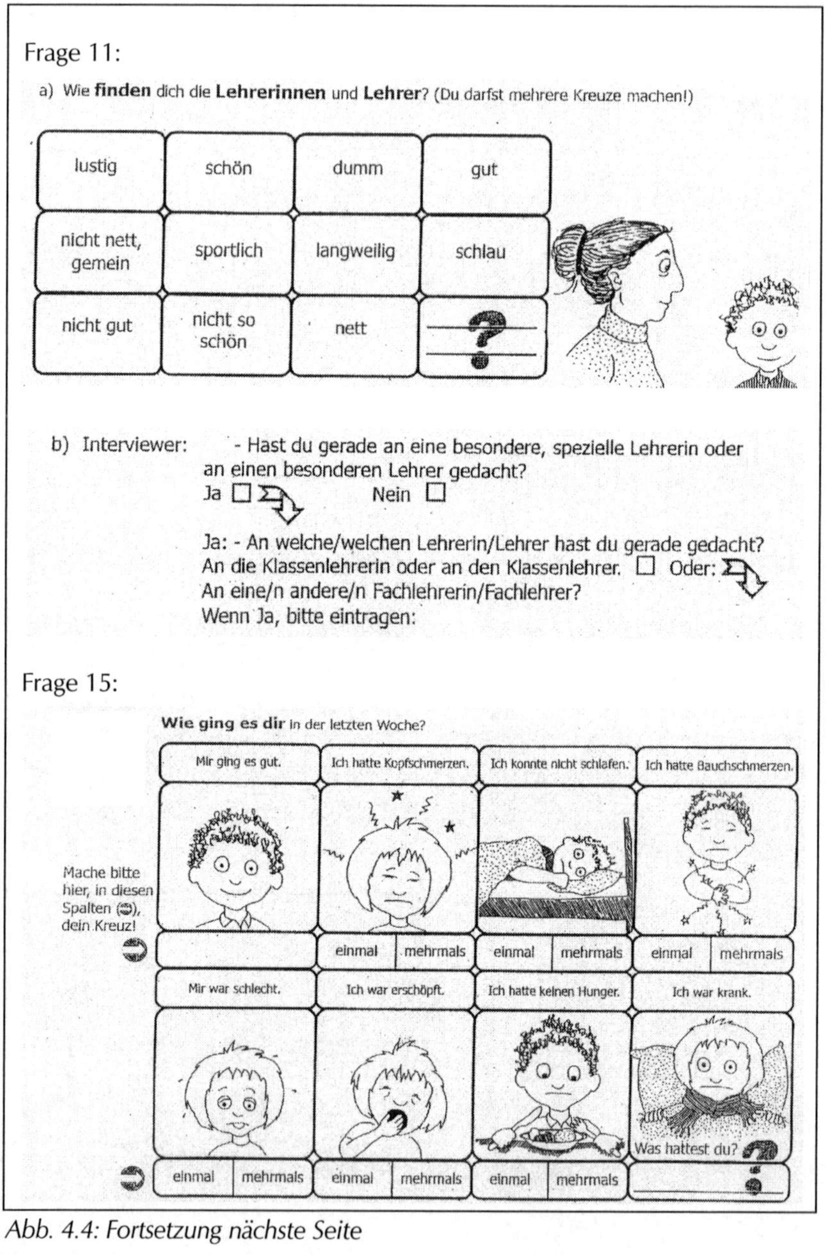

Frage 11:

a) Wie **finden** dich die **Lehrerinnen** und **Lehrer**? (Du darfst mehrere Kreuze machen!)

lustig	schön	dumm	gut
nicht nett, gemein	sportlich	langweilig	schlau
nicht gut	nicht so schön	nett	?

b) Interviewer: - Hast du gerade an eine besondere, spezielle Lehrerin oder an einen besonderen Lehrer gedacht?
Ja ☐ Nein ☐

Ja: - An welche/welchen Lehrerin/Lehrer hast du gerade gedacht?
An die Klassenlehrerin oder an den Klassenlehrer. ☐ Oder:
An eine/n andere/n Fachlehrerin/Fachlehrer?
Wenn Ja, bitte eintragen:

Frage 15:

Wie ging es dir in der letzten Woche?

Mache bitte hier, in diesen Spalten (➲), dein Kreuz!

Mir ging es gut.	Ich hatte Kopfschmerzen.	Ich konnte nicht schlafen.	Ich hatte Bauchschmerzen.
	einmal / mehrmals	einmal / mehrmals	einmal / mehrmals
Mir war schlecht.	**Ich war erschöpft.**	**Ich hatte keinen Hunger.**	**Ich war krank.**
einmal / mehrmals	einmal / mehrmals	einmal / mehrmals	Was hattest du? ?

Abb. 4.4: Fortsetzung nächste Seite

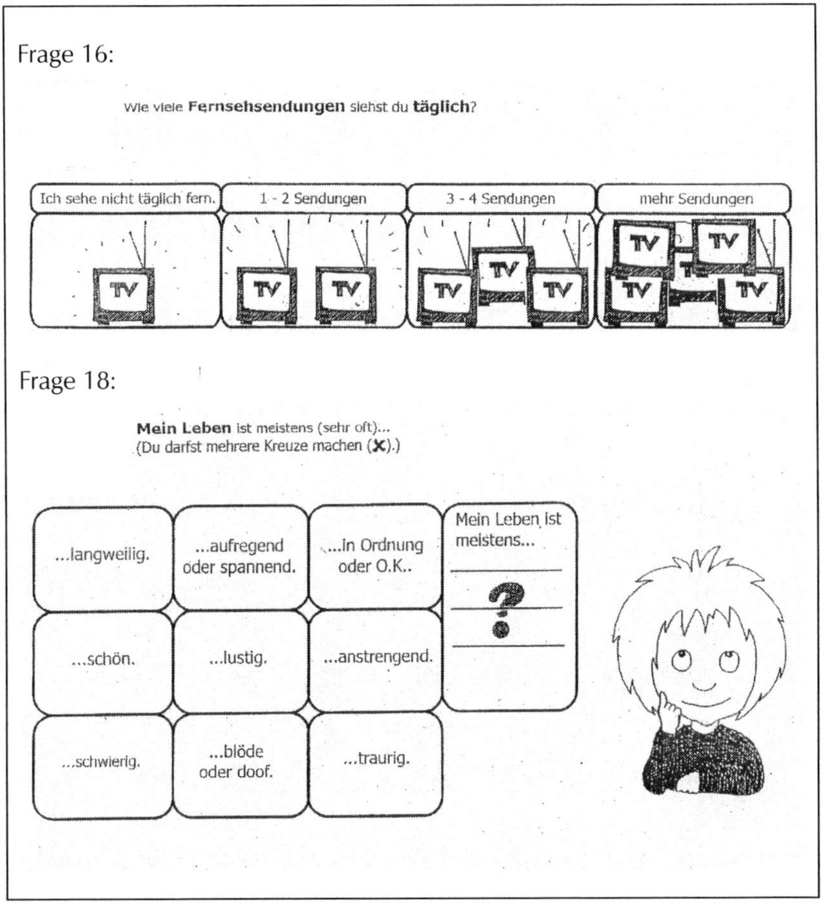

Abb. 4.4: Befindlichkeitsprofil: Beispiele aus der Version II

Die Fragen zum Ernährungs- und Zahnpflegeverhalten wurden durch Fragen zur emotionalen Befindlichkeit und zum Selbstwertgefühl ersetzt. Die Version II des Befindlichkeitsprofils enthält 20 Fragen, zeichnet sich aber durch eine stringentere Konzentrierung auf die Erfassung des Selbstwertes aus Sicht von Grundschulkindern aus. Erfasst werden:

- Demographische Variablen (Geschlecht, Alter, Familienstruktur),
- Zufriedenheit mit Schulweg und Schule (Leben in der Schule),
- Habituelle Befindlichkeit und Lebenseinstellung,

- Soziale Aktivitäten und Freizeitverhalten (einschließlich Fernsehkonsum),
- Selbst- und Fremdbewertung (durch andere Kinder und Lehrer),
- Körperliche Beschwerden,
- Betreuungssituation und Frühstücksverhalten.

Diese Version II wird gegenwärtig mit Greifswalder und Göttinger Grundschülern und Grundschülerinnen validiert und normiert.
Die Bearbeitungsdauer beträgt ca. 20 Minuten. Unsere bisherigen Erfahrungen bestätigen, dass die Kinder alle Formulierungen gut verstehen können, die Arbeit mit dem bildgestützten Verfahren macht ihnen viel Spaß. Im ersten und zweiten Schuljahr wird die Befragung im Einzelinterview durchgeführt, ab dem dritten Schuljahr ist die Durchführung in der Gruppe möglich.

4.3.2 Das Bilderwahlverfahren „Was ich gerne tue"

Das Bilderwahlverfahren „Was ich gerne tue" ermöglicht die Erfassung des subjektiven Erlebens von Kindern beim Betrachten von Bildern. Auf den Bildern werden Tätigkeiten, die von Kindern ausgeübt werden, gezeigt. Es handelt sich um 30 Tätigkeiten aus dem Alltag von Schulkindern (z.B. essen, basteln, toben, lesen, rechnen, schreiben, in der Familie sein, in Urlaub fahren, Computer spielen). In Tabelle 4.1 sind die 30 Aktivitäten aufgeführt.

Tab. 4.1: Das Bilderwahlverfahren: 30 Aktivitäten

1. Basteln	11. Kämmen	21. Lesen
2. Fernsehen	12. Einkaufen	22. Rechnen
3. Singen	13. Zu Hause helfen	23. Schreiben
4. Radfahren	14. Blumen gießen	24. Mit anderen spielen
5. Baden	15. Ball spielen	25. In der Familie sein
6. Schlafen	16. Malen	26. Toben
7. Aufstehen	17. Klettern, Schaukeln	27. Puzzlen
8. Essen	18. Mit Puppen spielen	28. In Urlaub fahren
9. Zähneputzen	19. Mit Autos spielen	29. Mit Bausteinen spielen
10. Waschen	20. Sport treiben	30. Computer spielen

In Abbildung 4.5 finden sich die Illustrationen für Basteln, Einkaufen, zu Hause helfen und Schwimmen. Abbildung 4.6 enthält Darstellungen der Kulturtechniken des Lesens, Rechnens und Schreibens.[8]

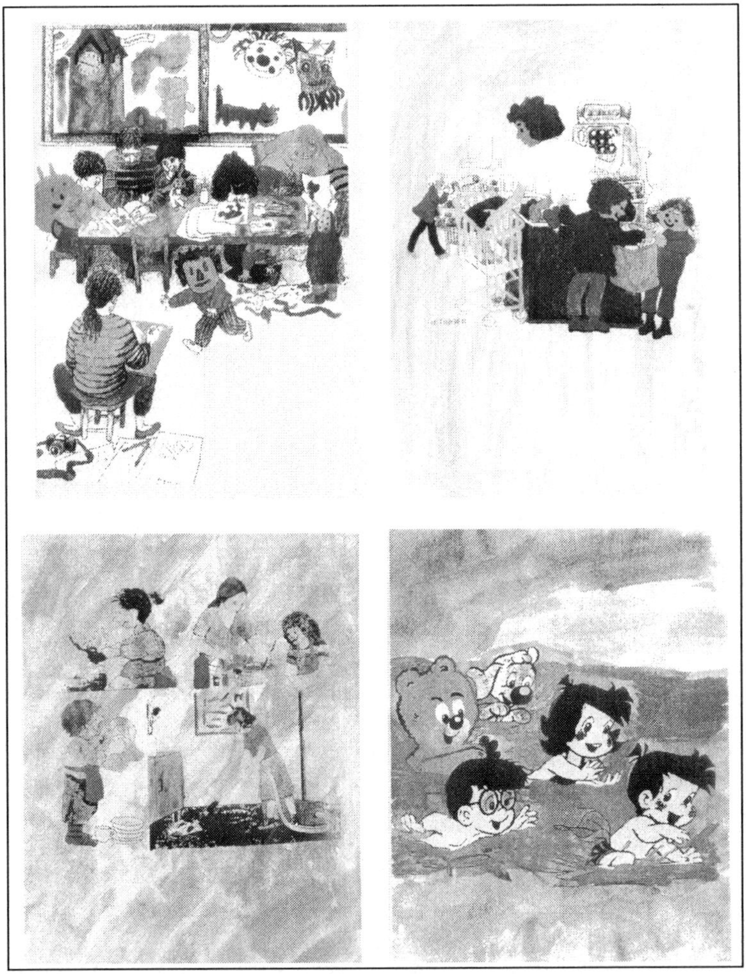

Abb. 4.5: Beispiele aus dem Bilderwahlverfahren: Basteln, Einkaufen, zu Hause helfen und Schwimmen

[8] Die Bilder sind im Original farbig.

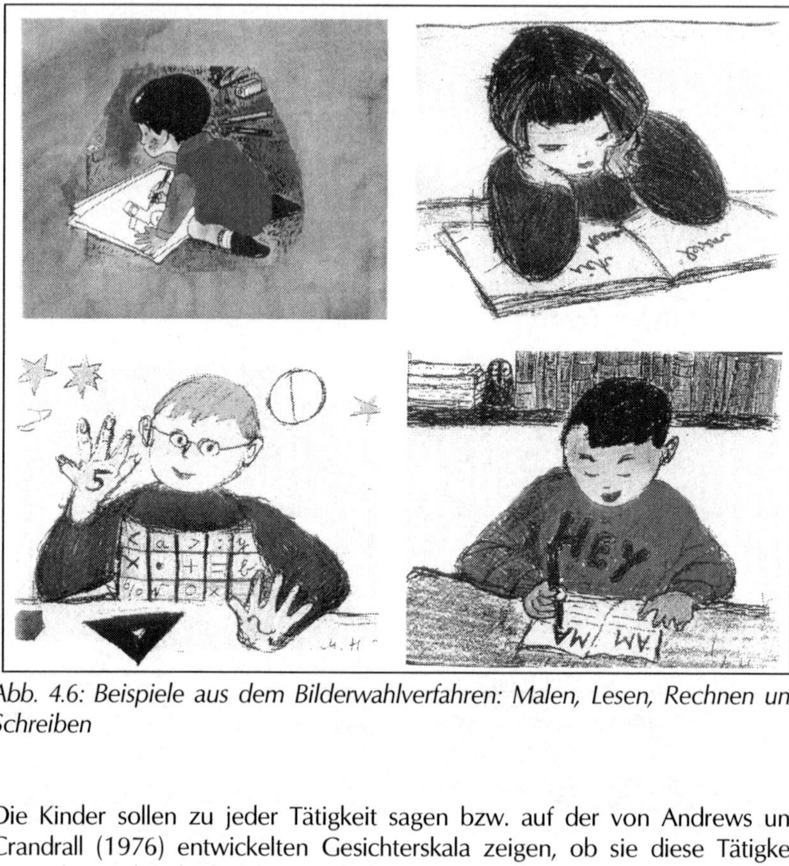

Abb. 4.6: Beispiele aus dem Bilderwahlverfahren: Malen, Lesen, Rechnen und Schreiben

Die Kinder sollen zu jeder Tätigkeit sagen bzw. auf der von Andrews und Crandrall (1976) entwickelten Gesichterskala zeigen, ob sie diese Tätigkeit ‚gern' / ‚manchmal gern' / ‚gar nicht gern' ausüben (siehe Abbildung 4.7).

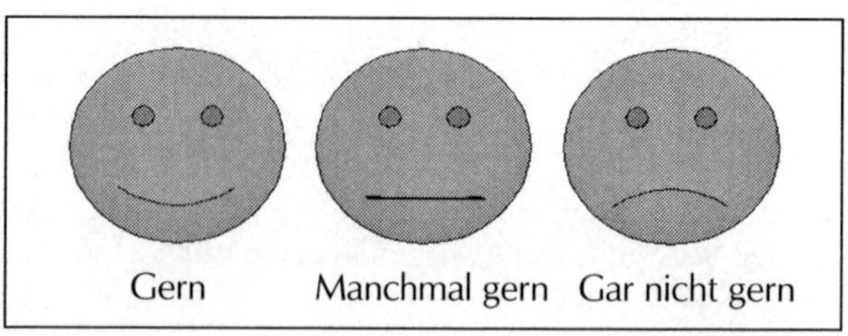

Abb. 4.7: Gesichterskala

Es wird davon ausgegangen, dass Kinder mit einem hohen Selbstwertgefühl mehr Tätigkeiten gerne ausführen als Kinder mit einem niedrigen Selbstwertgefühl. Normalerweise werden Tätigkeiten, die man sich zutraut und für die man sich kompetent hält, auch gerne gemacht. Da Kinder im Vorschulalter meist über eine entwicklungstypische „Selbstüberschätzung“ verfügen, ist zu erwarten, dass diese Grundhaltung zu Beginn der Untersuchung noch zum Ausdruck kommt (vgl. Krause 1989). Das würde sich in einer überwiegend bejahenden Zuwendung zu den 30 Tätigkeiten äußern.
Die Bearbeitung dauert ca. 8 Minuten. Es gibt keine Verständlichkeitsschwierigkeiten, da die Kinder die Tätigkeiten schon in der Abbildung erkennen und spontan entscheiden, ob sie diese Tätigkeit gern, manchmal gern oder nicht gern ausführen.

4.3.3 Die Aussagen-Liste zum Selbstwertgefühl für Kinder und Jugendliche (ALS)

Die Aussagen-Liste zum Selbstwertgefühl für Kinder und Jugendliche von Thomas Schauder (1996) stellt das für den deutschen Sprachraum erste Verfahren zur Messung des Selbstwertgefühls dar. Sie eignet sich zur Anwendung im Altersbereich von 8;00 bis 15;11 Jahren. Mit diesem Verfahren kann das Selbstwertgefühl jüngerer Grundschulkinder nicht erfasst werden.
Schauder geht davon aus, dass einerseits die Annahme eines globalen bzw. generalisierten Selbstwertgefühls, das über alle denkbaren Situationen hinweg erfasst wird, vertretbar ist, dass aber andererseits das Selbstwertgefühl in Abhängigkeit von verschiedenen Situations- und Umgebungsaspekten variiert (Situationsspezifizität des Selbstkonzeptes). Die ALS erfasst die drei Verhaltensbereiche Schule, Freizeit und Familie (Version F, Familienkinder) bzw. Schule, Freizeit und Heim (Version H, Heimkinder). Aus den Ergebnissen dieser drei spezifischen Verhaltensbereiche wird dann ein Maß für das generalisierte Selbstwertgefühl bestimmt.
In der Entwicklung des Verfahrens lehnte sich Schauder an die "Frankfurter Selbstkonzeptskalen (FSKN): Skalen zur Selbstwertschätzung (FFSW)" von Deusinger (1983), die "Selbstkonzept-Item-Liste" von Bittmann (1981) und den "Problemfragebogen für Jugendliche" von Roth, Süllwold & Berg (1967) an, wobei der größte Teil der Items von Schauder selbst erstellt wurde. Folgende Kriterien wurden für die Itemauswahl und -konstruktion herangezogen: a) der evaluative-affektive Charakter des Selbstwertgefühls (die *Selbstbewertung* ist vordergründig), b) die Bedeutsamkeit sozialer Vergleiche mit signifikanten anderen Personen (Eltern, Geschwister, Freunde, Lehrer, andere Kinder etc.)

für ein positives Selbstgefühl und c) die Bedeutsamkeit des Vergleichs von Real- und Idealeinschätzungen für eine positive Selbsteinschätzung. Jedes Item wurde mit einer fünstufigen Antwortskala eingeschätzt, die in Tabelle 4.2 dargestellt ist.

Tab. 4.2: Fünfstufige Antwortskala der ALS

- -	Deutliches NEIN, stimmt überhaupt nicht! Aussage trifft überhaupt nicht auf mich zu!
-	Eher NEIN, stimmt eher nicht! Aussage trifft eher nicht auf mich zu!
o	Unentschieden, stimmt weder noch! Aussage trifft weder noch auf mich zu!
+	Eher JA, stimmt eher! Aussage trifft eher auf mich zu!
++	Deutliches JA, stimmt ganz genau! Aussage trifft ganz genau auf mich zu!

Die finale Version enthält 18 positiv und negativ formulierte Items, die für die drei Verhaltensbereiche jeweils inhaltlich gleich formuliert sind und nebeneinander dargeboten werden. In der Tabelle 4.3 ist das Antwortformat dargestellt.

Tab. 4.3: Antwortformat der ALS (Version F)

In der SCHULE	In der FREIZEIT	In der FAMILIE
1. Ich glaube, dass meine Klassenkameraden oder Lehrer mich schon mal auslachen.	1. Ich glaube, dass meine Spielkameraden oder Freunde mich schon mal auslachen.	1. Ich glaube, dass meine Geschwister oder Eltern mich schon mal auslachen.
[- -] [-] [O] [+] [++]	[- -] [-] [O] [+] [++]	[- -] [-] [O] [+] [++]
2. In der Schule fühle ich mich immer sehr wohl.	2. In der Freizeit fühle ich mich immer sehr wohl.	2. In meiner Familie fühle ich mich immer sehr wohl.
[- -] [-] [O] [+] [++]	[- -] [-] [O] [+] [++]	[- -] [-] [O] [+] [++]
Etc.	Etc.	Etc.

Zur Beantwortung wird jeweils unter der betreffenden Aussage die Antwortskala aufgeführt, die dann jeweils angekreuzt werden soll. Das Verfahren eignet sich sowohl für die Einzel- als auch Gruppentestung. Die Durchführungsdauer beträgt 15 bis 30 Minuten.
Für die Auswertung ist die Itemformulierung zu beachten. Für jedes Item wird ein Punktwert von –2 bis +2 vergeben, wobei ein positiver Wert ein positives Selbstwertgefühl beinhaltet. Für jeden Verhaltensbereich wird ein Summenwert berechnet, der zwischen –36 und +36 variieren kann. Für die Bestimmung des generalisierten Selbstwertgefühls werden die drei Verhaltensbereiche aufaddiert.
Die Retest-Reliabilität für einen zeitlichen Abstand von 3 bis 4 Wochen erweist sich als zufrieden stellend bis gut. Die Koeffizienten für die einzelnen Verhaltensbereiche in den beiden Versionen variierten zwischen .71 und .88. Die interne Konsistenz ist ebenfalls als gut zu bewerten (die Konsistenzkoeffizienten liegen zwischen .81 und .84).
Unsere Erfahrungen beim Einsatz der ALS: Wir haben dieses Verfahren im dritten Schuljahr in unserer Längsschnittpopulation eingesetzt. Für die Kinder ergaben sich Probleme. Formulierungen wie "Ich glaube, dass meine Geschwister und Eltern mich schon mal auslachen" waren für die Kinder schwierig zu bearbeiten, da sie sehr wohl zwischen den Reaktionen der Erwachsenen und denen der Gleichaltrigen unterscheiden. Sie wussten also nicht, auf welchen Teil der Aussage sie sich beziehen sollten.
Die Standardwerte geben nur eine grobe Orientierung, deshalb haben wir die Rohwerte zur Grundlage unserer Auswertung gemacht und konnten so die problematischen Fälle besser ermitteln.

4.3.4 Der KINDL^R - Fragebogen zur Erfassung der gesundheitsbezogenen Lebensqualität bei Kindern und Jugendlichen (Revidierte Fassung)

Der KINDL^R liegt in drei Formen für drei verschiedene Altersstufen in einer Selbstbeurteilungsversion vor (Ravens-Sieberer & Bullinger 2000; siehe Abbildung 4.8). Die Form für ganz junge Kinder (4 bis 7 Jahre) ist als Interview vorgesehen.
Der KINDL^R erfasst sechs verschiedene gesundheitsbezogene Dimensionen: körperliches Wohlbefinden, psychisches Wohlbefinden, Selbstwert, Familie, Freunde und Funktionsfähigkeit im Alltag (Schule bzw. Vorschule und Kindergarten). Im KIDDY-KINDL^R wird jede Dimension mit zwei Items, im KID-KINDL^R und KIDDO-KINDL^R mit jeweils vier Items erfasst. Die Kinder sollen

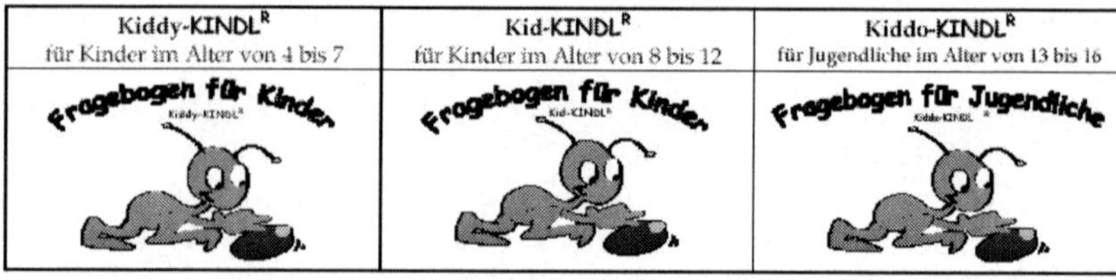
Kiddy-KINDL^{R}
für Kinder im Alter von 4 bis 7
Fragebogen für Kinder
Kid-KINDL^{R}
für Kinder im Alter von 8 bis 12
Fragebogen für Kinder
Kiddo-KINDL^{R}
für Jugendliche im Alter von 13 bis 16
Fragebogen für Jugendliche

Abb. 4.8: Drei Formen des KINDL^{R} für verschiedene Altersstufen

auf einer Skala ankreuzen, wie häufig die jeweilige Aussage in der letzten Woche auf sie zutraf (KIDDY-KINDL^{R}: 1 = nie; 2 = manchmal; 3 = ganz oft; KID-KINDL^{R} und KIDDO-KINDL^{R}: 1 = nie; 2 = selten; 3 = manchmal; 4 = oft; 5 = immer). Die Skalenwerte werden aufaddiert, so dass ein hoher Wert eine positive Lebensqualität darstellt (dies gilt nicht für den KIDDY-KINDL^{R}). Die sechs Dimensionen können zu einem Gesamtwert verrechnet werden. Die Items sind nicht bildlich dargestellt, so dass die Informationsvermittlung und -erhebung ausschließlich *verbal* erfolgen. In Tabelle 4.4 ist die Selbstwert-Skala dargelegt.

Die Bearbeitungszeit des KINDL^{R} dauert zwischen 5 und 15 Minuten; im Durchschnitt werden 10 Minuten benötigt. Eine erste Validierung erfolgte in zwei Stichproben. In Stichprobe 1 wurden gesunde Kinder im Rahmen einer Schuluntersuchung befragt. Sie setzte sich aus 918 Kindern der vierten Klasse und 583 Jugendliche der achten Klasse zusammen, die leider nur die Kurzform mit 12 Items (KIDDY-KINDL^{R}) ausfüllten. Die Stichprobe 2 bildeten 1050 im Durchschnitt 12,6 Jahre alte chronisch kranke Kinder, die vor ihrem Kuraufenthalt den KID-KINDL^{R} ausfüllten. Für letztere Zielpopulation liegen KID-

Tab. 4.4: Die Selbstwert-Skala des KINDL^{R}: In der letzten Woche ...

KIDDY-KINDL^{R}	KID-KINDL^{R}	KIDDO-KINDL^{R}
5. ... war ich stolz auf mich.	9. ... war ich stolz auf mich	9. ... war ich stolz auf mich
6. ... mochte ich mich selbst leiden	10. ... fand ich mich gut	10. ... fühlte ich mich wohl in meiner Haut
	11. ... mochte ich mich selbst leiden	11. ... mochte ich mich selbst leiden
	12. ... hatte ich viele gute Ideen	12. ... hatte ich viele gute Ideen

KINDL[R]-Normwerte vor. Exakte Referenzwerte für gesunde Kinder (Stichprobe 1) fehlen. Sie mussten auf Grundlage der Stichprobe 2 berechnet werden, da nur die Kurzversion ausgefüllt wurde: Mittels Regressionsanalysen wurden die Werte der nicht erhobenen Items (jeweils zwei pro Dimension) geschätzt und im jeweiligen Skalen- und Gesamt-Score verrechnet. Referenzwerte für den KIDDY-KINDL[R] sind nicht vorhanden, d.h. für jüngere Grundschulkinder muss die Eignung dieses Instrumentes noch nachgewiesen werden.

4.3.5 Die Selbstkonzeptskalen von Harter (deutsche Version)

Die Harter-Selbstkonzeptskalen erfassen fünf verschiedene Dimensionen des Selbst: Kognitive Kompetenz, Peer-Akzeptanz, Sportkompetenz, Aussehen und Selbstwertgefühl. Jede Skala setzt sich aus sechs Items zusammen. Der Versuchsleiter liest dem Kind die Fragen laut vor, das Kind kreuzt an. Der Fragebogen eignet sich für Kinder ab der dritten Klasse (ab ca. 8 Jahre).
Die vorzulesenden Sätze beschreiben Kinder, wie sie sein können. Tabelle 4.5 zeigt die sechs Items der Selbstwert-Skala, die innerhalb der insgesamt 30 Items verteilt sind. Dem Kind wird erklärt, dass der Versuchsleiter sich dafür interessiert, wie *es selbst* ist. Auf der linken Seite im Fragebogen steht ein Satz ("Einige Kinder würden in ihrer Freizeit lieber draußen spielen."), und auf der rechten ("Andere Kinder würden lieber fernsehen."). Nachdem beide Sätze vorgelesen worden sind, soll das Kind überlegen und entscheiden, zu welchen Kindern es sich selbst zählt. Wenn es sich festgelegt hat, soll es nochmals eine Entscheidung treffen, nämlich ob das, was diese Kinder tun, für sich nur so ungefähr stimmt, oder ob das ganz genau stimmt. Das Kind wird aufgefordert, in die entsprechende Spalte ein Kreuz zu setzen. Nachdem das Kind das Beispiel verstanden hat, wird der Fragebogen fortgesetzt. Die Items sind nicht illustriert, so dass die Informationsvermittlung und -erhebung ausschließlich *verbal* erfolgen.
Die Bearbeitung fällt Grundschulkindern nicht leicht, für Kinder unter 8 Jahren ist es eher nicht geeignet. Da wir dieses Verfahren zur Validierung des Befindlichkeitsprofils genutzt haben, können wir aus Erfahrung sagen, dass die Kinder die Aufgaben nur mit Hilfe der Versuchsleiterin erfüllen konnten.

4.3.6 Qualitative Verfahren: Der Satzergänzungstest

Zu den qualitativen Verfahren gehören zum Beispiel freie und halbstrukturierte Selbstbeschreibungsverfahren. Die Probanden werden bei den freien Selbst-

Tab. 4.5: Die Selbstwertgefühl-Skala von Harter

	Stimmt ganz genau	Stimmt so ungefähr		**BEISPIEL**		Stimmt so ungefähr	Stimmt ganz genau
			Einige Kinder würden in ihrer Freizeit lieber draußen spielen	**ABER**	Andere Kinder würden lieber fernsehen		
1.	☐	☐	Einige Kinder sind oft *unglücklich* über sich	**ABER**	Andere Kinder sind ziemlich *zufrieden* mit sich	☐	☐
2.	☐	☐	Einige Kinder sind *nicht* damit *zufrieden*, wie sie ihr Leben führen	**ABER**	Andere Kinder sind damit *zufrieden*, wie sie ihr Leben führen	☐	☐
3.	☐	☐	Einige Kinder sind *zufrieden* mit sich selbst	**ABER**	Andere Kinder sind oft *nicht* zufrieden mit sich selbst	☐	☐
4.	☐	☐	Einige Kinder *mögen* die Art, wie sie sind	**ABER**	Andere Kinder würden oft gerne jemand *anders* sein	☐	☐
5.	☐	☐	Einige Kinder sind sehr *froh* darüber, so zu sein, wie sie sind	**ABER**	Andere Kinder wünschen sich, sie wären *anders*	☐	☐
6.	☐	☐	Einige Kinder sind *nicht* sehr glücklich über das, was sie so alles machen	**ABER**	Andere Kinder glauben, dass es *in Ordnung* ist, was sie so alles machen	☐	☐

beschreibungen gebeten, alles aufzuschreiben, was sie über sich wissen. (Who-I-am-Technik). Bei halbstrukturiert-offenen Verfahren ergänzen die Probanden zum Beispiel vorgegebene Satzanfänge.
Unstrukturierte und halbstrukturierte Interviews orientieren sich an einem groben Interviewleitfaden, lassen aber den Probanden mehr oder weniger große Möglichkeiten der Selbstdarstellung. Mit Hilfe der offenen Verfahren sind Aussagen über Inhalt, Struktur und Qualität des Selbstbildes möglich. Sie sind vor allem in der explorativen Phase einer Untersuchung zu bevorzugen. Auch Zeichnungen oder andere das Bild nutzende Methoden sind hier einzuordnen und können besonders für Kinder die Methode der Wahl sein (vgl. Kapitel 5.3 über Familie und Selbstwert).
Der Satzergänzungstest ist ein halbstrukturiert-offenes Erhebungsverfahren. Das Kind antwortet frei auf vorgegebene Satzanfänge, assoziiert spontan dazu und entscheidet auf diesem Wege über den Inhalt der Aussage. Hausser (1982) spricht von „Verbalisierungschancen" des Befragten. Die Satzanfänge lenken die Aufmerksamkeit des Kindes auf erfahrungsbezogene Gedächtnisinhalte. Es werden erwartungsgemäß jene Inhalte häufig genannt, die besonders leicht zugänglich und in der jeweiligen Befragungssituation salient sind. Der Satzergänzungstest ist somit ein individuumzentriertes Verfahren: Die Perspektive des Individuums ist zentral. Diese Orientierung ist für die Selbstkonzeptforschung unbedingt notwendig (vgl. Wiechardt 1977 und Hausser 1995). Die Halbstrukturiertheit des Verfahrens gewährleistet eine inter- und intraindividuelle Vergleichbarkeit der Antworten. Für junge Kinder ist es besonders geeignet, da sie einerseits frei antworten können, andererseits aber durch die Satzanfänge zur Selbstaussage angeregt werden. Die verbalen Daten sind sowohl inhaltlich auswertbar (durch Applikation eines inhaltlichen Kategoriensystems, s.u.) als auch qualitativ beurteilbar im Sinne von sprachlicher Komplexität/Variabilität. So ist zum Beispiel zu vermuten, dass die selbstbezogenen Antworten mit zunehmendem Alter an Differenziertheit zunehmen. Der Differenzierungsgrad innerhalb einer Stichprobe gibt Aufschluss über die kognitive Entwicklung.
Nach Voruntersuchungen wurden folgende acht Satzanfänge, die von den Kindern ergänzt werden sollen, ausgewählt (Tabelle 4.6).
Beim Satzergänzungstest wurden die Kinder ermuntert, aktuelle selbstbezogene episodische Gedächtnisinhalte, die über die gegenwärtige subjektive Befindlichkeit Aufschluss geben, zu aktivieren. Die Auswahl der Satzanfänge war schwierig, nach mehreren Probedurchläufen entschieden wir uns für die oben genannten acht Sätze. Die Kinder wurden im Kontext Schule befragt. Die Interviewerinnen waren vertraute Personen, die sie über ein oder mehrere Schuljahre in den Gesundheitsstunden begleiteten. Es war trotzdem nicht zu

Tab. 4.6: Der Satzergänzungstest (Version I)

1. Wenn ich etwas nicht schaffe ...	5. Ich bin traurig ...
2. Am meisten freue ich mich ...	6. Ich ärgere mich ...
3. Die anderen Kinder ...	7. Ich finde nicht schön ...
4. Ich habe Angst ...	8. In der Schule ...

vermeiden, dass die Beziehung zur Versuchsleiterin und die situativen Kontextbedingungen das Antwortverhalten der Kinder beeinflussten. Diese Situationsspezifik, die bei Befragungen immer gegeben ist, wurde jedoch dadurch nivelliert, dass die Erhebung jedes Jahr wiederholt und dass der Test von den Kindern insgesamt fünf mal bearbeitet wurde.

Mit Hilfe dieses Verfahrens werden die Kinder angeregt, über sich selbst zu reflektieren, d.h. es erfasst spontane selbstbezogene Aussagen und lässt zudem Aussagen über die emotionale Befindlichkeit der Kinder zu. Die zu erwartenden Ergänzungen sind immer Ausdruck des subjektiven Reflektierens über die eigene Person. Im Längsschnitt ermöglicht der Satzergänzungstest Aussagen über die inhaltlich-qualitative Entwicklung und Veränderung der Selbstaussagen und des Selbstwertgefühls.

Aufgrund seiner Anlage als halb-strukturiertes offenes Verfahren ist ein intra- und interindividueller Vergleich zwischen den Probanden möglich. Durch die Satzanfänge wird die Thematik vorgegeben, die mögliche Antwort bleibt jedoch offen. Die zu untersuchenden Kinder formulieren aktiv die ‚Antworten'. Die Antworten können dann nach einer inhaltsanalytischen Auswertung intra- und interindividuell verglichen werden.

Durch den Satzergänzungstest haben sich letztlich weit über Tausend auszuwertende Aussagen pro Satz ergeben. Berücksichtigt man außerdem, dass im Verlauf der Projektzeit unterschiedliche Mitarbeiter/innen an der Auswertung beteiligt waren, kann das Problem der Zuverlässigkeit der Auswertung nicht durch die übliche Methode der „Diskussion bis zur Übereinstimmung" über kontroverse Texte[9] gelöst werden. Die Auswertung dieser Daten sollte deshalb durch Maßzahlen für die Reliabilität abgesichert sein, die mit ähnlichen Maßen standardisierter Erhebungsinstrumente vergleichbar sind.

Bei der Methode der Auswertung entschieden wir uns für die qualitative Inhaltsanalyse (Mayring 1993). Die wichtigste Prämisse dafür war, dass die Kategorienbildung durch prozessimmanente Auseinandersetzung mit dem empi-

[9] So z.B. in den Projekten von Hopf, Rieker und Sanden-Martens (1995) und Heitmeyer, Buhse, Liebe-Freund, Möller, Müller, Ritz, Siller und Vossen (1992).

rischen Material reflektierbar und kontrollierbar sein sollte. Hierfür ist aber wichtig, dass Reliabilitäts- und Validitätsbestimmungen bei veränderten Bedingungen erneut aufgenommen und mit früheren Ergebnissen verglichen werden können, vor allem weil es sich ja um ein Längsschnitt-Projekt mehrjähriger Dauer handelt. Dazu eignen sich ebenfalls gut quantitative Maßzahlen.
Die zu bewältigenden Kategorisierungen und die Notwendigkeit der Kontrolle über die Qualität des Kategorienschemas und der Kodierungen auch bei Veränderungen des Schemas stellten uns vor die Aufgabe, die Kodierleistung im Verlauf des gesamten Projekts quantitativ zu erfassen. Dazu wurden während der Entwicklung und Anwendung des Kategorienschemas mehrfach quantitative Maßzahlen erhoben, die in den Vorgang der Weiterentwicklung eingingen.
Im Folgenden soll diese Methode der Verflechtung von Quantität und Qualität bei der Entwicklung von Kategorienschema und Prüfung der Kodierleistung kurz dargestellt werden. Als Beispiel für das Vorgehen soll die Entwicklung der Kategorien zu den von den Kindern geäußerten Satzergänzungen für den ersten Satzanfang „Wenn ich etwas nicht schaffe" dienen (vgl. Krause & Müller-Benedict 1997; und Krause, Müller-Benedict & Wiesmann; 2000a 2000b).

4.3.6.1 Die Entwicklung des Kategorienschemas

Auf Grund theoretischer Vorüberlegungen legten wir Kategorien fest, die relativ global waren und nur als vorläufige Orientierung dienten, jedoch der Forderung nach einem einheitlichen Klassifikationsprinzip gerecht wurden (Holsti 1969, Merten 1983, siehe Tabelle 4.7).

Tab. 4.7: Vorläufiges Kategorienschema für den Satzanfang "Wenn ich etwas nicht schaffe"

„Wenn ich etwas nicht schaffe ..."
Kategorie 1: Mit Hilfe zum Erfolg
Kategorie 2: Ohne Hilfe zum Erfolg
Kategorie 3: Misserfolg zulassen
Kategorie 4: Misserfolg mit Selbstbewertung
Kategorie 5: Konkrete Situationsbeschreibung
Kategorie 6: Konsequenzen aus dem Nicht-Schaffen
Kategorie 7: Sonstiges
Kategorie 8: Keine Antwort

Zunächst wurden die Ergänzungen von 72 Kindern (Erhebungseinheit einer Schule in Göttingen) aller acht Sätze so aufgeteilt, dass jeweils zwei Mitarbeiter/innen einen Satz bearbeiteten und empirisch begründete Kategorien erstellten. In mehreren Beratungen der Forschungsgruppe wurden diese Vorschläge diskutiert. Anschließend bearbeiteten 12 Kodierer/innen das Material mit dem folgenden Kategorienschema (siehe Tabelle 4.8).

Tab. 4.8: Überarbeitetes Kategorienschema für den Satzanfang "Wenn ich etwas nicht schaffe"

„Wenn ich etwas nicht schaffe ...“
Kategorie 1: Mit Hilfe zum Erfolg
Kategorie 2: Ohne Hilfe zum Erfolg
2a. Unmittelbares Wiederholen, Weitermachen, Anstrengen
2b. Aufschieben
Kategorie 3: Misserfolg zulassen
3a. Ignorieren
3b. Rückzug, Vermeidung
3c. Ablenkung durch andere Tätigkeiten
Kategorie 4: Frustration / Misserfolg mit Selbstwertbezug
4a. emotional
4b. kognitiv
Kategorie 5: Konkrete Situationsbeschreibung
Kategorie 6: Sonstiges (Residualklasse)
Kategorie 7: Keine Antwort

4.3.6.2 Übereinstimmungsmaße und Kodierleitfaden-Entwicklung

Es musste ein Kategorienschema entwickelt werden, welches die größtmögliche Inhaltsaufnahme gewährleisten konnte, aber außerdem den Ansprüchen an Reliabilität, Validität und Objektivität genügen musste. Bei der Auswertung des ersten Materialdurchlaufs wurden folgende Werte berechnet:

1. Modalwerte. Es wurden die Ergebnisse der Kodierungen daraufhin untersucht, ob es bei den Aussagen der Kinder eindeutige Modalwerte gibt, die so herausgehoben sind, dass man von einer überwiegenden Übereinstimmung der Kodierer/innen sprechen kann.

2. Streuungen. Wenn es für bestimmte Antwortsätze keine solchen Modalwerte gab, also eine eindeutige Zuordnung nicht möglich war, wurde die Vertei-

lung der Zuordnungen im Kategorienschema betrachtet, um mögliche Gründe dafür festzustellen. Es war zu überprüfen, ob die Kodierer/innen bei der Einordnung einer bestimmten Aussage unterschiedlicher Auffassungen sind, ob es Polaritäten zwischen zwei oder drei Kategorien bzw. Subkategorien gibt, die auf mangelnde Trennschärfe des Kategorienschemas hinweisen, also auf mangelhafte Erfüllung der Forderung nach Exklusivität und gegenseitiger Abgrenzbarkeit der Kategorien.
Beim Satzanfang „*Wenn ich etwas nicht schaffe ...*" wurden unter den 72 Ergänzungen der Stichprobe zwölf Sätze gefunden, für die keine Modalwerte bei einzelnen Kategorien existierten.
Als wesentlicher Faktor für die Unstimmigkeiten bei den 12 Aussagen stellte sich die mangelnde Trennschärfe einiger Kategorien heraus. Außerdem wurde deutlich, dass eine längere Schulung der Kodierer/innen notwendig war, um ausreichende Kompetenzen zu erwerben.
Gut erkennbar ist die Polarität zwischen den Subkategorien 3a („Ignorieren") und 3b („Rückzug/Vermeidung"), z.B. bei den Aussagen der Probanden Nr.:

300: „*... dann schaff ich's eben nicht.*"
321: „*... dann lass ich's, oder frage andere, ob sie mir helfen.*"
330: „*... dann lasse ich es.*"
358: „*... dann schaff ich das nicht.*"

Die Polarität beruht offensichtlich darauf, dass es für die Kodierer/innen schwierig war zu entscheiden, ob z.B. der Satz 300 „*... dann schaff ich's eben nicht*" eine Aussage ist, die Rückzug oder Vermeidung signalisiert, oder ob dieser Satz auch als Ignorieren einer Misserfolgssituation verstanden werden kann. An diesem Beispiel wird deutlich, dass die Forderung nach Exklusivität und gegenseitiger Abgrenzbarkeit der Subkategorien nicht gewährleistet war. Infolge der Diskussion des Problems einigte sich die Gruppe darauf, dass die beiden Unterkategorien 3a und 3b zusammengefasst werden sollen, da in jedem Fall Ignorieren und Vermeiden bzw. Zurückziehen als ein Verhalten angesehen werden kann, bei dem das Kind weder um eine Lösung des Problems bemüht ist, noch sich weitere Gedanken darüber macht, also eine Beeinträchtigung des Selbstwertgefühls nicht erkennbar ist. Die Trennschärfe zu den anderen Kategorien bleibt auf jeden Fall erhalten. Die neue Unterkategorie fasst somit alle Möglichkeiten zusammen, die vorher unter 3a und 3b genannt wurden (siehe Tabelle 4.9).

Tab. 4.9: Ausschnitt aus dem Kodierleitfaden für Satz 1 vor und nach der letzten Überarbeitung

Wenn ich etwas nicht schaffe... Kategorie 3: „Misserfolg zulassen"	
1. Version: Definition: Diese Kategorie beschreibt Aussagen, die erkennen lassen, dass der Misserfolg keinen Impetus und auch keine erkennbare Valenz für das Kind besitzt. Es wurden innerhalb dieser Kategorie drei verschiedene Vorgehensweisen angesichts des Misserfolgs beobachtet, die in folgenden drei Unterkategorien ihren Niederschlag finden. 3a: Ignorieren Ankerbeispiel: "... dann lass ich es eben, das meiste schaffe ich sowieso." 3b: Rückzug/Vermeidung Ankerbeispiel: „... dann mach ich das nicht" 3c: Ablenkung durch andere Tätigkeiten Ankerbeispiel: „...dann mache ich ein Spielchen"	*2. Version:* Definition: Aussagen, die erkennen lassen, dass der Misserfolg (etwas nicht schaffen) keine erkennbare Valenz für das Kind besitzt, werden dieser Kategorie zugeordnet. Dabei können zwei Vorgehensweisen angesichts des Misserfolgs beobachtet werden. 3a: Ignorieren, Rückzug, Vermeidung Ankerbeispiele: „... dann lass ich das eben, das meiste schaff ich sowieso", „... dann mach ich das nicht." 3b: Ablenkung durch andere Tätigkeiten/ einen anderen Ort aufsuchen Ankerbeispiele: „... dann mache ich ein Spielchen", „... dann gehe ich nach Hause".

Ein anderes Problem, welches ebenfalls auf mangelnde Trennschärfe zurückzuführen ist, trat bei vier Aussagen in der Kategorie 1 („Mit Hilfe zum Erfolg") auf:

301: *„... irgendwas sagen."*
321: *„... dann lass ich's oder frage andere, ob sie mir helfen"*
324: *„... dann versuch ich es noch mal und dann frag ich Papa."*
353: *„... dann gehe ich zu einer Freundin."*

Die Aussagen 321 und 324 beinhalten jeweils zwei Sinnzusammenhänge. In beiden Sätzen werden zwei Möglichkeiten zur Bewältigung des eigenen Unvermögens vom Kind in Betracht gezogen. Die Einordnung in zwei Kategorien ist somit kein Problem der Trennschärfe des Kodierleitfadens, da in den Aussagen zwei verschiedene Inhalte genannt werden.

Die Aussage 301 ist offensichtlich so unverständlich, dass sie nicht eindeutig zuzuordnen ist. Die meisten Kodierer/innen haben sie deshalb auch in die dafür vorgesehene Kategorie 6 („Sonstiges") eingeordnet. Drei Kodierer/innen aber haben diese Aussage der Kategorie 1 zugeordnet und sind damit der Meinung, dass die Ergänzung des Satzanfanges *„Wenn ich etwas nicht schaffe ..."* durch *„... irgendwas sagen"* ein Hilfeersuchen des Kindes zum Ausdruck bringt. Es wären sicherlich auch noch andere Interpretationen möglich. In der Besprechung, die nach dem ersten Materialdurchlauf erfolgte, wurde deshalb vor allem das Problem des Interpretierens oder des Suchens bzw. Vermutens von Sinn diskutiert.

Der Satz 353 wurde trotz seiner klaren Formulierung nicht eindeutig zugeordnet. Hier besteht Polarität zwischen den Kategorien 1 ('Mit Hilfe zum Erfolg') und 3c ('Ablenkung durch andere Tätigkeiten'). Fünfmal wurde die Aussage *„... dann gehe ich zu einer Freundin"* der Kategorie 1 und siebenmal der Kategorie 3c zugeordnet. Hier wird nun deutlich, wie der Spielraum unterschiedlicher Interpretationsmuster der Kodier/innen beim Überprüfen der Interkoderreliabilität zum Tragen kommt. Die Aussage des Kindes *„... dann gehe ich zu einer Freundin"* ist eigentlich ein klar formulierter Satz, der aber trotz seiner konkreten Aussage nicht eindeutig erschlossen werden kann. Sicherlich kann ein Kind zu seiner Freundin gehen, um Hilfe zu bekommen. Es wäre aber auch möglich, dass es zu seiner Freundin geht, um dort Ablenkung von der nicht zu bewältigenden Aufgabe zu erfahren. Das aber sind Interpretationen, die zu subjektiven Entscheidungen bei der Kategorienwahl führen. Dieses Problem musste durch eine eindeutigere Formulierung der Kategorie gelöst werden. In diesem Falle erhielt die Unterkategorie 3c den Zusatz „einen anderen Ort aufsuchen". Diese Entscheidung erscheint auch gerechtfertigt, da mehr Kodierer/innen die Kategorie 3c (sie wurde in der Endfassung zu 3b) als 1 gewählt haben.

Nach der Überarbeitung wurde der Kodierleitfaden erstellt, der nunmehr auch Definitionen und Ankerbeispiele enthielt (vgl. Beispiel in Tabelle 4.9).

Danach wurden die Texte nochmals kodiert, diesmal von der sog. „Kodierergruppe", bestehend aus fünf Mitarbeiterinnen und einem Mitarbeiter der Forschergruppe. Die Ergebnisse der Erstkodierung dieser Kodierergruppe und die der Zweitkodierung wurden einer Reliabilitätsprüfung unterzogen, was im nächsten Abschnitt näher beschrieben wird. In einem dritten Durchgang setzte

sich die Kodierergruppe zusammen, diskutierte auf der Grundlage der einzelnen Kodierergebnisse jede Aussage und legte eine endgültige Zuordnung fest. Wir gingen dabei immer so vor, dass pro Sitzung lediglich ein Satz diskutiert wurde, so dass zunächst eine Beeinflussung der Kodierleistung durch den Gesamteindruck der acht Satzergänzungen eines Kindes vermieden wurde. Als Ergebnis dieser Arbeit lag eine vollständige Zuordnung aller Zitate zu den in den Kodierleitfäden vorgegebenen Kategorien vor.
Erst bei spezifischen Analysen wurden alle Aussagen des Kindes – die acht Satzergänzungen zu allen Messzeitpunkten – herangezogen. Eine solche Analyse zum Beispiel ergab, dass einige Kategorien innerhalb des ersten Satzes („Wenn ich etwas nicht schaffe ..."), des dritten Satzes („Die anderen Kinder ...") und des achten Satzes („In der Schule ...") besonders aufschlussreich waren, um Kinder herauszufinden, deren Selbstwertgefühl gefährdet war. Bei Schüler Nr. 162 war die Ergänzung des Satzanfanges „Wenn ich etwas nicht schaffe ..." mehrmals der Kategorie 4a „Misserfolg mit Selbstbewertung (emotional)" zuzuordnen. Er führte den Satzanfang folgendermaßen fort:

„Wenn ich etwas nicht schaffe ...
... dann schimpft Mama ein bisschen." (Kindergarten)
... dann mag ich's nicht gern und hab ein komisches Gefühl." (1. Schuljahr)
... kommt darauf an was, z.B. Hausaufgaben: fühl´ ich mich erst mal nicht so gut." (2. Schuljahr)
... dann fühle ich mich nicht gut." (3. Schuljahr)
... dann mach ich es eigentlich nicht zu Ende." (4. Schuljahr)

4.3.6.3 Überprüfung des Kategorienschemas mit Hilfe von Kreuztabellen von Kodierungen

Grundlage für die Berechnung von Maßzahlen für die Güte von Kodierungen sind Kreuztabellen der Kodierungen von Kodierer/innen-Paaren. Auf Grund der Kreuztabellen lassen sich relativ einfach weitere Mängel des Kategoriensystems diagnostizieren, wenn man die Ergebnisse an mehreren Tabellen überprüft:

- Kategorien, die gar nicht oder nur sehr selten benutzt wurden, sollten daraufhin überprüft werden, ob sie theoretisch notwendig sind.
- Bei gehäuften Nichtübereinstimmungen, bei denen immer die zwei selben unterschiedlichen Kategorien gewählt wurden, sollte die Trennschärfe dieser Kategorien verbessert werden.

- Kategorien, die mit fast allen anderen kombiniert wurden, sind ein Hinweis darauf, dass die Qualität dieser Kategorie fast allen Texten anhaften könnte, also nicht „wechselseitig exklusiv" genug ist.

Die Kombination der Matrix der Kodierungen und der Kreuztabellen der Kodier-Paare lieferte nach den Projekterfahrungen reichhaltige Anhaltspunkte für fruchtbare Diskussionen zur qualitativen Verbesserung des getesteten Kategorienschemas und des dazugehörigen Kodierleitfadens.

4.3.6.4 Die Messung der Kodierleistung

„Interkoderreliabilität" bezeichnet den „Grad an Übereinstimmung" zwischen Kodierer/innen. Hierfür wird i.A. ein sog. „kappa"-Koeffizient berechnet (Krippendorf 1970, Cohen 1960). Es ergaben sich jedoch in diesem Projekt einige Besonderheiten bei der Messung eines „kappa", die sicher auch typisch für ähnliche sozialwissenschaftliche Projekte sind:

- Wie soll die Übereinstimmung zwischen mehr als zwei Kodierer/innen generell gemessen werden?
- Wie soll sie speziell gemessen werden, wenn nicht alle die gleiche Anzahl Texte (hier: Kinder) kodiert haben?
- Wie soll Übereinstimmung gemessen werden, wenn die Kodierer/innen nicht alle dieselben Kategorien verwendet haben?
- Wie lassen sich Änderungen am Kategorienschema im Hinblick auf Verbesserung/Verschlechterung messen?

Für diese Probleme gibt es keine Verfahren, die soweit erprobt sind, dass sie in Lehrbüchern über Inhaltsanalyse und in der Standard-Software zu finden wären. Deshalb wurden ein eigener „kappa"-Koeffizient, der die obigen Probleme behandeln kann, und ein Computer-Programm für seine Berechnung entwickelt[10] (Müller-Benedict 1998).

Mit diesem Koeffizienten lassen sich Maßzahlen von Übereinstimmungen für die meisten inhaltsanalytischen Kodierungen bestimmen und über die Texte hinweg vergleichen. Im Allgemeinen gelten Maße von über 0.7 als akzeptabel oder sogar als gut (Bakeman & Gottman 1986, S. 82), da z.B. auch bei standardisierten Befragungen in Retests u.Ä. die Reliabilität im Durchschnitt bei 70% liegt (König 1973, S. 175).

---

[10] Das Programm und eine ausführlichere Beschreibung des hier verwendeten „kappas" kann man im Internet erhalten. Die Adresse lautet: http://www.uni-goettingen.de/~vbenedi.

Über die Messung und Sicherung der Kodierqualität hinaus lassen sich damit aber auch die Verbesserungen eines Kategorienschemas messen. Die Änderungen am Kategorienschema repräsentieren im Kern den Fortgang der qualitativen Auswertung der empirischen Ergebnisse. Sie ziehen sich deshalb oft über eine beträchtliche Zeit hin. Deshalb ist es möglich, sogar dieselben Texte, die am Anfang des Projekts mit dem zu diesem Zeitpunkt vorliegenden Kodierleitfaden kodiert wurden, mit dem endgültigen Kodierleitfaden noch einmal zu kodieren und jeweils den Grad an Übereinstimmung der Kodierer/innen zu messen. In unserem Projekt war es notwendig, den Kodierleitfaden zu erweitern, da die Aussagen der Kinder sich inhaltlich veränderten (z.B. kamen Aussagen zur Schule und zum Lernen erst später hinzu) und an Differenziertheit zunahmen. Eine substantielle Erhöhung der kappa-Koeffizienten deutet dann auf eine Verbesserung des Kategorienschemas hin, soweit man sie nicht ausschließlich dem „Training" und „Lernerfolg" der Kodierer/innen zuschreiben will.

Nach dem ersten Kodierungsdurchgang wurden in diesem Projekt die kappa-Koeffizienten für alle Paare und alle Kodierer/innen gemeinsam jeweils für alle acht zu kodierenden Sätze bestimmt. Es ergaben sich Werte von 0.6 bis 0.8, also schon ein recht zufrieden stellendes Ergebnis. Nach der Weiterentwicklung wurden alle Sätze mit dem endgültigen Kategorienschema und neuem Kodierleitfaden erneut verkodet. Das geschah in unabhängigen Einzelsitzungen. Auch von diesem Durchgang wurden die obigen kappa-Werte errechnet. Es zeigte sich bei allen Sätzen, sowohl für die Paarungen als auch für die Gesamtwerte, im Durchschnitt eine mehr als 10%ige Erhöhung von kappa, so dass die Verbesserung des Kategorienschemas zufrieden stellend war. Damit wurde eine Übereinstimmung, die sich durchaus mit standardisierten Befragungen vergleichen lässt, erreicht.

Der Gewinn dieser umfangreichen Prüfung der Kodierer/innen-Leistung für das Projekt liegt nicht nur in der gewonnenen Sicherheit, die Kodierqualität zu messen, dauerhaft zu gewährleisten und mit anderen Reliabilitätswerten vergleichen zu können. Von Vorteil war auch, dass diese Prüfung über die inhaltlichen Kritiken hinausgehende Hinweise auf Mängel im Kategoriensystem, die erst bei der Quantifizierung sichtbar werden, gab, und dass sie den Fortschritt bei der Weiterentwicklung des Kategorienschemas messbar machen konnte.

Inzwischen wurde der Satzergänzungstest inhaltlich verändert, es wurden 2 Sätze gestrichen und 4 neue hinzugenommen (vgl. Tabelle 4.10). Die oben beschriebene Prozedur der Kodierung ist abgeschlossen, es liegen 10 Kodierleitfäden vor.

Tab. 4.10: Der Satzergänzungstest (Version II)

1. Am meisten freue ich mich ...	6. Ich habe Angst ...
2. Ich ärgere mich ...	7. Mir gefällt, dass ich ...
3. Die anderen Kinder ...	8. Mir gefällt nicht, dass ich ...
4. In der Schule ...	9. Wenn ich etwas nicht schaffe ...
5. In meiner Familie ...	10. Wenn ich mir etwas wünschen könnte ....

4.3.7 Messverfahren im Projekt „Ich bin Ich"

In dem Projekt "Ich bin Ich – Gesundheit fördern durch Selbstwertstärkung" (siehe Kapitel 6.4) werden das Befindlichkeitsprofil, das Bilderwahlverfahren und der Satzergänzungstest insgesamt fünfmal eingesetzt. Diese Prozedur dient der Evaluierung des Projektes, die Daten werden gleichzeitig in einer Kontrollgruppe erhoben.
Hinsichtlich der Anlage der Untersuchungen handelt es sich damit um eine Längsschnittstudie. Es kann die Entwicklung und Veränderung des Selbstwertgefühls über die Grundschulzeit in ihrer interindividuellen Variabilität untersucht werden. Qualitative Daten können außerdem quantitativ ausgewertet werden (vgl. Krause, Müller-Benedict & Wiesmann 2000a, 2000b).
Zum Kindergarten- und Grundschulalter liegen bisher wenig längsschnittliche Daten zur Selbstbild- bzw. Selbstwertentwicklung vor. Zu nennen wäre zum Beispiel der Quasi-Längsschnitt von Damon und Hart (1982, 1988). Dabei wurden Kinder im Alter von 4-15 Jahren gebeten, sich selbst zu beschreiben. Die Aussagen der Kinder ließen sich auf allen Altersstufen in vier Kategorien einordnen: physische Merkmale, Aktivitäten, soziale Beziehungen, psychologische Merkmale. Im Alter von 7 bis 11 Jahren stand das "Soziale Selbstbild" im Vordergrund, im Alter zwischen 12 und 15 Jahren das "Psychologische Selbstbild". In den Längsschnittuntersuchungen von Krause und Mitarbeiterinnen, die die Altersgruppen von 5 bis 17 Jahren umfassten, konnte vor allem die Bedeutung des "Schul- und lernbezogenen Selbstbildes" für die Entwicklung und Veränderung des Selbstwertgefühls nachgewiesen werden (Krause 1985).
Die Scholastik-Studie (Weinert & Helmke 1997) hat die Entwicklung der Kinder während des Grundschulalters unter verschiedenen Aspekten untersucht, u.a. auch den Zusammenhang von Selbstbild und Schulleistung (s. Kapitel 4.2).
Um den Prozess der Entstehung und Veränderung von Selbstphänomenen zu erfassen, sind Längsschnittuntersuchungen sowie eine Verbindung qualitativer und quantitativer Methoden sicherlich das effektivste Untersuchungsdesign. Wir meinen, dass sich der Aufwand lohnt.

5. Determinanten des Selbstwertgefühls im Kindesalter

5.1 Stresserleben und Bewältigungsstrategien

5.1.1 Stressoren und Ressourcen

Die wissenschaftliche Beschäftigung mit Stress hat seit Selye (1956), der häufig als "Vater der Stressforschung" bezeichnet wird, auf der Grundlage unterschiedlicher Stresstheorien viel Material geliefert, das den Zusammenhang von Stress und Gesundheit nachweist. Deshalb soll in diesem Kapitel der Frage nachgegangen werden, mit welchen Stressoren Kinder heute konfrontiert werden und welche Ressourcen sie zur Stressbewältigung haben bzw. brauchen.

Die multidimensionale Betrachtung von Stress schließt immer sowohl die Stressauslöser (Stressoren) als auch die Stressreaktion (Coping) ein. Die Stressreaktion wiederum ist abhängig von den Ressourcen, die der Person zur Verfügung stehen. Die meisten Impulse und wichtigsten Arbeiten zur Stressforschung kamen von Lazarus und seinen Mitarbeitern (z. B. Lazarus 1981, Lazarus & Folkmann 1984). In ihrem Buch "Stress, Appraisal, and Coping" entwickelten Lazarus und Folkman (1984) das transaktionale Stress- und Bewältigungsmodell. Sie distanzierten sich von eigenschaftsorientierten Konzepten ebenso wie von situations- bzw. kontextbezogenen Ansätzen. Bedeutsam für die Stresstheorie von Lazarus ist die Einführung der Konzepte von Bewertung und Bewältigung. "Psychologischer Stress ist eine besondere Beziehung zwischen der Person und der Umgebung, die von der Person so bewertet wird, dass sie seine oder ihre Ressourcen angreift oder übersteigt und sein oder ihr Wohlbefinden gefährdet" (Lazarus & Folkman 1984, S. 19). Dieser Fall tritt immer dann ein, wenn bestimmte Lebensereignisse als bedrohlich bzw. belastend erlebt werden. Das können alltägliche Widrigkeiten, akute Lebenskrisen oder auch andauernde Überforderungen sein.

Diese Ereignisse – es sind die Risiken unseres Lebens - können jeden treffen, unser Leben birgt viele solcher "Gefahren" in sich, keiner kann erwarten, nie mit einem belastenden Problem konfrontiert zu werden. Die Risiken allein sind aber noch nicht die Stressoren. Im transaktionalen Modell, das von Lazarus und seinen Mitarbeiten in die Stress-Diskussion eingeführt wurde, ist das Individuum selbst die entscheidende Instanz. Nur die mit dem Ereignis konfrontierte Person entscheidet, welche Bedeutung sie diesem gibt. Unter Transaktion versteht Lazarus, "dass nicht nur die Situation auf die Person einwirkt (analog der Stimuli-Reiz-Sequenz), sondern dass auch die Person die Situation bestimmt; beide beeinflussen sich wechselseitig im Zuge ihres Aufeinandertreffens" (Lazarus 1981, S. 204).

Nach Lazarus war es vor allem Antonovsky (1979), der diese kognitionstheoretische Betrachtungsweise von Stress aufgenommen und weitergeführt hat. Er nennt es ein Versäumnis von Lazarus, die Definition der Stressoren nicht auf alle Stimuli ausgeweitet zu haben. Antonovsky sagt, dass zunächst alle Herausforderungen als Stressoren bezeichnet werden können, unabhängig davon, ob sie als gefährdend eingeschätzt werden oder nicht (vgl. Antonovsky 1997, S. 125). Schon in der ersten Begegnung mit dem Stressor - er nennt es *"primäre Bewertung-I"* (ebd.) - entscheidet die Person, ob ein Stimuli als Stressor oder Nicht-Stressor einzuschätzen ist. Diese erste Einschätzung sei abhängig von der Ausprägung des Kohärenzsinns, denn eine Person mit starkem SOC wird "Stimuli eher als Nicht-Stressoren definieren und annehmen, dass sie sich automatisch an die Forderung anpassen kann - anders als jemand mit einem schwachen SOC. Sie wird auf diese Weise keine Anspannung, die potentiell in Stress transformiert werden kann, erleben" (ebd., S. 126).

Erst danach - so Antonovsky - wird der als Stressor wahrgenommene Stimulus als für das eigene Wohlbefinden bedrohlich, günstig oder irrelevant eingeschätzt. Wird der Stressor als günstig oder irrelevant definiert, dann erfolgt eine Umdefinition, der Stressor wird zum Nicht-Stressor, die Spannung löst sich relativ schnell auf. Nach Lazarus wäre das die primäre Bewertung, Antonovsky nennt es *"primäre Bewertung-II"*. Wiederum sei - so Antonovsky - die Stärke des SOC maßgeblich daran beteiligt, wie schnell und wie häufig ein Stressor zu einem Nicht-Stressor umdefiniert wird.

Ein als Stressor definierter Stimulus kann durchaus positiver Natur sein. Antonovsky legt großen Wert darauf, in die Überlegungen auch die positive Alternative einer Spannung mit einzubeziehen. Gerade aus dieser bisher wenig beachteten Form von Stress könne man viel lernen. In der Phase der *"primären Bewertung-III"* erfolgt schließlich die emotionale und kognitive Ordnung des als Stressor definierten Stimulus, was die Bereitschaft nach sich zieht, sich dem Problem zu stellen und in die Bewältigungsphase (bei Lazarus die „sekundäre Bewertung") einzutreten. Auch in dieser Phase spielt der SOC eine bedeutsame Rolle: Bei Personen mit starkem SOC wird ein glücklicher Stressor eher Hoffung und Aufregung auslösen, bei Personen mit negativem SOC eher

Hoffnungslosigkeit und Apathie. Man stelle sich ein Kind, das zum Klassensprecher gewählt wird, vor. Dieser positive Stressor wird von dem Kind mit starkem SOC als Herausforderung erlebt und löst aufgeregte Spannung aus, es empfindet Freude und Stolz. Das Kind mit schwachem SOC wird der neuen Aufgabe wenig Optimismus entgegenbringen, Emotionen wie Verunsicherung und Angst sind eher wahrscheinlich.

Das hängt auch damit zusammen, welche Erwartungen an diese neue Aufgabe gestellt werden, wie sie kognitiv eingeordnet wird. Das Kind mit schwachem SOC wird sich vor Augen führen, dass es nun vor allen sprechen muss, dass es mit der Klassenlehrerin verhandeln muss, dass es also viel mehr Verantwortung haben und im Blickfeld anderer Personen stehen wird. Das sieht natürlich auch das Kind mit starkem SOC, jedoch mit dem Unterschied, dass sich dieses Kind ziemlich genau vorstellen kann, was das im Einzelnen heißt, und dass es daran glaubt, die nötigen Ressourcen zu haben, um dieser Herausforderung nachkommen zu können.

Ähnliche Unterschiede bei der emotionalen und instrumentellen Wahrnehmung des Stressors gibt es zwischen Personen mit starkem und schwachem SOC, wenn Stressoren als gefährlich eingeschätzt werden.

Im Folgenden wollen wir die Belastungen, denen Kinder heute - zu Beginn des 21. Jahrhunderts - in ihrer Lebenswelt ausgesetzt sind, etwas genauer betrachten und später noch einmal zum Problem der Stressbewältigung zurückkehren.

5.1.2 Belastungen von Kindern

Die modernen Industriegesellschaften sind von einem raschen Wandel der Lebensbedingungen geprägt, die sich in Formen "neu entwickelter und/oder perfektionierter Technologien und [...] Veränderungen in den Sozialbeziehungen infolge der Individualisierungsschübe, der Auflösung tradierter Lebensstile und der Pluralisierung von Lebensläufen [...]" zeigen (Mansel 1996, S. 7). Diese gesellschaftlichen Veränderungen fördern zwar die produktive Auseinandersetzung der Heranwachsenden mit ihrer Lebenswelt, da sie mehr Freiräume haben und selbstständiger entscheiden können, andererseits sind das aber auch Belastungen, denen bei weitem nicht alle Kinder und Jugendlichen gewachsen sind. Größere Freiräume, Chancenvielfalt und pluralisierte Lebensformen können nicht von allen gleichermaßen genutzt werden, was wiederum Chancenungleichheit nach sich zieht. Nicht allein die notwendigen Handlungskompetenzen, sondern auch die ökonomischen und sozialen Voraussetzungen sind ungleich entwickelt bzw. verteilt. Für den Einzelnen können die

neuen Herausforderungen durchaus Stressoren sein. Da wir an verschiedenen Stellen dieses Bandes schon die zunehmenden gesundheitlichen Beeinträchtigungen von Kindern - vor allem die psychischen Störungen - diskutiert haben, kann man den Autoren, die von erhöhtem Stressniveau im Kindesalter sprechen, sicherlich zustimmen (vgl. Badura & Pfaff 1989, Lohaus 1990, Ziegler 1996).
Die gesellschaftlichen Veränderungsprozesse spiegeln sich in verschiedenen sozialen Systemen, in denen Kinder aufwachsen, wider. Sie können bei günstigen Konstellationen noch abgepuffert werden, begegnen den Kindern im ungünstigsten Falle jedoch in voller Härte. Die wichtigsten Systeme, in denen die Kinder aufwachsen und erzogen werden, sind die Familie und die Schule. Deshalb sollen die Bedingungen, die in diesen Beziehungsnetzen potentielle Belastungsfaktoren sein können, genauer betrachtet werden.

5.1.2.1 Belastungen im Familiensystem

Die Familie als primäre und einflussreichste Sozialisationsinstanz hat die Versorgung der Heranwachsenden, ihre emotionale Unterstützung, Sicherheit und Verlässlichkeit zu gewährleisten.
Diese von der Gesellschaft an die Familie weitergegebene Aufgabe ist in den sich wandelnden Familienstrukturen und unter den gegenwärtigen Lebensbedingungen von Familien nicht immer einfach zu erfüllen. Die auffälligsten Merkmale des Wandels sind:

1. *Abnehmende Heiratsneigung und zunehmende Ehescheidung.* Nur noch 50% aller Erwachsenen entscheiden sich für eine Heirat. Gleichzeitig werden etwa 30% aller Ehen wieder geschieden (Heuwinkel 1998, S. 14). Das bedeutet, dass Kinder mit Trennungserlebnissen umgehen müssen, dass sie in Stieffamilien leben und grundlegende Veränderungen ihrer Lebensumstände (Wohnort- und Schulwechsel, Armut, Verlust von Freunden u.a.) zu bewältigen haben.

2. *Zunehmende Kinderlosigkeit bzw. Ein-Kind-Familien.* Kinder haben weniger Geschwister, dafür häufiger Stiefgeschwister und mehr als vier Großeltern. Man könnte eher von "elternreichen Kindern" als von "kinderreichen Eltern" sprechen.

3. *Zunehmende Zahl von Alleinerziehenden als Folge der Scheidungen.* Einelternfamilien mit Kindern machen rd. 7% der Familien in Deutschland aus (vgl.

Schnabel 2001, S. 83). Für betroffene Kinder verändert sich häufig die ökonomische Situation. Die Gefahr, in finanzielle Not zu geraten, ist bei dieser Familienform besonders groß, da die Gesellschaft den allein erziehenden Müttern wenig Hilfe anbietet. "Mehr als jede andere Gruppe tragen deshalb gerade sie zur wachsenden Kinderarmut bei, die man in unserer Gesellschaft erst zögernd zu registrieren beginnt" (ebd.).

4. *Zunehmende Erwerbstätigkeit von Frauen.* Die Entscheidung der Frauen, am Erwerbsleben teilzunehmen, ist für Kinder deshalb so problematisch, weil die Betreuung der Kleinkinder und Schulkinder tagsüber nicht gewährleistet ist. Der Bedarf an Betreuungsplätzen für Vorschulkinder und an Hortplätzen – jeweils mit Mittagsversorgung – ist um ein Vielfaches größer als das tatsächliche Angebot. Der Prozentanteil berufstätiger Frauen mit Kindern zwischen 15 und 18 Jahren (58,1%) fällt deshalb auch höher aus als bei Kindern unter 3 Jahren (43,1%) (vgl. Schnabel 2001, S. 69).

5. *Unzureichende materielle Unterstützung von Familien mit Kindern.* Da sich die Ausbildungszeiten verlängert haben und die finanzielle Unabhängigkeit relativ spät erreicht wird, sind Kinder zunehmend länger von den Eltern abhängig. Kinderkosten machen rund zwei Drittel der Kostenbelastung der Familien aus (vgl. Engelbert 1992, S. 78). Insbesondere Alleinerziehende und Familien mit mehreren Kindern befinden sich in einer schwierigen finanziellen Lage (vgl. Schnabel 2001).

6. *Steigende Arbeitslosigkeit als Hauptursache einer möglichen Unterversorgung.* Alleinerziehende und Familien mit mehreren Kindern sind davon in besonderem Maße bedroht. Für Kinder ergibt sich ein zusätzliches Risiko noch dadurch, dass in Familiensystemen, die schon im Normalzustand belastet sind, unter dem Druck von Arbeitslosigkeit und der daraus entstehenden finanziellen und seelischen Not Beziehungsprobleme der Familienmitglieder untereinander entstehen, die nicht selten in aggressivem Verhalten und in gewalttätigen Auseinandersetzungen enden. Soziale Isolation, Depressionen, Alkoholkonsum, körperliche und psychosomatische Erkrankungen lösen die Familie auf, der damit verbundene Erziehungsnotstand ist gekennzeichnet durch die Zunahme perspektivloser, schwer erziehbarer und verwahrloster Kinder und Jugendlicher.

5.1.2.2 Belastungen in der Schule

Als zentrale gesellschaftliche Institution will und soll die Schule die systematische Bildung und Erziehung der Heranwachsenden gewährleisten. Dazu gehört einerseits die Anregung, der Aufbau und die Förderung von gesellschaftlich erwünschten Kenntnissen, Fähigkeiten und Fertigkeiten, andererseits aber auch die Herausbildung sozialer und emotionaler Fähigkeiten. Lernziel der schulischen Bildung und Erziehung sollte aber auch die Entwicklung von Widerstandsressourcen, von Faktoren, die den Kohärenzsinn stärken und die Gesundheit fördern, sein. Das betrifft nicht zuletzt die Erhaltung und Stärkung eines positiven Selbstwertgefühls, das gerade in der Schule gefährdet ist und zwar aus folgenden Gründen:

1. *Leistungszwang in der Schule und frühe Selektion in "gut" und "schlecht" bzw. "intelligent" und "dumm".* Das verschärft vor allem die Situation von Kindern benachteiligter Familien. Die schulische Ausbildung gilt heute als "zentrales Instrument der Lebensplanung" (Hurrelmann 1994, S. 129). Bereits die Grundschule bedeutet für Kinder weniger Freude als Pflicht und Notwendigkeit (vgl. Ziegler 1996, S. 64). Lernen und schulische Inhalte bestimmen den Tagesablauf, teilweise auch die Wochenenden und die Schulferien. Kinder haben wenig Freizeit, gemeinsames Spielen ist selten geworden. In Kapitel 5.2 bei der Diskussion des Zusammenhangs zwischen Selbstwert und Schulerfolg werden wir ausführlicher auf die Auswirkungen des Leistungsdrucks eingehen.

2. *Schule erzeugt Stress und in der Folge häufig Angst.* Paulus (1995, S.264) bezeichnet die Schule als „Risikofaktor“, als eine Institution, die die Gesundheit der Lernenden wesentlich beeinflusst, die sich aber auch mit den gesundheitlichen Problemen „ganzer Schülerjahrgänge“ auseinandersetzen muss, worauf wohl keiner ausreichend vorbereitet ist. Es ist sicherlich nicht zu übersehen, dass immer mehr Schülerinnen und Schüler unter ‚Schulstress‘ leiden und dass Stresssymptome bereits im Grundschulalter auftreten. Die Belastungen ergeben sich u.a. aus den häufig sehr unterschiedlichen Voraussetzungen der Kinder einer Schulklasse zur Bewältigung der jeweiligen Anforderungen, so dass der Druck auch aus der Konkurrenz der Kinder untereinander entsteht.

3. *Das Interaktions- und Kommunikationsgeschehen in der Schulklasse ist auf schulische Inhalte eingeengt.* Die Lehrer und Lehrerinnen kennen nur einen Ausschnitt der Persönlichkeit der Kinder und zwar jenen, der ihren eigenen Erfolg oder Misserfolg bestimmt. Deshalb wird er überbewertet und nicht selten das Kind insgesamt auf der Grundlage seiner intellektuellen Fähigkeiten

beurteilt. Dass die Erwartungshaltung der Lehrkraft die weitere Entwicklung des Kindes beeinflusst, ist spätestens seit den Untersuchungen von Rosenthal und Jacobson (1968) zum sog. "Pygmalioneffekt" bekannt. Für jene Kinder, die nicht zu den Erfolgreichen gehören, bedeuten diese Zusammenhänge, dass sie ihre Stärken, die vielleicht in ganz anderen Bereichen liegen, nicht einbringen können und sich zunehmend als Versager erleben. Schauder (1998) fand Unterschiede im Selbstwertgefühl der Kinder bezüglich der Schule, der Familie und der Freizeit. Die Kinder beschrieben sich im Bereich Schule deutlich negativer als in den anderen Lebensbereichen.

4. Die institutionellen Rahmenbedingungen sind eher gesundheitsschädigend als gesundheitsförderlich. Das betrifft alle in der Schule Tätigen, also auch die Lehrkräfte.

Nicht von ungefähr gehören Lehrer und Lehrerinnen zu der Gruppe Berufstätiger, die am häufigsten wegen psychischer Störungen arbeitsunfähig ist. Bei ihnen werden Ängste, Depressionen und neurotisch-funktionelle Störungen sowie Burnout-Symptome deutlich häufiger als bei anderen Berufsgruppen diagnostiziert (vgl. Rudow 1994). Außerdem gibt es im Lehrberuf eine hohe Rate an gesundheitlich bedingten Frühpensionierungen. Sie liegt in den Ländern Hessen, Hamburg, Nordrhein-Westfalen und Rheinland-Pfalz zwischen 40 und 50 Prozent (ebd.). Neben Persönlichkeitsmerkmalen der Lehrenden selbst sind folgende im System Schule liegende Belastungsfaktoren maßgeblich daran beteiligt (vgl. Landesinstitut für Schule und Weiterbildung in Nordrhein-Westfalen 1998, S. 66):

kulturell-politische:	mangelnde Identität mit der eigenen Schule
	fehlende gemeinsame Schulphilosophie
	geringes Prestige des Lehrberufs
	kaum Aufstiegsmöglichkeiten
	ständiger Innovationsdruck
strukturell-soziale:	mangelnde Kooperation und Isolation innerhalb des Lehrkörpers
	wenig fachlicher Austausch
	Konflikte im Kollegium
	fehlende Unterstützung durch die Schulleitung
	widersprüchliche und diffuse Rollenansprüche
technisch-instrumentelle:	Disziplinprobleme, fehlende Motivation und Desinteresse bei Schülern und Schülerinnen
	Zwang zur Leistungsbeurteilung
	administrative und bürokratische Aufgaben

außerunterrichtliche und außerschulische Verpflichtungen
Mängel in der Organisation des Lehrplans
Stofffülle und Leistungsdruck
zu große Klassen und heterogene Zusammensetzung
Sprechbelastung
Lärmbelastung

Viele dieser Belastungsfaktoren, denen Lehrkräfte ausgesetzt sind, treffen auch auf die Schüler und Schülerinnen zu. Diese haben der Spannung, die zum Beispiel durch den Leistungsdruck und durch ausgebrannte Lehrer/innen erzeugt wird, noch weniger entgegenzusetzen als die Erwachsenen.

5. Die Lehrplaninhalte und die didaktische Umsetzung sind wenig motivierend.
Die PISA-Studie hat eigentlich nur das noch einmal deutlich gemacht, was seit langem beklagt wird. Was und wie wird eigentlich gelernt und was wäre notwendig? Was sollten Heranwachsende in der Schule lernen? Was braucht die Gesellschaft, was die veränderte Arbeitswelt? Von Schuljahr zu Schuljahr wird den Lernenden in Haupt- und Realschulen klarer, dass sie auf dem Arbeitsmarkt wenig Chancen haben. Die Diskrepanz zwischen zunehmendem Leistungsdruck und der Sinnlosigkeit der Anstrengungen ist auch für Schüler und Schülerinnen erkennbar. Lehrende und Lernende tun etwas, was keinem Spaß macht, was beiden aussichtslos erscheint. Experimentierfreude, Neugierde auf Neues, Freude über Erfolge, Solidarität mit den anderen – alles Lernvoraussetzungen, die selten zu finden sind.

6. Eltern verhalten sich mehr oder weniger kooperativ und üben häufig zusätzlichen Druck auf ihre Kinder aus.
Eltern wollen bestmöglichste Abschlüsse für ihre Kinder, denn sie wissen sehr gut, dass die Lebenskarriere ihres Kindes vom Schulabschluss abhängt. Da die ersten Entscheidungen schon nach den vier Grundschuljahren fallen, sind die Erwartungen an das Kind hoch. Die Entwicklung auf dem Arbeitsmarkt löst bei den Eltern nicht nur Angst um die eigene Zukunft, sondern auch um die ihres Kindes aus. Deshalb üben sie zusätzlichen Druck auf ihr Kind aus, indem sie zum Beispiel bei Schwierigkeiten in der Schule Übungszeit am Nachmittag festlegen, indem sie zusätzliche Aufgaben vorgeben und Verweigerungen bestrafen. Sie "wollen das Beste für ihr Kind und merken oft nicht, dass sie gerade an den wirklichen Wünschen und Bedürfnissen des Kindes vorbeigehen" (Hurrelmann 1994, S. 129). Die Kinder unserer Untersuchungspopulation

nannten zum Beispiel unter den Tätigkeiten, die sie am Nachmittag ausführen, am häufigsten das Anfertigen von Hausaufgaben (vgl. Kapitel 5.4, Tabelle 5.25).

Reflexionen des jüngeren Schulkindes über seine Eltern sind meist mit deren Reaktionen auf erbrachte Schulleistungen und andere aus der Schule kommende Informationen verbunden. Viele Kinde erleben, dass Liebe und Zuwendung ihrer Eltern nunmehr in besonderem Maße von der eigenen Tüchtigkeit in der Schule abhängen. Kinder, die auf Grund ihrer Schwierigkeiten beim Lernen Liebesverlust erleben, leiden deshalb besonders und verlieren die ursprüngliche Sicherheit sowie das Vertrauen in ihre eigenen Möglichkeiten. Ein Junge des dritten Schuljahres drückte das in seiner Selbstbeschreibung so aus (vgl. Krause 1996, S. 46f):

> "Ich bin nicht gut in der Schule, ich bin schlecht. Ich möchte mich bessern. Ich bin unartig im Unterricht. Mein Betragen ist auch schlecht. Die Besserung gelingt mir nie".
>
> Maja (Klasse 2) brachte die Bedeutung der elterlichen Reaktion auf Schulleistungen sehr deutlich zum Ausdruck, wenn sie schrieb:
>
> *"Verbessern muss ich, dass ich zu Hause artig bin. Und dass ich in der Schule gut lerne. Dann schimpft Mutti nicht mehr so doll mit mir. Meistens bringe ich gute Zensuren nach Hause. Dann freut sich Mutti doll".*

5.1.2.3 Belastungen in der Freizeit

Kinder haben in der Regel *wenig Freizeit, und es fehlen schulferne Kontakte mit anderen Kindern.* Die Freizeit wird heute von kommerziellen Angeboten (Sportgruppen, Musikschulen, Nachhilfeunterricht u.a.) und von den Medien (vor allem Fernsehen, Computer und Videos) ausgestaltet. Die größte Veränderung besteht wohl darin, dass Kinder wenig gemeinsam spielen, sich wenig draußen aufhalten, sich wenig bewegen, sich insgesamt kaum frei entfalten können. Den Kindern fehlt auf diese Weise ein wichtiges Erfahrungsfeld gemeinsamen Aushandelns unter Kindern, vieles wird in die Schule verlegt, die Lehrer/innen stehen Problemen gegenüber, auf die sie nicht vorbereitet sind.

In vielen Familien tritt das Fernsehen an die Stelle anderer gemeinsamer Aktivitäten. Häufig geschieht aber das nicht einmal gemeinsam, weil jeder *seine* Sendung sehen will und Kinder ihr eigenes Fernsehgerät im Kinderzimmer stehen haben. Die Familienmitglieder verlernen die direkte und sprachliche Kommunikation. Je schlechter die Kommunikation und das Familienklima sind, desto höher ist die Fernsehdauer der Kinder. "Überdurchschnittliche Fernsehdauer ist ein Indiz für ein wenig anregungsreiches Familienmilieu mit vergleichsweise mechanischen und autoritären Erziehungsmustern der Eltern" (Hurrelmann 1994, S. 169).

Bei den Kindern unserer Population nimmt das Fernsehen den vierten Rangplatz unter den genannten Freizeitbeschäftigungen ein, im Durchschnitt sehen die Kinder zwei Sendungen pro Tag, Jungen dabei mehr als Mädchen (vgl. Kapitel 5.4, Abbildung 5.29).

Insgesamt muss eine zunehmende Chancenungleichheit für die Entwicklung während der Kindheit konstatiert werden. Es ist nicht zu übersehen, dass die Unterschiede im Aufwachsen von Kindern in unserem Lande immer größer werden. Einerseits begegnen wir dem wohl behüteten und von den Eltern umsorgten Kind (oft Einzelkind), andererseits den einsamen, vernachlässigten, ängstlichen oder aggressiven Kindern, die sich in Gruppen zusammentun und sehr früh kriminell werden, die ihr Selbstwertgefühl durch Gewalt gegen andere Kinder erhalten wollen usw. In der Grundschule lernen sie noch gemeinsam, darum kommt dieser Bildungseinrichtung eine besondere Bedeutung bei der individuellen Förderung der Kinder und der Gestaltung einer gesunden Lernatmosphäre zu. Dazu gehört zum Beispiel die systematische und zielgerichtete Entwicklung und Förderung von Kompetenzen, die den Kindern helfen, mit den Belastungen ihres Lebens produktiv umgehen zu können. Wir können nicht die Stressoren beseitigen, können aber die Kinder befähigen, sie besser zu bewältigen.

5.1.3 Auswirkungen von Stress

Die Auswirkungen von Stress sind vielfältig, auf jeden Fall bei lang andauernder Spannung gesundheitsgefährdend. Körperliche, psychosomatische und psychische Auswirkungen sind in einer Reihe von Untersuchungen nachgewiesen worden (vgl. Kapitel 2). Im Jahre 1998 befragten wir die Göttinger Kinder der Längsschnittpopulation (1995-1999) mit dem Stressfragebogen für Kinder (SSK) von Lohaus u.a. (1996). Der erste Teil dieses Fragebogens erfasst das Stresserleben der Kinder mit Hilfe von acht fiktiven Belastungssituationen (z.B. "Stell dir vor, dass andere Kinder in der Pause schlecht über dich reden. Wie viel Stress hast du, wenn dir so was passiert?" Mögliche Antworten: "gar keinen Stress - wenig Stress - viel Stress - sehr viel Stress"). Im zweiten Teil werden Bewältigungsstrategien der Kinder ermittelt und im dritten Teil das Ausmaß der aktuellen physischen Stresssymptome.

Das Stresserleben der Drittklässler war relativ hoch (Tabelle 5.1), denn immerhin wurden nur 13 Kinder (8%) ohne Stress gefunden, dagegen 66 Kinder (40%) mit hohem Stress bzw. hoch durchschnittlichem (vgl. Vauk 1999).

Tab. 5.1: Stresserleben von Drittklässlern (n=163)

Kein Stress	ø			Hoher Stress
	niedrig	ø	hoch	
8%	20%	32%	34%	6%

Tab. 5.2: Stresssymptome bei Drittklässlern (n= 163), Angaben in Prozent

	Mädchen	**Jungen**	**Σ**
Erschöpfung	63,75	63,75	63,8
Schlaflosigkeit	39,75	51,25	45,3
Appetitlosigkeit	44,55	45,0	44,7
Kopfschmerzen	51,8	36,5	44,1
Bauchschmerzen	45,75	32,5	39,3

Dieses Ergebnis allein ist eigentlich noch nicht beunruhigend, da wir bisher in unseren Diskussionen immer davon ausgegangen sind, dass Schule ein Stressor ist. Die Antworten der Kinder zum dritten Teil des Fragebogens jedoch zeigen, dass ihnen die nötigen Kompetenzen zum produktiven Umgang mit den Belastungen in der Schule fehlen (Tabelle 5.2). Mit "produktiv" ist hier gemeint: die Spannung lösend, den Selbstwert erhaltend, die Gesundheit schützend.

Über die Hälfte der Kinder berichteten, dass sie ein oder mehrmals in der letzten Woche tagsüber erschöpft waren. Auch unter Kopfschmerzen, Bauchschmerzen, Schlaf- und Appetitlosigkeit litten fast die Hälfte aller Kinder. Mädchen hatten häufiger Kopf- und Bauchschmerzen als die Jungen, die Jungen nannten häufiger als die Mädchen Schlaflosigkeit.

Im Jahre 2001 befragten wir die Jungen und Mädchen der zweiten Längsschnittpopulation von insgesamt 14 Grundschulen in Niedersachsen (Göttingen und Landkreis Göttingen) und Nordrhein-Westfalen (Dortmund) mit dem von uns entwickelten Befindlichkeitsprofil II (vgl. Kapitel 4). Die Kinder wurden im Verlaufe der ersten Schulwoche interviewt. Tabelle 5.3 zeigt, dass bereits zum Schulanfang 10% der Kinder über Erschöpfung berichteten, davon mehr Mädchen als Jungen. Schlaflosigkeit bei 14,6% der Mädchen und 12,1% der Jungen erscheint uns ein alarmierender Zustand zu sein. Andererseits gaben 12% der Jungen und 8,4% der Mädchen an, meistens müde zu sein (vgl. Abbildung 5.1).

Tab. 5.3: Aussagen zu "Wie ging es dir in der letzten Woche?" (Schulbeginn 2001, Häufigkeit in Prozent)

	Mädchen (n=256)	Jungen (n=348)	Σ (n=604)
Mir ging es gut	66,3	81,4	74
Kopfschmerzen	10,9	10,1	10,5
Konnte nicht schlafen	14,6	12,1	13,3
Bauchschmerzen	14,3	10,1	12,1
Mir war schlecht	7,8	3,9	5,8
Ich war erschöpft	12,2	7,2	9,7
Ich hatte keinen Hunger	10,5	8,1	9,3
Ich war krank	12,2	5,2	8,7

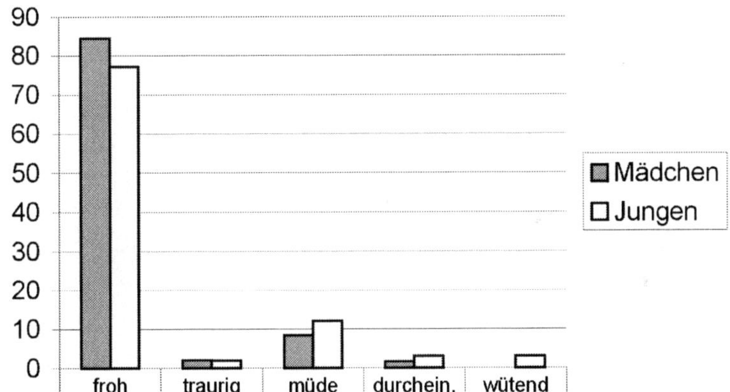

	froh	traurig	müde	durchein.	wütend
Mädchen	84,5	2	8,4	1,6	0
Jungen	77,2	1,9	12	3	3

Abb. 5.1: Wie fühlst du dich meistens? Schulbeginn Mädchen (n=251), Jungen (n=267)

Erschöpfung, Schlaflosigkeit und Müdigkeit bei mehr als 10% der Kinder, die eben ihren Schulweg begonnen haben - wir haben es hier mit deutlichen Symptomen von Stress zu tun. Es kann davon ausgegangen werden, dass gerade der Schulanfang, der für die Kinder viele Veränderungen mit sich bringt, sehr belastend ist. Umso wichtiger ist es, dass die Kinder sehr schnell lernen, ihren Tagesablauf neu zu koordinieren, dass sie ausreichend Schlaf bekommen, dass sie auch genügend Erholungs- und Entspannungszeiten haben und dass sie den Umgang mit Misserfolgen lernen können, Kommunikationsfähigkeiten erwerben usw. Wenn das nicht geschieht, dann kann sich die Situation verschlechtern, wie das Ergebnis aus dem dritten Schuljahr (siehe Tabelle 5.2) beweist.

Immerhin haben wir auch beträchtliche Unterschiede zwischen den einzelnen Schulen gefunden. In der Schule L zum Beispiel (Abbildung 5.2) fühlte sich sogar ein Viertel aller Kinder meistens müde. In diesem Falle scheint das oben Gesagte besonders zutreffend zu sein. Das Gesundheitsförderprojekt, das in dieser Schule über die Grundschulzeit bis zum Jahre 2006 durchgeführt wird, soll uns Aufschluss darüber geben, inwieweit den Kindern und ihren Familien durch koordinierte Maßnahmen (Gesundheitsprogramm für die Kinder, Elternseminar und Qualifizierung der Lehrer/innen) geholfen werden kann.

5.1.4 Stress und Angst

Stress ruft eine Reihe von emotionalen Reaktionen hervor wie zum Beispiel Freude, Trauer, Hoffnung, Unsicherheit, Resignation, Ärger oder Angst. Das Phänomen Angst ist häufiger als die anderen mit Stress verbundenen Emotionen Gegenstand von wissenschaftlichen Untersuchungen gewesen. Sicherlich

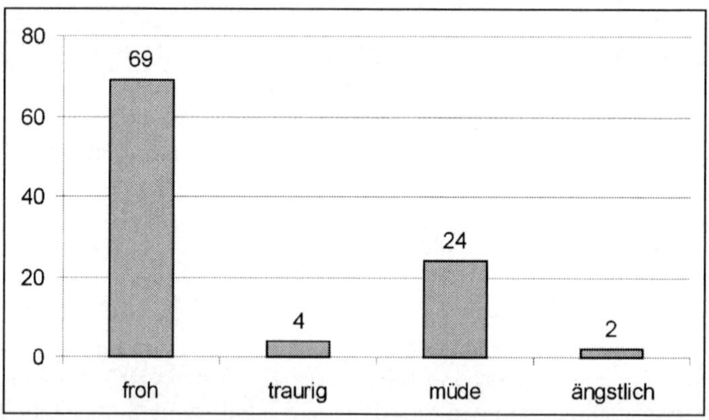

Abb. 5.2: Wie ich mich meistens fühle. Ergebnisse aus der Schuleingangsuntersuchung 2001 in Schule L (n=45)

auch deshalb, weil aus der normalen Angst, die zu unserem Leben dazugehört und wichtige Funktionen erfüllt, unter bestimmten Voraussetzungen eine Angststörung werden kann. Wie wir weiter vorn beschrieben haben, gehören Ängste und Depressionen gegenwärtig zu den häufigsten psychischen Erkrankungen.
Angst erleben wir immer dann, wenn wir uns bedroht fühlen, wenn Stress als Belastung erlebt wird und keine Bewältigungsstrategien zur Verfügung stehen bzw. wenn nicht die richtigen eingesetzt werden. Angst ist ein Konstrukt, denn sie ist nicht physisch existent, sondern nur an ihren psychischen und physischen Auswirkungen erkennbar. Schwarzer (1993) unterscheidet drei Gruppen von Ängsten:

- Existenzangst
- Soziale Angst und
- Leistungsangst.

Existenzangst meint Situationen, in denen die körperliche Unversehrtheit bedroht wird wie zum Beispiel durch Tod oder Verletzung. Zu dieser Gruppe gehören auch Ängste vor Alter, Krankheit, Unfällen, Dunkelheit, Tieren, Gewalt und Krieg.
Soziale Angst ist eine Reaktion, die "angesichts einer bestehenden oder bevorstehenden interpersonellen Beziehung auftritt" (Schwarzer 1993, S. 118). In solchen Situationen wird eine Selbstwertbedrohung wahrgenommen, in Abhängigkeit vom Grad der Selbstaufmerksamkeit reagieren Personen mehr oder weniger sozial ängstlich. Soziale Angst kann sich in Verlegenheit, Scham, Publikumsangst und Schüchternheit äußern.
Leistungsangst wird in der Leistungsgesellschaft besonders häufig erlebt. In allen Situationen, wo Leistung gefordert und bewertet wird, kann sie auftreten. Nach Schwarzer lässt sich diese Form von Angst "mit Furcht vor Misserfolg angesichts von Leistungssituationen gleichsetzen" (ebd. S. 104). Auch bei dieser Angst ist vor allem der Selbstwert gefährdet. Angst vor dem Versagen, vor Blamage, vor Auslachen, Verhöhnen und Ausgegrenztwerden gehören zu dieser Gruppe von Angst.
Im Folgenden soll die Angst von Kindern untersucht werden. Aus unseren Untersuchungen im Rahmen des Gesundheitsförderprojektes konnten Daten über alle vier Grundschuljahre zur Angst und ihren Auswirkungen auf die Gesundheit der Kinder gewonnen werden. Einige dieser Ergebnisse werden im Folgenden vorgestellt und diskutiert. (Sie sind ausführlich nachzulesen bei Rohde 1998, Michaelsen 2000, Gesang 2003 und Häring 2003.)

5.1.4.1 Ängste von Grundschulkindern

Zu Ängsten im Grundschulalter gibt es wenige Studien, insbesondere fehlen Untersuchungen, die die Entwicklung und Veränderung von Ängsten im Prozess (Längsschnittstudien) erfassen konnten. Auchter (1988) hat eine Querschnittsuntersuchung mit 458 Kindern im Alter von 3 bis 18 Jahren durchgeführt. Es waren ambulant in einer Kinder- und Jugendpsychiatrie vorgestellte Kinder. Sie fand 22 verschiedene Inhalte der Ängste:
Am häufigsten kam die Nachtangst vor (bei 24% aller Patienten). Es folgten Schulangst (21%), Trennungsangst (15,5%), Verlustangst (13,8%), Versagensangst (12,7%), Angst vor Menschen (9,2%), Angst vor dem Sterben (7,9%), Angst vor Krankheiten (7,4%), Angst vor dem Alleinsein (7,4%), Angst vor Ärzten (4,8%), Pubertätsangst in Verbindung mit körperlichen Symptomen (3,5%), Pubertätsangst in Verbindung mit Angst vor der Zukunft (3,3%) und andere Ängste (vgl. Auchter 1988, S. 16f).
Petillon (1993) untersuchte in einer Längsschnittstudie das Sozialleben des Schulanfängers. Anfang und Ende des ersten Schuljahres und Ende des zweiten Schuljahres fragte er ca. 250 Kinder unter anderem nach Sozialereignissen im Zusammenhang mit Angst. Es zeigte sich, dass die Erfahrungen mit Mitschülern und Mitschülerinnen am meisten Angst erzeugten, dazu gehörten Erfahrungen wie körperliche Aggressionen, Drohungen, Ausschluss, Auslachen, Erschrecken und Aggressionen gegen Mitschüler/innen. Am häufigsten nannten die Kinder zu allen drei Messzeitpunkten die Angst, ausgelacht zu werden und körperliche Gewalt zu erfahren.
Die "Angst im Umgang mit dem Lehrer oder der Lehrerin" bezog sich meistens auf Situationen, in denen das Kind ausgeschimpft oder aufgerufen wurde, ohne die Antwort zu wissen.
"Angst im Bereich Schule" beinhaltete anfangs die Angst vor der Trennung von der Mutter und vor der unbekannten Schulanfangssituation. Später befürchteten die Kinder, im Leistungsbereich zu versagen (vgl. Petillon 1993, S. 62f).
Die Leistungsangst kann in sehr unterschiedlichen Formen auftreten. Da Schulleistungen immer offen gelegt werden (durch Noten, durch die Reaktionen und Bewertungen der Lehrer/innen, durch Aufrufe und Antworten vor der Klasse usw.) ist Leistungsangst häufig mit sozialer Angst verbunden.
Rost und Haferkamp (1984) fanden heraus, dass schon in der Grundschule Leistung von Schülern durch Angst beeinflusst wird. Das wurde durch unsere Untersuchungen bestätigt: Es zeigte sich, dass die Veränderung des Selbstwertgefühls der Kinder mit Lern- und Leistungsschwierigkeiten signifikant anders als die von den anderen Kindern verlief (vgl. Kapitel 5.2).

In Tabelle 5.4 sind die Aussagen der Kinder zum Satzanfang "Ich habe Angst" zusammengestellt. Es wurden nur jene Schüler und Schülerinnen in die Auswertung einbezogen, die an jeder der fünf Untersuchungen teilgenommen hatten. Die Angst vor dem Alleinsein ("wenn Mama wegfährt", "wenn ich alleine draußen bin") und vor Dunkelheit bzw. Nacht ("wenn es dunkel ist") werden am häufigsten genannt. Im dritten Schuljahr sagen 33 Kinder (21%), dass ihnen das Alleinsein Angst macht. Das Alleinsein scheint sogar mit zunehmendem Alter bedrohlicher zu werden, während die Dunkelheit nicht mehr so viel Angst bereitet. Verlustängste haben meist einen realen Hintergrund. Es ist anzunehmen, dass besonders jene Kinder, die eine Trennung bzw. Scheidung schon erlebt haben oder befürchten, diese Ängste erleben. Bei einer durchschnittlichen Scheidungsrate von ca. 30% (vgl. hierzu auch Kapitel 5.3) ist es durchaus real, wenn 21% der Kinder Angst vor dem Alleinsein angeben.
Schulische Ängste ("in die Schule zu gehen, wegen der Diktate", "wenn ich meine Hausaufgaben nicht schaffe", "vor der Lehrerin") werden erst ab dem zweiten Schuljahr relevant, im vierten Schuljahr sind es dann aber bereits 12 Kinder (8%), die mit der Schule Ängste verbinden. Angst vor Sanktionen, Strafen und Gewalt nehmen ebenfalls von Schuljahr zu Schuljahr zu.
Beachtung verdient die Kategorie "keine Angst". Es sind vor allem die Jungen, die mit zunehmendem Alter immer weniger bereit sind ihre Ängste zuzugeben. Sie sagen zum Beispiel "ich habe nie Angst", "eigentlich nie" "brauch ich nicht". Diese Aussagen der Jungen stiegen von 7,6% auf 16,5% an, bei den Mädchen dagegen sanken sie von 15% auf 7% ab (Michaelsen 2000, S. 45).

Tab. 5.4: Aussagen zum Satzanfang "Ich habe Angst...". (n=158). Absolute Häufigkeiten.

Angst vor	**Einschulungs-untersuchung**	**1. Schulj.**	**2. Schulj.**	**3. Schulj.**	**4. Schulj.**
Tieren	7	14	24	13	14
Phantasiegestalten, z.B. Monstern	19	7	4	7	3
Dunkelheit, Nacht	19	38	14	13	15
Gewitter, Geräuschen	10	6	14	11	9
Schule	1	1	5	2	12
Alleinsein	8	14	19	33	25
Personen	5	8	7	10	3
Sanktionen, Gewalt	4	6	17	9	15
keine Angst	27	23	22	27	19

Das ist sicherlich zu erklären mit der Übernahme der Geschlechterrolle: Je älter Jungen werden, desto weniger dürfen sie "unmännliche" Gefühle zeigen.
Gesang (2003) hat Angst von drei- bis sechsjährigen Kindern untersucht. Ein wichtiges Nebenergebnis dabei war, dass über die Hälfte aller Eltern des Kindergartens, in dem sie die Untersuchung durchführen wollte, kein Einverständnis zur Befragung gab. Daraufhin wurden die Eltern befragt, um etwas mehr über die Gründe zu erfahren.
Die meisten Eltern gaben an, dass sie befürchtet hätten, dass das Thema ihr Kind überfordern könnte bzw. erst die Angst erzeugen würde. An zweiter Stelle stand die Begründung "Mein Kind hat keine Angst", weitere Begründungen waren "Ich wollte nicht, dass mein Kind über Angst sprechen muss", "... etwas Falsches sagt" und "Ich möchte nicht, dass andere wissen, wovor mein Kind Angst hat". Stellvertretend für die Begründungen der Eltern soll hier eine Aussage stehen: *„Wir waren mit der Befragung unseres Sohnes nicht einverstanden, da wir der Auffassung sind, dass über ein so wichtiges Thema nur Menschen aus seinem unmittelbaren sozialen Umfeld (Eltern, Familie, Erzieher etc.) mit ihm sprechen sollten. Dies sollte nur dann sein, wenn er selbst darüber sprechen möchte oder wir das Gefühl haben, dass Angst in dem Moment ein Problem bzw. Thema für ihn ist."*
Diese Aussagen der Eltern sind trotz der kleinen Stichprobe (n=26) sehr aussagekräftig in Bezug auf das Phänomen Angst. Eltern möchten keine ängstlichen Kinder haben, vor allem keine ängstlichen Söhne. Über Angst wird deshalb auch nicht gern gesprochen. Eltern selbst verbergen Kindern gegenüber ihre Ängste. Wenn sie zum Beispiel sehr besorgt sind, dass ihr Kind nicht zur verabredeten Zeit nach Hause kommt, teilen sie ihrem Kind danach, wenn es endlich kommt, nicht ihre Angst, die sie hatten, mit, sondern zeigen Ärger und Wut, sprechen evtl. eine Strafe aus.

5.1.4.2 Das Thema "Gefühle" im Gesundheitsförderprogramm

In dem Gesundheitsförderprogramm "Ich bin Ich. Gesundheit fördern durch Selbstwertstärkung" gibt es verschiedene Gesundheitsstunden bzw. Gesundheitstage, die sich mit Gefühlen beschäftigen (vgl. Kapitel 6).
Bereits im ersten Schuljahr werden mit den Kindern die Themen "Ich bin fröhlich" (1 Stunde) und "Manchmal bin ich traurig, manchmal bin ich froh" (2 Stunden) bearbeitet, im zweiten Schuljahr gibt es einen Gesundheitstag zum Thema Angst, im dritten und vierten Schuljahr werden diese Themen fortgeführt und vertieft.

In der Gesundheitsstunde "Manchmal bin ich traurig, manchmal bin ich froh !" (es ist die sechste Gesundheitsstunde im ersten Schuljahr) sollen die Kinder

- die beiden Gefühle Freude und Traurigkeit bewusst erleben,
- über diese Gefühle sprechen,
- erkennen, durch welche Mimik oder Gestik sich bei ihnen selbst und bei anderen diese beiden Gefühle äußern,
- bei sich und anderen erkennen, dass eine Person unterschiedliche Gefühle haben kann,
- lernen, diese Gefühle pantomimisch bzw. mit Körpersprache und zeichnerisch zum Ausdruck zu bringen.

Die Stunde beginnt mit einer Entspannungsübung. Danach hören die Kinder ein Lied aus der Sesamstraße, in dem Bernie und Bert über ihre sich verändernden Gefühle "Ich fühl mich gut - Ich fühl mich schlecht" singen. Die Klasse wird in eine Bert-Gruppe und eine Ernie-Gruppe eingeteilt und beim zweiten Abhören der Liedkassette stellen sie die Gefühle von Bert und Ernie pantomimisch dar. Es schließt sich ein Gespräch zum Thema "Ich habe viele Gefühle" an. Mit Hilfe eines Arbeitsblattes, auf dem ganz unterschiedliche Gefühle, die die Kinder erraten sollen, dargestellt sind, wird darüber gesprochen, woran man erkennen kann, dass jemand traurig ist oder wütend oder ängstlich usw. Danach wird ein Ratespiel durchgeführt: Ein Kind stellt ein Gefühl pantomimisch dar, die anderen müssen das Gefühl erkennen. Schließlich erhalten sie ein Arbeitsblatt mit einem schematisierten Gesicht und die Aufgabe "Überlege dir, wie du dich meistens fühlst, und zeichne dieses Gefühl in das Gesicht ein. Schreibe das Gefühl darunter in das Kästchen." Die Stunde endet wie jede Gesundheitsstunde mit einem Abschlusskreis und dem Spiel "Das "Kleine Tschüss geht auf die Reise".
Die Zeichnungen der Göttinger Population sind unter der Fragestellung, welche Gefühle gemalt wurden und welche Gestaltungselemente die Kinder für die Darstellung des Gefühls benutzten, ausgewertet worden (Klopp 2003). In der Abbildung 5.3 sind einige Beispiele dieser Zeichnungen zu sehen.
Auf den 197 Zeichnungen war am häufigsten das Gefühl "fröhlich" oder "glücklich" dargestellt (77%, davon 85% der Mädchen und 69% der Jungen). Das Gefühl "wütend" wurde von 11% der Jungen, jedoch von keinem einzigen Mädchen gewählt. 12% der Jungen und 9% der Mädchen malten das Gefühl "traurig". Ein "ängstliches" Gesicht wurde nur von zwei Mädchen dargestellt. Jeweils ein Junge malte "nachdenklich", "schwindelig", "entspannt", "mutig", "gelangweilt", jeweils ein Mädchen "wie eine Jugendliche", "nicht so gut", "müde", "kitzelig", "blöde", "normal".

Überlege dir, wie du dich meistens fühlst und zeichne dieses Gefühl in das Gesicht ein. Schreibe das Gefühl darunter in das Kästchen.

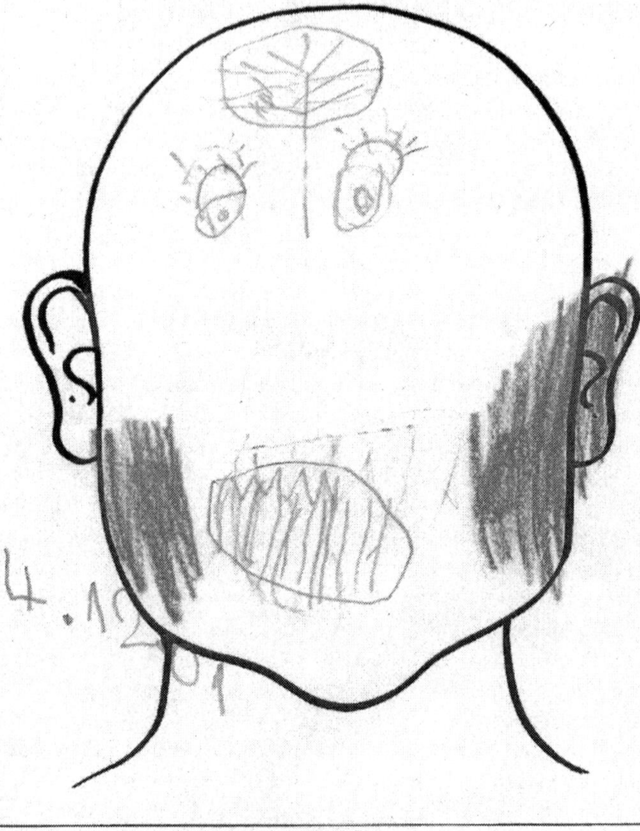

Ich fühle mich meistens

wütend

Abb. 5.3: Kinderzeichnungen

Überlege dir, wie du dich meistens fühlst und zeichne dieses Gefühl in das Gesicht ein. Schreibe das Gefühl darunter in das Kästchen.

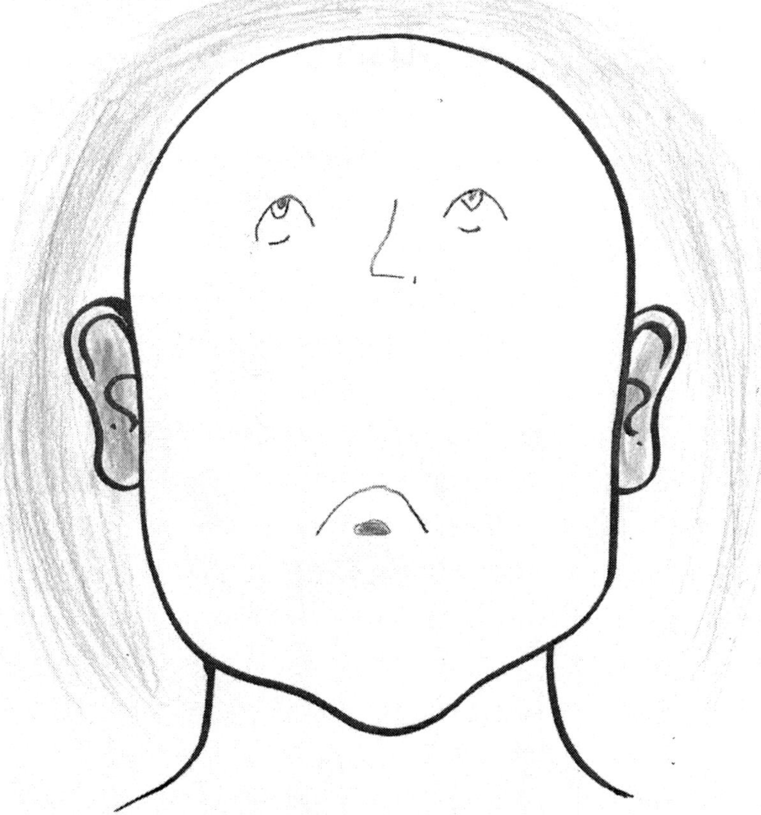

Ich fühle mich meistens

Ängstlich

Abb. 5.3 (Fortsetzung): Kinderzeichnungen

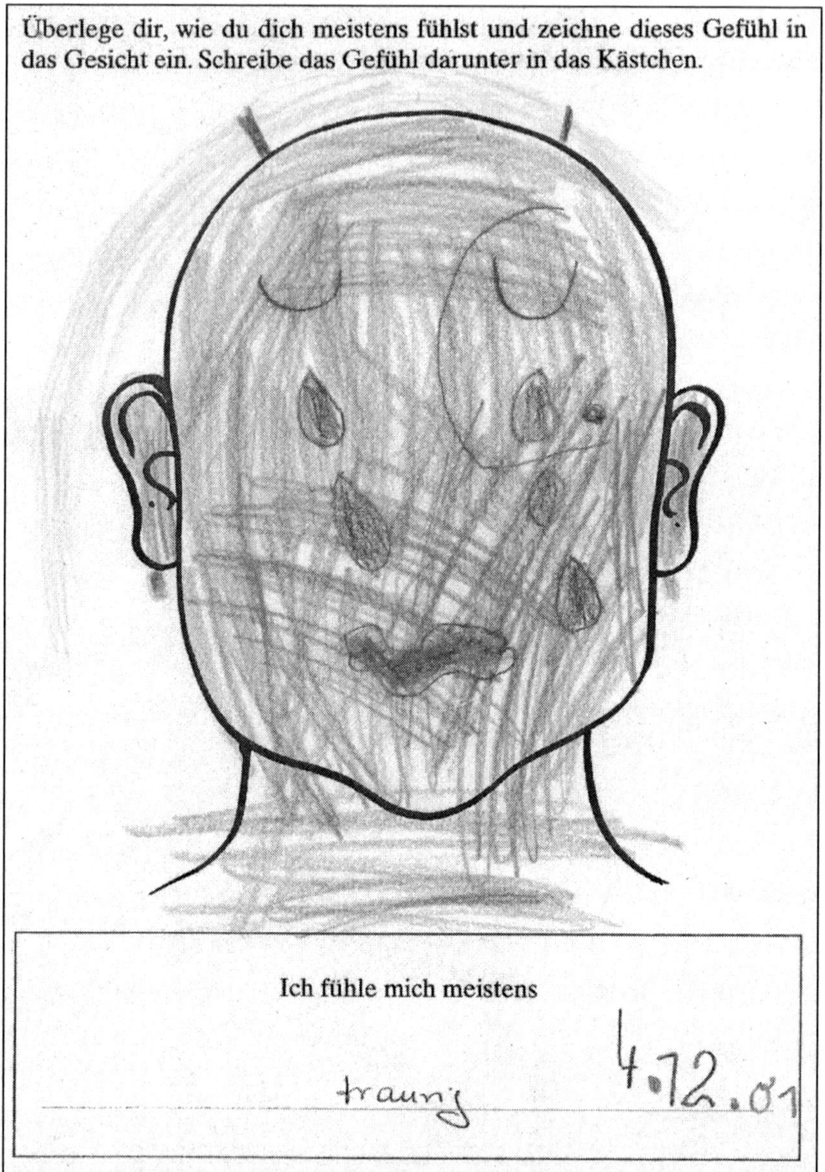

Abb. 5.3 (Fortsetzung): Kinderzeichnungen

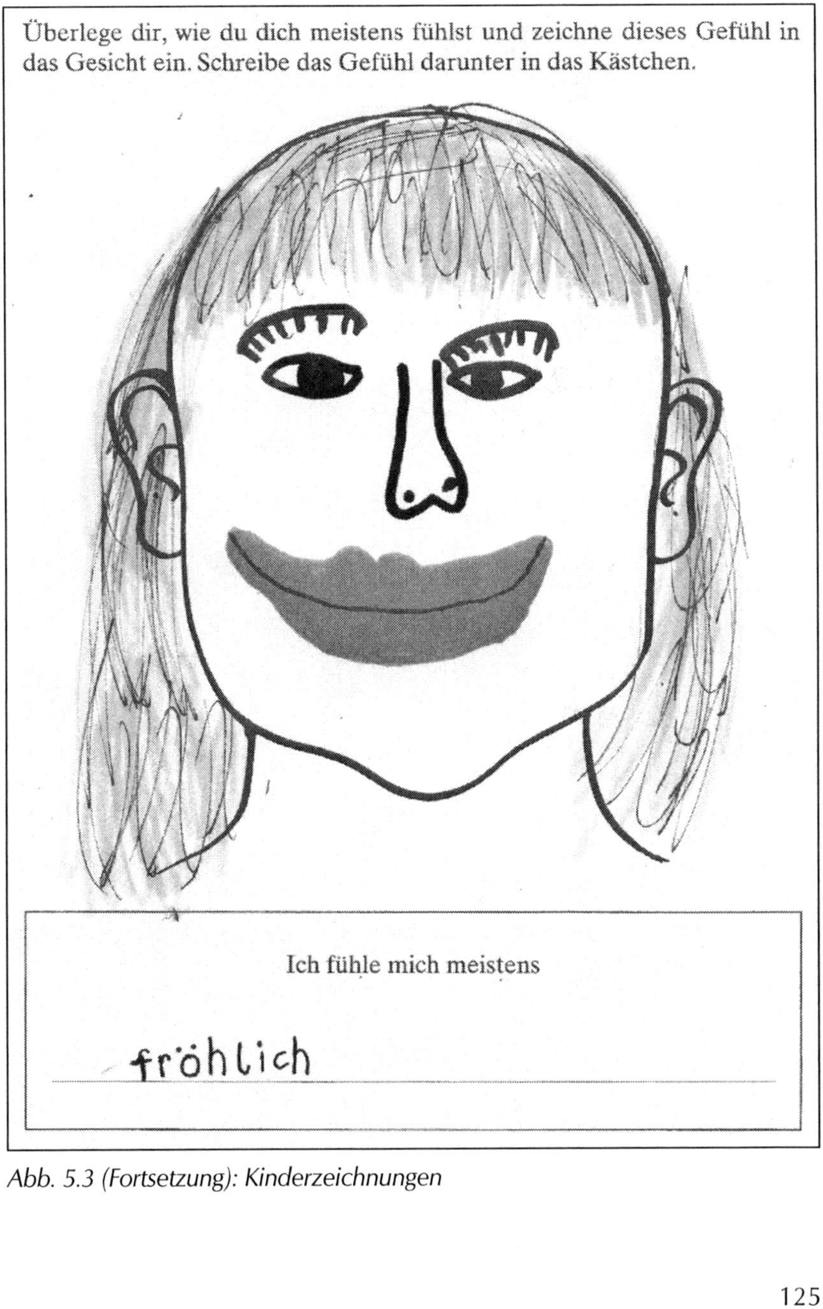
Überlege dir, wie du dich meistens fühlst und zeichne dieses Gefühl in das Gesicht ein. Schreibe das Gefühl darunter in das Kästchen.
Ich fühle mich meistens
fröhlich

Abb. 5.3 (Fortsetzung): Kinderzeichnungen

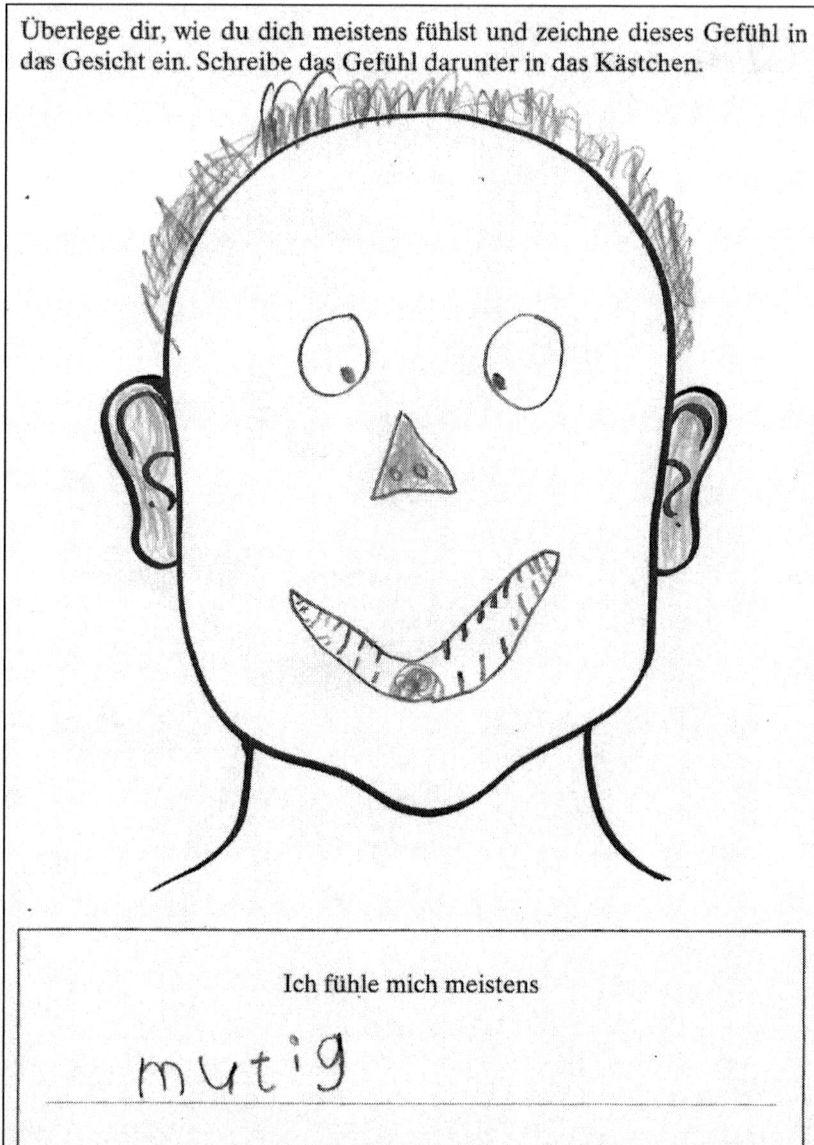

Abb. 5.3 (Fortsetzung): Kinderzeichnungen

Das Ergebnis dieser Auswertung war insofern überraschend, da beim Einsatz des "Befindlichkeitsprofils" auf die Frage "Wie fühlst du dich meistens?" nur 3% der Jungen (hier auch kein Mädchen) das wütende Gesicht und 1,9% das traurige für sich ausgewählt hatten.
Das kann durchaus damit zusammenhängen, dass die Zeichnungen während einer Gesundheitsstunde zum Thema Gefühle entstanden sind. Die Kinder hatten vorher über diese Gefühle gesprochen, sie hatten deren Äußerungsformen kennen gelernt, sie pantomimisch dargestellt und als etwas "normales", "zu uns Gehörendes" erlebt. Sie hatten erfahren, dass sie ihre Empfindungen benennen können und dass auch andere Kinder solche Gefühle haben.
Die Untersuchung mit dem Befindlichkeitsprofil jedoch findet immer außerhalb der Gesundheitsstunden statt, so dass kein Bezug zu einem bestimmten Thema hergestellt werden kann.
Der Gesundheitstag III im zweiten Schuljahr hat das Thema "Manchmal bin ich traurig, wütend, froh oder ängstlich". Die Übungen aus dem ersten Schuljahr werden weitergeführt und es werden nun neben "froh" und "traurig" auch die anderen Gefühle mehr thematisiert. An diesem Tag sollen die Kinder

- *erleben, dass Gefühle in unterschiedlichen Situationen entstehen können und etwas Natürliches sind*
- *erfahren, dass die gleichen Gefühle bei verschiedenen Menschen unterschiedlich zum Ausdruck kommen.*
- *die Möglichkeit bekommen, ihre eigenen Gefühle zu reflektieren und mit anderen darüber zu sprechen,*
- *zusammen mit anderen Kindern eines der angesprochenen Gefühle im Rollenspiel gestalten.*

Der Tag beginnt mit einem Handpuppenspiel, in dem Gefühle eine entscheidende Rolle spielen, und einer passenden Entspannungsübung zur Regulierung der emotionalen und physiologischen Belastung. Anschließend sollen die Kinder sich für ein Gefühl entscheiden und eine Situation malen, in der sie dieses Gefühl erlebt haben. Auf Grundlage der Zeichnungen werden Kleingruppen gebildet (z.B. eine Gruppe mit Angst-Zeichnungen, eine mit Wut-Zeichnungen usw.), in denen die Kinder dann das, was sie gemalt haben, den anderen noch einmal vorstellen. Die individuelle Wahrnehmung und der Umgang mit der jeweiligen Emotion stehen im Mittelpunkt des Gesprächs. Diese Reflexion dient der Vorbereitung eines Rollenspiels, dass dann der Gesamtgruppe vorgeführt wird. Zum Abschluss wird eine Geschichte mit offenem Ende vorgelesen, die die Kinder bei freier Methodenauswahl vervollständigen können.

Von den 219 Kindern, die an diesem Gesundheitstag in Göttingen teilnahmen, hatten sich 17 Kinder für das Gefühl Angst entschieden. Die meisten hatten erwartungsgemäß eine fröhliche Situation gemalt. Die Inhalte der 17 Angstbilder sind in Tabelle 5.5 aufgeführt.

Tab. 5.5: Angstmotive

Bild Nr.	Motiv: "Angst....
1	... vor Monster aus der Ecke (s. Abbildung 5.4)
2	... vor bestimmter Fernsehsendung
3	... vom Fahrrad zu fallen (weil der Berg steil ist)
4	... vor unbekannten Flugobjekten
5	... vor jemandem, der mir weh tun könnte
6	... vor jemandem, der mich jagt (s. Abbildung 5.5)
7	... um Vogel
8	... im Keller (s. Abbildung 5.6)
9	... im Keller
10	... vor Schlägen (zu Hause) (s. Abbildung 5.7)
11	... weil Mama sterben könnte
12	... vor Dinosauriern
13	... vor Schattenmaske
14	... sich in der Stadt zu verlaufen
15	... mit Ballon zu fliegen
16	... vom Pferd zu fallen
17	... vor Ärger (da sich das Kind schmutzig gemacht hatte).

Die Beschäftigung mit Gefühlen hat sich als sehr wichtig erwiesen. Allein die Verbalisierung des Gefühls "Angst" zum Beispiel ist ein erster wichtiger Schritt zur Angstreduktion (vgl. Strittmatter 1997). Aber auch die Entwicklung von Life Skills wird gegenwärtig über verschiedene Programme an Schulen erprobt, z.B. mit dem Stressbewältigungsprogramm von Dirks, Klein-Hessling und Lohaus (1994). Es ist zu wünschen, dass all die Erfahrungen eines Tages in den Schulalltag übergehen und neben intellektuellen Fähigkeiten auch soziale und emotionale Kompetenzen zu Lernzielen werden, deren Umsetzung natürlich andere Lehrmethoden, andere Unterrichtsräume und eine andere Schule voraussetzt. Dazu geben aber die bereits erprobten Gesundheitsförderprogramme viele Anregungen.

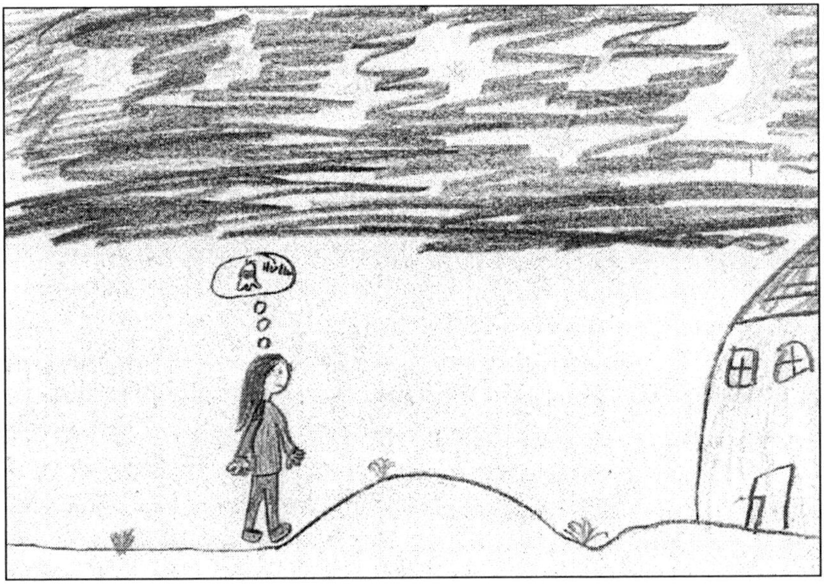

Abb. 5.4: Bild Nr.1 "Angst vor Monster aus der Ecke"

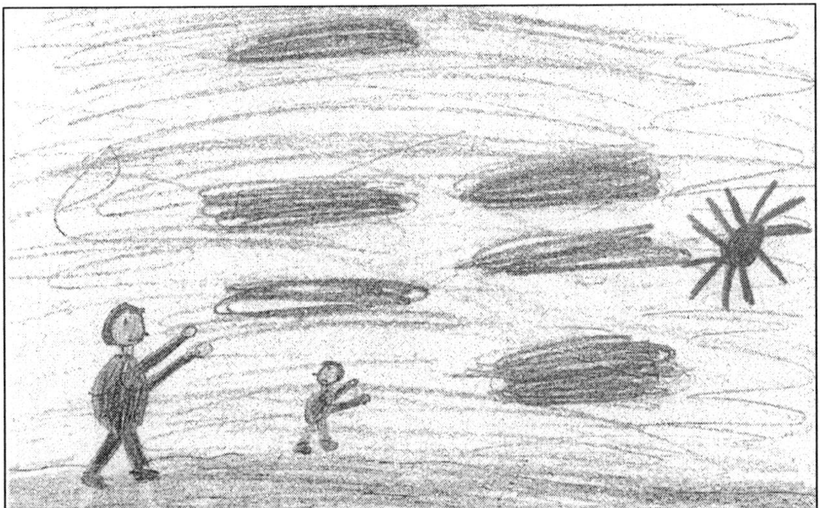

Abb. 5.5: Bild Nr. 6 "Angst, gejagt zu werden"

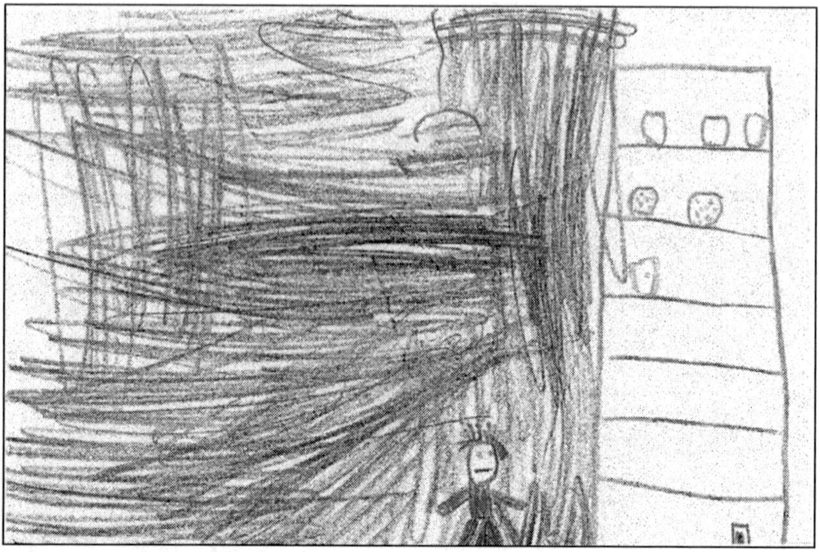

Abb. 5.6: Bild Nr. 8: "Angst im Keller"

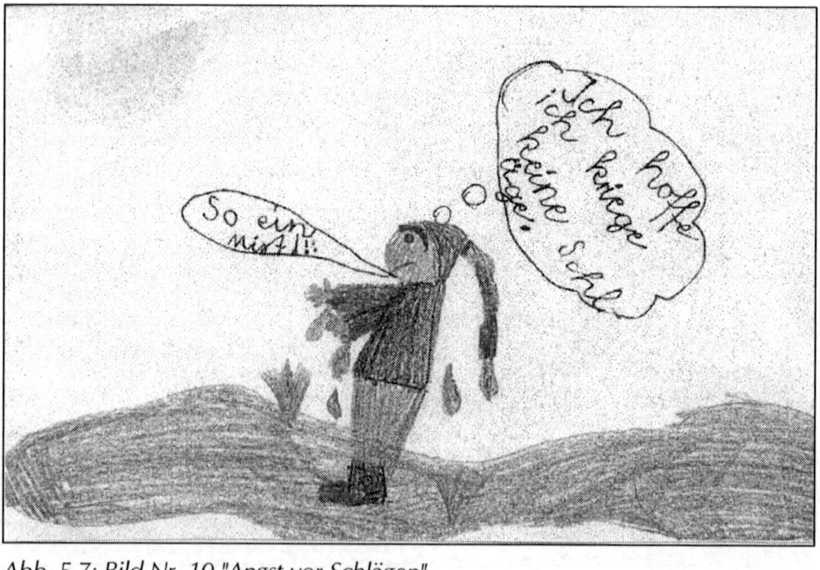

Abb. 5.7: Bild Nr. 10 "Angst vor Schlägen"

5.1.5 Stressbewältigung

In der Literatur wird die Bewältigung von Stress, Angst und anderen emotionalen Spannungszuständen auch mit "Coping" bezeichnet. "To cope" (engl.) heißt "fertig werden", "gewachsen sein", "sich messen, es aufnehmen mit".
"Der Begriff des Coping bezieht sich ganz allgemein auf einen Prozess, bei dem eine Person unangenehme Lebensereignisse, als belastend wahrgenommene Situationen, Bedrohungen, negative Emotionen u.Ä. zu bewältigen versucht (siehe etwa: Houston 1987; Lazarus & Folkman 1984)" (Kanning 2000, S. 130). Krohne (1986) versteht unter Angstbewältigung "jene kognitiven und verhaltensmäßigen Maßnahmen, die darauf gerichtet sind, die Bedrohungsquelle zu kontrollieren und den durch diese Quelle ausgelösten emotionalen Zustand mit seinen verschiedenen (somatischen und kognitiven) Komponenten zu regulieren" (S. 80).
Nach Lazarus und Folkman (1984) lassen sich zwei wesentliche Gruppen von Copingformen unterscheiden:

- problembezogenes Coping ("problem-focused coping") und
- emotionsbezogenes Coping ("emotion-focused coping").

Problemzentrierte Copingstrategien sind jene, die die Realität durch instrumentelle Handlungen verändern. Das könnten konkrete Maßnahmen zur Veränderung der Situation sein, zum Beispiel die Organisation einer Aussprache bei einem Streit. Emotionszentrierte Copingstrategien sollen die emotionale Befindlichkeit verbessern helfen, wobei das Problem jedoch bestehen bleibt, das könnte zum Beispiel eine Abwertung bzw. Bagatellisierung des Streites sein.
Die Frage, welche Copingstrategie in einer bestimmten Situation eingesetzt wird, kann nur die Person selbst entscheiden. Antonovsky (1997) meint, dass die zu erbringende Leistung bereits darin besteht, die geeignete Strategie auszuwählen. Eine Person mit einem starken Kohärenzsinn wählt seiner Meinung nach "aus dem Repertoire generalisierter und spezifischer Widerstandressourcen, die ihr zur Verfügung stehen, die Kombination aus, die am angemessensten zu sein scheint." Auch Lazarus und Folkman (1984) haben darauf hingewiesen, dass man keiner Strategie den Vorrang geben kann, "sondern es der empirischen Überprüfung überlassen muss, unter welchen Umständen sich welche Bewältigungsformen für wen als effizient erweisen" (zitiert bei Weber 1990, S. 286). Derselbe Copingstil kann je nach Problem in Bezug auf die Gesundheit sowohl funktional als auch dysfunktional sein, darum besteht die Schlüsselfrage nicht darin, "*welche* Coping-Strategien ein Individuum nutzt, sondern vielmehr, *wie viele* sein oder ihr Repertoire ausmachen oder

wie flexibel die Person bei der Anwendung verschiedener Strategien ist" (Cohen 1984, zitiert bei Antonovsky 1997, S. 132).
Genau hier wird das Problem interessant, wenn wir an die Möglichkeiten von Coping bei Kindern denken. Coping-Strategien müssen angeeignet werden, sie sind nicht einfach da, nicht angeboren oder geerbt. Sie werden im Sozialisationsprozess in der Begegnung mit dem Stressor entwickelt. Kinder, die zum Beispiel nach ihrer Einschulung unerwartet mit Lernschwierigkeiten konfrontiert werden, haben dem wahrscheinlich nichts entgegenzusetzen. Sie können nicht unter einem großen Repertoire auswählen, sondern werden erst geeignete Strategien entwickeln müssen. Nun könnten wir aber davon ausgehen, dass sie einige grundlegende Ressourcen besitzen, zum Beispiel ein positives Selbstwertgefühl, verständnisvolle Eltern und eine gut ausgebildete Lehrerin. Das wäre eine Grundlage, die zumindest hilfreich sein kann, geeignete Copingstrategien entwickeln zu helfen.
Im Stressfragebogen von Lohaus et al. (1996) wird nach drei Copingstrategien unterschieden:

- Suche nach sozialer Unterstützung (z. B. "Wenn mir so etwas passiert, dann lasse ich mir von jemandem aus meiner Familie helfen.")
- handelndes Problemlösen (z.B. "... dann denke ich darüber nach, wie ich das Problem lösen kann.")
- emotionsregulierende Aktivitäten (z.B. "... dann gehe ich weg und knalle die Tür hinter mir zu.")

Vauk (1999) fand bei der Auswertung dieses im dritten Schuljahr eingesetzten Fragebogens (s. oben) in Bezug auf die Bewältigungsstrategien der Kinder die in Tabelle 5.6 dargestellten Ergebnisse.
Am wenigstens wurden emotionsregulierende Strategien angegeben, etwa die Hälfte der Kinder scheint sie abzulehnen, was aber nicht unbedingt heißt, dass sie in bestimmten Situationen nicht doch gewählt werden. Die hohe Zahl der Kinder, die "handelndes Problemlösen" als ihre Bewältigungsstrategie ausgewählt haben, ist beachtenswert.

Tab. 5.6: Häufigkeit der gewählten Copingstrategien der Drittklässler bei der Beantwortung des Fragebogens (n=163)

Strategie	gering	ø			hoch
		gering	ø	hoch	
Suche nach sozialer Unterstützung	8%	21%	42%	22%	7%
Handelndes Problemlösen	8%	29%	32%	19%	12%
Emotionsregulierende Aktivitäten	12%	38%	34%	12%	4%

Wenn diese Ergebnisse mit denen aus dem Satzergänzungstest verglichen werden, zeigt sich jedoch, wie abhängig solche Ergebnisse von der Untersuchungsmethode sind. Bei der Ergänzung des Satzanfanges "Wenn ich etwas nicht schaffe ..." nannten die Kinder ihre Bewältigungsstrategien. Die qualitative Analyse ergab die in Tabelle 5.7 aufgeführten Kategorien. Der Kategorie "Mit Hilfe zum Erfolg" wurden Aussagen wie "frag ich meine Mama" oder "gehe ich zu meinen Eltern" zugeordnet, es sind Aussagen, die die Suche nach sozialer Unterstützung zum Ausdruck bringen.
Der Kodierleitfaden für diesen Satz enthält außerdem die Kategorie "Ohne Hilfe zum Erfolg" mit drei Subkategorien, eine Subkategorie nannten wir "Wiederholen, Weitermachen, Anstrengen". Die Kinder sagten zum Beispiel: "dann probier ich's noch mal", "dann nehm ich eine Rechenmaschine", "dann übe ich weiter". Diese Subkategorie entspricht der Copingstrategie "Handelndes Problemlösen". Eine weitere Subkategorie nannten wir "Aufschieben" ("dann mach ich morgen weiter"), die u.E. weniger als handelndes Problemlösen zu verstehen ist, andererseits aber auch zum Ausdruck bringt, dass das Kind weitermachen will, nur eben etwas später.
Die Kategorie "Misserfolg mit Selbstwertung" mit den zwei Subkategorien "emotional" (z.B. "dann bin ich traurig") und "andere Formen der Selbstbewertung" (z.B. "ich schaffe nichts") entsprechen der Copingstrategie "Emotionsregulierende Aktivitäten". Im Fragebogen gehören dazu auch solche Aktivitäten

Tab. 5.7: Aussagen zum Satzanfang "Wenn ich etwas nicht schaffe" (n=158). Angaben in Prozent (absolute Werte in Klammer)

	Einschulungs-unters.	**1. Schulj.**	**2. Schulj.**	**3. Schulj.**	**4. Schulj.**
Suche nach sozialer Unterstützung	42,4 (67)	29,7 (47)	34,1 (54)	36,7 (58)	36,7 (58)
Handelndes Problemlösen	7,6 (12)	11,4 (18)	8,2 (13)	14,6 (23)	17,7 (28)
Aufschieben	4,4 (7)	10,7 (17)	8,2 (13)	12,6 (20)	12,6 (20)
Emotionsregulierende Aktivitäten	2,5 (4)	10,1 (16)	17,7 (28	22,2 (35)	24,0 (38)
Vermeiden, Ablenken	21,5 (34)	19,0 (30)	10,1 (16)	8,2 (13)	6,3 (10)

wie Türen knallen, etwas zerstören, schreien, laut fluchen, den Ärger an anderen auslassen. In den Satzergänzungen der Kinder zu allen fünf Messzeitpunkten (1995-1999) kamen diese Aktivitäten nicht vor. Relativ häufig fanden wir jedoch Aussagen, die wir in eine Kategorie "Misserfolg zulassen" mit den Unterkategorien "Ignorieren, Rückzug, Vermeidung" und "Ablenkung durch andere Tätigkeiten / einen anderen Ort aufsuchen" kodierten. Beispiele aus den Sätzen der Kinder sind: "dann lass ich das eben", "dann mach ich das nicht", "dann mache ich ein Spielchen", "dann geh ich nach Hause". Im weitesten Sinne könnte man dieses Verhalten als emotionsregulierend, die Anspannung lindernd - erst einmal etwas anderes tun - verstehen.
Die Tabelle 5.7 zeigt, dass die Suche nach sozialer Unterstützung in allen Schuljahren zu der am häufigsten genannten Bewältigungsstrategie der Kinder gehört. Handelndes Problemlösen nimmt mit steigender Klassenstufe zu. Interessant ist, dass die Kinder vor Schulbeginn und am Ende des ersten Schuljahres noch relativ häufig sagen, dass sie dann eben etwas anderes machen, das Problem einfach wegschieben oder sich Hilfe holen, während mit zunehmendem Alter emotionale Reaktionen (vor allem "traurig sein") häufiger genannt werden. Dies tun vor allem die Kinder mit Lernproblemen (vgl. Kapitel 5.2).
Im Stressfragebogen von Lohaus und Mitarbeitern sind zwei konkrete Situationen vorgegeben, zu denen die Kinder vorgegebene Bewältigungsstrategien ankreuzen sollen. Beim Satzergänzungstest denken die Kinder sicherlich auch an eine konkrete Situation, wenn sie den Satz "Wenn ich etwas nicht schaffe ..." vervollständigen, es ist jedoch die *für sie* bedeutsame Situation. So sind in Abhängigkeit von der Methode auch unterschiedliche Ergebnisse zu erwarten. Aber immerhin sind bei beiden Vorgehensweisen sowohl die emotionsbezogenen als auch die problembezogenen Bewältigungsstrategien nachweisbar, und es ist der hohe Anteil der Unterstützungsressource belegbar. Wenn Kinder diese Bewältigungsmöglichkeit haben, wenn sie wissen, dass sie bei der Lösung eines Problems die Unterstützung ihrer Eltern oder anderer Personen in Anspruch nehmen können, dann sind sie - zumindest in diesem Alter - mit einer wichtigen Widerstandsressource ausgerüstet, sie können ihren Selbstwert stärken und haben gute Voraussetzungen zur Entwicklung eines starken Kohärenzgefühls. In einer Studie von van Aken u.a. (1996) konnte nachgewiesen werden, dass eine geringe Unterstützung durch Eltern und Gleichaltrige mit einem geringen Selbstwert verbunden war (vgl. S. 122). Es ist außerdem davon auszugehen, dass Personen mit einem starken Selbstwertgefühl gegenüber situativen Anforderungen weniger ängstlich sind und zielgerichteter Bewältigungsprozesse initiieren (vgl. Schellhas 1992).

5.2 Schulzufriedenheit/Lernerfolge und Selbstwertgefühl

5.2.1 Einige grundsätzliche Bemerkungen zum Zusammenhang von Lernerfolg und Selbstbild bzw. Selbstwert

Im Folgenden soll der Zusammenhang von Lernerfolg und dem Selbstbild bzw. Selbstwertgefühl untersucht werden. Da, wie in Kapitel 2 bereits diskutiert, der Selbstwert als Gesundheitsfaktor aufzufassen ist, geht es letztendlich um die Bedeutung des Erfahrungsfeldes "Schule" für die Gesundheit der Kinder.
Es scheint relativ gesichert zu sein, dass schulische Erfolge oder Misserfolge das Selbstbild und den Selbstwert in wesentlichem Maße beeinflussen, dass das entstehende schul- und lernbezogene Selbstkonzept das generelle Selbstbild und das Selbstwertgefühl verändern und diese wiederum das Lernverhalten und die daraus resultierenden Lernleistungen konstituieren (vgl. Pekrun 1997, S. 353ff). Wenn empirische Untersuchungen, die in großer Anzahl vorliegen, diese Zusammenhänge nicht immer eindeutig nachweisen, ist das noch kein Beweis dafür, dass es die gegenseitige Beeinflussung nicht gibt. Hansford und Hattie (1982) analysierten die Ergebnisse von 128 Studien, die diesen Zusammenhang untersucht hatten. Sie fanden 1136 Korrelationen, davon hatten 944 einen positiven, 170 einen negativen und 22 keinen Zusammenhang nachgewiesen. Die Autoren geben folgende Gründe für die widersprüchlichen Ergebnisse an:

- Es ist nicht immer eindeutig zu klären, welches Konstrukt untersucht worden ist. Gemessen wurden generelle Selbstbilder, ein oder mehrere schul- und lernbezogene Selbstbilder, oder aber das Selbstwertgefühl bzw. die Selbstzufriedenheit.
- Die Operationalisierung der zu messenden Phänomene wird in den Untersuchungen auf unterschiedliche Weise vorgenommen. So wird Schulerfolg zum Beispiel in Form von Durchschnittsnoten oder Fachnoten, standardisierten Testwerten, Lehrereinschätzungen oder Selbsteinschätzungen gemessen.
- Die verwendeten Instrumente hatten ganz unterschiedliche Skalierung (z. B. semantisches Differential, Rangskalenniveau, Likert-Skala).
- Die Stichproben sowohl in ihrer Größe als auch hinsichtlich demographischer Merkmale (Alter, Geschlecht, Klassenstufe, sozioökonomischer Status) waren unterschiedlich (vgl. Byrne 1996, S. 300).

Auffällig rar waren lange Zeit Untersuchungen im Grundschulalter, was sicherlich auch mit erhebungsmethodischen Schwierigkeiten begründet werden kann. Die Messung des Selbstbildes und Selbstwertgefühls von Vorschul- und Grundschulkindern gestaltet sich nicht einfach und ist auf jeden Fall aufwendiger, da mit den üblichen Messinstrumenten (Fragebogen zum Beispiel) nicht gearbeitet werden kann. Inzwischen liegen einige – mehr oder weniger gut brauchbare – Instrumente für das Grundschulalter vor.

Wir meinen, dass Untersuchungen in der Grundschule die Möglichkeit bieten, mehr über die Herausbildung des Selbstbildes und der Determinanten, die Inhalt und Qualität des Selbstbildes bestimmen, zu erfahren. Das **schul- und lernbezogene Selbstbild** – das wir als eine Dimension des generellen Selbstbildes verstehen – bildet sich in den ersten Schuljahren heraus. Es existiert vorher nicht, wenn auch ein gewisses Bild von eigenen Fähigkeiten – ein meist sehr positiv getöntes Bild (Vorschulkinder trauen sich in der Regel alles zu) – vorhanden ist. Dieses Selbstbild entsteht im Verlaufe der ersten Schuljahre, am Ende der Grundschulzeit ist es manifestiert. Die Bedeutsamkeit dieses intern repräsentierten Wissens über sich als Schüler bzw. Schülerin bleibt nicht ohne Auswirkungen auf das Selbstwertgefühl. Es wird in jedem Falle labilisiert, und in Abhängigkeit von den neuen Informationen aus der Lerntätigkeit in der Folge gestärkt oder geschwächt oder auch entstellt. Das wiederum hat Auswirkungen auf das Lernverhalten, auf die Motivation und Anstrengungsbereitschaft.

Das schul- und lernbezogene Selbstbild ist somit Folge und Quelle des Lernerfolgs bzw. -misserfolgs. Grundschulkinder können sich der Dominanz von Schule kaum entziehen, die neue gesellschaftliche Position wird täglich erlebt, das Interesse der Familie an den Schulleistungen ist groß (die Eltern kontrollieren die Aufgaben, üben mit den Kindern), um die Zuwendung der Lehrerin wird gerungen, da Freud und Leid wesentlich von ihr bestimmt werden – aus all diesen Gründen rücken diese Erfahrungen in den Kern des Selbst und beeinflussen das Selbstwertgefühl in besonderer Weise.

Am Ende der Grundschulzeit wird diese Entwicklung noch durch einen formalen bildungspolitischen Akt manifestiert: Die Kinder werden selektiert. Diese Trennung erfolgt in den meisten Ländern Deutschlands sehr früh und wird auf der Grundlage der Schulleistungen vorgenommen. Es ist kaum anzunehmen, dass die diskriminierende Entscheidung, zur Hauptschule zu müssen, das Selbstwertgefühl verbessern wird. Welche Strategien die Kinder später finden, um zu kompensieren und ihren Selbstwert zu "retten", ist zumindest in seinen auffälligsten Formen im Allgemeinen bekannt. Meist sind es Ersatzhandlungen, die zwar kurzfristig Selbstwerterhöhung bringen, jedoch insgesamt eher lernhinderlich sind und die weitere Entwicklung nicht positiv beeinflussen.

Aus den Ergebnissen einer Längsschnittuntersuchung, die in Greifswald und Umgebung zwischen 1979 und 1986 durchgeführt wurde und die die Ent-

wicklung und Veränderung des Selbstbildes zwischen der 4. und 11. Klasse thematisierte, ist bekannt, dass das einmal habitualisierte Selbstbild auch in den folgenden Schuljahren erhalten bleibt (vgl. Krause 1989a)[11]: 19% der Schüler und Schülerinnen (n = 456) hatten bereits in der 4. Klasse ein negatives Selbstbild („Ich bin ein schlechter Schüler"). Diese Vorstellung von der eigenen Person spiegelte sich auch in der Lernhaltung, der Freude am Lernen und den Erwartungen bezüglich der zukünftigen Leistung (Anspruchsniveausetzung) sowie den Selbsteinschätzungen der Schüler wider[12] (vgl. Krause 1985, 1997; Mann 1991; Streese 1985; Knöfel 1990).
Um den Prozess der Herausbildung des schul- und lernbezogenen Selbstbildes und seiner Auswirkungen auf das Selbstwertgefühl besser verstehen zu können, starteten wir 1986 eine weitere Längsschnittuntersuchung zu dieser Fragestellung, begannen im letzten Vorschuljahr und führten die Untersuchungen bis zum 6. Schuljahr im Jahre 1992 weiter. Danach veränderte sich das Schulsystem, da inzwischen die Vereinigung Deutschlands stattgefunden hatte. Zur Zeit der "Wende" waren die Kinder dieser Population im dritten Schuljahr.
Die Ergebnisse dieser Untersuchung waren unter vielen Aspekten interessant, für unsere Fragestellung nach dem Prozess der Herausbildung des Selbstbildes und deren Effekte auf das Selbstwertgefühl jedoch von besonderer Bedeutung. Einige Ergebnisse sollen in die folgenden Darstellungen einbezogen werden.

5.2.2 Der Schulanfang - ein kritisches Lebensereignis

Das ältere Vorschulkind definiert sich über seine physischen Merkmale (Ich bin ein Mädchen, Ich habe blaue Augen), über seine Besitztümer (Ich habe eine Eisenbahn), über seine Tätigkeiten (Ich spiele Fußball, Ich kann Radfahren) und über seine sozialen Beziehungen (Ich habe als Freunde...). Psychologische Merkmale nennen einige Kinder auch, wie zum Beispiel "Ich bin lieb", "Ich bin fröhlich" (vgl. Damon & Hart 1988, Eder 1989, Knöfel 1990).
Die meisten Kinder besitzen ein positives Selbstwertgefühl, das u.a. in hohem Selbstvertrauen und Optimismus bezüglich zukünftiger Anforderungen – dem Schuleintritt zum Beispiel – zum Ausdruck kommt. Die meisten Kinder freuen

[11] Hierbei ist zu berücksichtigen, dass in der DDR nach dem vierten Schuljahr kein Schulwechsel stattfand und die Kinder auch in ihrem Klassenverband blieben. Es wechselten lediglich die Lehrerinnen und Lehrer.

[12] Diese Daten basieren auf dem quantitativen Verfahren „Fragebogen der Schülerselbsteinschätzung der Lernhaltung" nach Krause (1985) zur Erhebung des Anspruchsniveaus und der Selbsteinschätzung.

sich auf die Schule und begründen das u.a. so: "Dass ich endlich mal lesen könnte." "Ich will, dass ich Briefe schreiben kann." (Speck-Hamdan 1990, S. 27) Das positive Selbstwertgefühl des Vorschulkindes und seine "Selbstüberschätzung" ist vor allem auf der Grundlage der bedingungslosen Zuwendung der Eltern zu ihrem Kind, ihrer Freude und ihrem Stolz über dessen Entwicklungsfortschritte entstanden. Auch die Eltern haben hohe Erwartungen an den Schulerfolg ihres Kindes, denn sie wissen, dass die Lebenskarriere ihres Kindes von den Schulleistungen abhängt.

Der Schulanfang verändert die Lebensbedingungen des Kindes in erheblichem Maße, so dass von einem "kritischen Lebensereignis" gesprochen werden kann. Das sind nach Filipp (1982) "im Leben einer Person eintretende Ereignisse, die eine mehr oder weniger abrupte Veränderung in der Lebenssituation der Person mit sich bringen" (S. 772). Kritische Lebensereignisse können entwicklungsfördernd sein, der Schulanfang kann für die leistungsfähigen und emotional stabilen Kinder zur Bekräftigung ihres positiven Selbstbildes und zur Stärkung ihres Selbstwertes führen. Das Ereignis "Schulanfang" kann aber auch die positive Befindlichkeit des Kindes erschüttern, weil die selbstbezogenen Informationen, die sie in der Schule erhalten, mit ihrem bisherigen Selbstbild nicht übereinstimmen, weil das eine Labilisierung und evtl. auch Veränderung des Selbstbildes zur Folge hat, was durchaus zu schwerwiegenden Beeinträchtigungen der Gesundheit führen kann (vgl. auch Krause 1996).

Im Vorschulalter werden die Entwicklungsfortschritte des Kindes mit Freude und Stolz von seinen Bezugspersonen wahrgenommen. Neu erworbene Fähigkeiten und Fertigkeiten des Kindes (das Erlernen neuer Wörter, neuer Fertigkeiten wie z.B. Klettern, Radfahren u.a.) und seine zunehmende soziale Kompetenz stehen im Mittelpunkt bestärkender Rückmeldungen durch die Eltern. Das verändert sich nach Schulbeginn, denn jetzt wird zunehmend das Leistungsprodukt zur Kenntnis genommen und bewertet. Jopt (1987) spricht in diesem Zusammenhang von einem „folgenschweren Reduktionismus der ursprünglichen Buntheit“ (S. 63) der kindlichen Individualität. Folgenschwer deshalb, weil das Kind die Erfahrung macht, dass die Zuneigung der Eltern nunmehr von seinen schulischen Kompetenzen und seinen Lernerfolgen abhängt. Das bedeutet für Kinder mit Lernschwierigkeiten: Erleben von Liebesverlust, Erschütterung der im Vorschulalter erworbenen ursprünglichen Sicherheit, beginnende Zweifel an den eigenen Möglichkeiten, Veränderungen des Selbstwertgefühls mit den entsprechenden Auswirkungen auf die subjektive Befindlichkeit. Die Folgen dieser Verlusterlebnisse sind nicht selten somatische Beschwerden (mehr zum Zusammenhang von Familie und Selbstwert im Kapitel 5.3).

5.2.3 Veränderung des Selbstwertgefühles in Abhängigkeit vom Schulerfolg

In der Schule erhalten die Kinder ständig direkte und indirekte selbstbezogene Informationen. Jeden Tag und in jeder Unterrichtsstunde wird so das Selbstbild mit Informationen konfrontiert, in Abhängigkeit von bereits existierenden Konzepten über sich selbst werden diese Informationen gefiltert, selektiert, gespeichert oder verworfen. Grundschulkinder erhalten die Rückmeldungen über ihre Kompetenzen in erster Linie von der Lehrerin in Form von direkten Bewertungen, aber auch indirekt über das Verhalten der Lehrerin. Da dem Kind Kriterien und Fähigkeiten zur Bewertung seiner Lernergebnisse und Handlungen nicht zur Verfügung stehen, kann es seine Leistung nicht selbstständig einschätzen, ist also auf die Bewertungen der Lehrerin und anderer Erwachsener angewiesen, wobei es diese zunächst unkritisch übernimmt (Krause 1985, Einsiedler 1988). Schulanfänger/innen erleben also recht global: "Ich kann das nicht", "Ich bin schlecht in der Schule", "Die Lehrerin ist nicht zufrieden mit mir", "Meine Eltern sind traurig meinetwegen". Da die Lehrerin auch die Kommunikation in der Klasse lenkt und kontrolliert, beeinflusst sie auch die Beziehungen der Schüler und Schülerinnen untereinander. Sie trägt damit wesentlich dazu bei, ob das Kind sich angenommen fühlt oder nicht, ob das Lernen zukünftig von Optimismus und Selbstvertrauen oder von Angst und Zweifel gekennzeichnet ist.
Die in der Schule erhaltenen Informationen erweitern das Selbstkonzept und beeinflussen das Selbstwertgefühl. Das kann in unterschiedlicher Weise geschehen. Emotional sichere Kinder und Kinder, deren Stützsysteme weiterhin selbstwertstärkend wirken, können ihr positives Selbstwertgefühl erhalten, während emotional unsichere, labile Kinder, die in der Schule mit Misserfolgen konfrontiert werden, im Verlaufe der ersten zwei Schuljahre diese negativen Informationen allmählich als Inkompetenz erleben, was sich immer auch in der Veränderung ihres Selbstwertgefühls widerspiegelt.
Im Verlaufe der Grundschulzeit wird das schul- und lernbezogene Selbstbild zum zentralen Konzept. Da in Bezug auf zentrale Konzepte davon ausgegangen werden kann, dass sie eine hohe Ich-Beteiligung aufweisen, also subjektiv bedeutsam sind und somit das Gesamt-Selbstbild in entscheidender Weise beeinflussen, soll an einem Untersuchungsergebnis die Rolle von Fremdeinschätzungen für die Selbsteinschätzung – insbesondere bezüglich der Schulleistung – noch einmal verdeutlicht werden.
Die Zusammenhänge von Schulleistung und Selbst- bzw. Fremdeinschätzung wurden in der Längsschnittuntersuchung zur Entwicklung des Selbstbildes (Krause 1997) untersucht. Die Abbildung 5.8 zeigt zum einen die Unterschie-

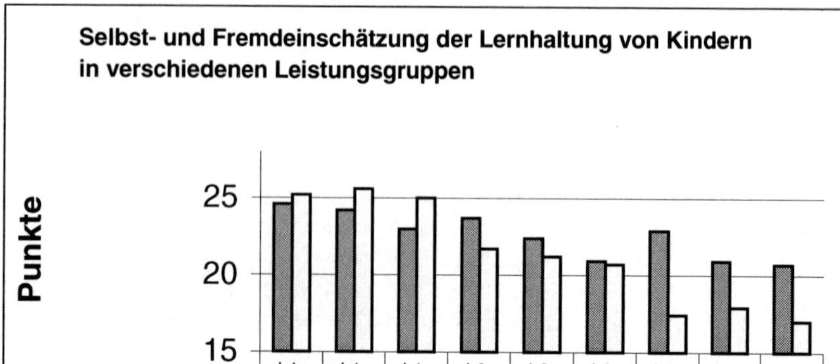

	L1-	L1-	L1-	L2-	L2-	L2-	L3-	L3-	L3-
■ Selbsteinschätzung	24,6	24,2	23	23,7	22,4	20,9	22,9	20,9	20,7
□ Fremdeinschätzung	25,2	25,6	25	21,7	21,2	20,7	17,4	17,9	17

Abb. 5.8: Selbst- und Fremdeinschätzung in den Leistungsgruppen L1, L2 und L3 vom ersten (Gr 1) bis dritten Schuljahr (Gr 3).

de in den Selbsteinschätzungen der Kinder und den Fremdeinschätzungen der Lehrerinnen und zum anderen die Unterschiede bezüglich der Selbst- und Fremdeinschätzungen in den Leistungsgruppen (L1 = Gruppe der erfolgreich lernenden Kinder, L2 = Gruppe der weniger erfolgreich lernenden Kinder, L3 = Gruppe der Kinder ohne Erfolg beim Lernen). Es werden die Veränderungen vom ersten Schuljahr (Gr 1) bis zum dritten Schuljahr (Gr 3) dargestellt.

Es ist zu sehen, dass

- das Fremdbild der Lehrer/innen sich schon im ersten Schuljahr entwickelt hat und in den folgenden Schuljahren relativ stabil bleibt.
- die Fremdeinschätzungen der Lehrer/innen in den jeweiligen Leistungsgruppen relativ stabil sind und die Höhe dieser Einschätzungen von der Zugehörigkeit zur Leistungsgruppe abhängt;
- die Selbsteinschätzungen sich im Verlaufe der drei Schuljahre verschlechtern, am wenigsten jedoch in der Gruppe der Erfolgreichen;
- die Fremdeinschätzung erfolgreich lernender Kinder in allen drei Schuljahren höher ist als die Selbsteinschätzung dieser Kinder;
- bei den weniger erfolgreich lernenden Schülern und Schülerinnen eine große Diskrepanz zwischen Selbst- und Fremdeinschätzung besteht, die Fremdeinschätzung immer schlechter als die Selbsteinschätzung ist, die Kinder sich jedoch der Fremdeinschätzung allmählich annähern;

Im Verlauf der ersten Schuljahre gelingt es den Kindern zunehmend weniger, alle Anforderungen erfolgreich zu bewältigen: Die Kinder müssen mehr oder weniger oft auch Misserfolge in Bezug auf schulische Anforderungen erleben und erhalten entsprechende Informationen. Kinder, die Leistungssituationen in der Schule häufig nicht erfolgreich bewältigen können oder der Abwertung durch ihre Mitschüler ausgesetzt sind, und dazu noch die Enttäuschung und den Ärger der Eltern ertragen müssen, kommen schon nach wenigen Schulwochen – spätestens aber am Ende des dritten Schuljahres - zu dem Schluss, weniger wertvoll als andere Kinder zu sein. Wie sich das konkret in den Selbstaussagen der Kinder widerspiegelt, zeigt das folgende Beispiel in Tabelle 5.8 (es handelt sich um einen Jungen, der in der Schule mit erheblichen Schwierigkeiten im Erlernen des Lesens und Schreibens konfrontiert wurde):

Tab. 5.8: Satzergänzungen des Schülers K8

Satzanfang	**1. Klasse**	**2. Klasse**	**3. Klasse**	**4. Klasse**
Wenn ich etwas nicht schaffe	dann schaffe ich es eben nicht.	dann mach ich es nach.	mache ich es morgen weiter.	dann probiere ich es noch mal.
Ich finde nicht schön	nicht die echten Autos – die Vergaser, die müssten mal weg.	dass alle auf mir rumhacken.	dass meine Eltern sich manchmal streiten (wegen Kleinigkeiten).	wenn man mich am Wochenende früh wach macht.
Die anderen Kinder	spielen gern.	hacken auf mir rum.	sind nett.	sind meistens nett.
Ich habe Angst	vor gar nichts.	in die Schule zu gehen (wegen Diktaten usw.).	abends wenn es gewittert.	wenn ich allein zu Hause und im Dunkeln bin.
Ich bin traurig	wenn mich andere schubsen.	manchmal.	wenn mein Bruder aufgebaute Sachen kaputt macht.	wenn mein Bruder wieder ins Internat geht.
Am meisten freue ich mich	über Tortenschlacht.	auf Judo.	auf meinen Geburtstag.	wenn ich gesund bin.
Ich ärgere mich	wenn ich nicht mitkommen darf.	über meine Dummheit.	wenn mal was daneben geht.	wenn ich eine schlechte Note geschrieben habe.
In der Schule	ist Rechnen gut.	finde ich die Pause gut.	bin ich gern auf dem Pausenhof.	finde ich Mathe schön.

Es ist bemerkenswert, wie lange Kinder versuchen, ihr positives Selbstwertgefühl zu erhalten und wie häufig sie immer wieder versuchen, den Anforderungen gerecht zu werden ("machen ich morgen weiter", "probiere ich es noch einmal"). Trotzdem ist der allgemeine Trend der Entwicklung des schul- und lernbezogenen Selbstbildes ein eher unerfreulicher. Das wollen wir im Folgenden noch etwas genauer betrachten.

5.2.3.1 Ich bin gut in der Schule/ Ich bin schlecht in der Schule

In den freien Selbstbeschreibungen der Schüler und Schülerinnen nimmt der Anteil der Aussagen zur Schule und zum Lernen in der Schule nach dem ersten Schuljahr rapide zu und wird zum dominierenden Subbereich des Selbstbildes. Viele Kinder äußern sich global zu ihrer Position, die sie - am Lernerfolg gemessen - einnehmen. Sie sagen "Ich bin ein guter / ein mittelmäßiger / ein schlechter Schüler" oder "In der Schule bin ich gut / fleißig / ordentlich / schlecht / nicht so gut". Knöfel (1990) begleitete zwei Kindergruppen beim Übergang vom Kindergarten zur Schule und verfolgte die Entwicklung ihres Selbstbildes bis zum Ende des 2. Schuljahres. Eine Methode zur Messung des Selbstbildes war das Interview bzw. die freie Selbstbeschreibung der Kinder zum Thema "Wie ich bin". In der ersten Klasse beschrieben sich die meisten Kinder als "gute Schüler/innen", was sich dann aber auffällig veränderte (vgl. Tabelle 5.9).

5.2.3.2 Zufriedenheit bzw. Unzufriedenheit mit der Schule

Händschke (1989) wertete alle Aufsätze, die die Schüler aus 8 Schulen des heutigen Landes Mecklenburg/Vorpommern in der bereits erwähnten Längsschnittuntersuchung vom 4. bis 11. Schuljahr (Krause 1985, 1987) jährlich schrieben, aus. Sie fand heraus, dass 18,3% der untersuchten Kinder (n=456) im vierten Schuljahr ein eher negativ besetztes schul- und lernbezogenes

Tab. 5.9: Verteilung der Selbstbeschreibungen (absolute Häufigkeit) als gute/r bzw. schlechte/r Schüler/in

Aussage	Klasse 1	Klasse 2	Klasse 3
In der Schule bin ich gut (fleißig, ordentlich)	30	27	11
Ich bin schlecht in der Schule (nicht so gut)	3	8	10

Selbstbild hatten. Bergmann (1987) konnte nachweisen, dass es jenen Kindern nicht gelang, dieses in den nachfolgenden Schuljahren zu verbessern.[13]
10 Jahre später fanden wir ein ähnliches Ergebnis in der Göttinger Population unseres Projektes "Ich bin Ich - Gesundheit fördern durch Selbstwertstärkung" (vgl. Krause et al. 2002 und 2001).
Die Kinder wurden am Ende jedes Schuljahres zu ihrer Befindlichkeit in der Schule, in der Klasse und auf dem Schulhof befragt. Die vierstufige Skala hatte die Ausprägungen sehr gut (kodiert als 1), gut (2), nicht so gut (3) und schlecht (4).
Im 4. Schuljahr waren es 17% der Kinder, die sich in der Schule nicht wohl fühlten. Bereits am Ende des ersten Schuljahres sagten 30 Kinder (fast 13%), dass es ihnen in der Schule nicht gut gefällt (vgl. Tabelle 5.10). Unter diesen Kindern waren 22 Jungen und Mädchen, die diese Aussage in mehreren Jahren machten, 6 Kinder gaben das in allen 4 Schuljahren an. Von den Kindern, die sich im 4. Schuljahr in der Schule nicht wohl fühlten, gaben 70% außerdem an, dass sie mindestens eine der genannten schulischen Tätigkeiten - lesen, schreiben, rechnen - nicht gerne ausübten.

Tab. 5.10: Anzahl der Kinder (in Prozent), denen es in der Schule nicht so gut gefällt und die nicht gern lesen/schreiben/rechnen (nach Stückle 1999, S. 66).

	In der Schule gefällt es mir nicht so gut	**Ich lese nicht gerne**	**Ich schreibe nicht gerne**	**Ich rechne nicht gerne**
1. Schulj. (n=224)	12,7	17,9	16,1	18,3
2. Schulj. (n=234)	14,5	12,0	23,9	21,8
3. Schulj. (n=223)	13,9	6,7	22,0	19,7
4. Schulj. (n=224)	16,9	7,6	22,3	25,0

[13] Leider ist es nicht möglich, diese Untersuchung zu wiederholen. Untersuchungen über die gesamte Schulzeit hinweg sind in Deutschland derzeitig kaum möglich, wären auch nicht sinnvoll, da nach der Selektion ganz neue Bezugssysteme für die Kinder vorhanden sind.

Wir wollen dieses Ergebnis noch etwas differenzierter darstellen. Für die Gesamtpopulation (Göttingen und Greifswald) können wir immer nur die Entwicklung vom ersten bis dritten Schuljahr darstellen, weil die Untersuchungen in Greifswald nach der dritten Klasse beendet werden mussten.

Tab. 5.11: Schulzufriedenheit: Mittelwert der Aussagen (n=298). Die vierstufige Skala hatte folgende Ausprägungen: 1 = sehr gut, 2 = gut, 3 = nicht so gut, 4 = schlecht

Schuljahr	**Wie gefällt es dir**		
	in der Schule	**in der Klasse**	**auf dem Schulhof**
1. Schuljahr	1,80	1,66	1,69
2. Schuljahr	1,76	1,65	1,60
3. Schuljahr	1,94	1,66	1,62

Die in Tabelle 5.11 aufgeführten Einschätzungen liegen insgesamt zwischen „sehr gut" (1) und „gut" (2), nur wenige Kinder äußerten sich negativ: 11% - 12% in den Klassen 1 bis 3 fühlen sich nicht so gut (3) oder schlecht (4). Jeder elfte (9%) fühlt sich in seiner Schulklasse nicht gut aufgehoben, und jeder achte bis zehnte (10-13%) fühlt sich auf dem Schulhof nicht wohl.

Grundschüler/innen fühlen sich über die drei Schuljahre hinweg in ihrer Schule weniger wohl als in ihrer Klasse oder auf ihrem Schulhof. Die Zufriedenheit insgesamt (gemittelt über Schule, Klasse, Schulhof) ist im zweiten Schuljahr am höchsten. Die Einschätzung in den ersten drei Schuljahren wiederum hing vom Setting ab. Gerade in der dritten Klasse wurde die Schule deutlicher negativ bewertet als die Klasse und der Schulhof.

Es ist lohnenswert, die Setting-Einschätzungen der befragten Mädchen und Jungen insgesamt zu analysieren. In der Abbildung 5.9 sind die Mittelwerte getrennt nach Geschlecht, Schuljahr und Schul-Setting aufgeführt.

Nicht-parametrische Analysen (Friedman-Tests) ergaben, dass die Schulzufriedenheit mit zunehmendem Alter signifikant abnahm[14], während die Zufriedenheit in der Klasse und auf dem Schulhof konstant blieb[15].

Dieser Befund deutet darauf hin, dass Lernen („Schule") weniger Spaß macht als das Zusammensein in der Klasse (das Miteinander im sozialen Gefüge) oder die Spiele und anderen sozialen Aktivitäten in der Pause. Diese Unter-

[14] $\chi^2(2, N = 298) = 18.55, p < .001$,

[15] $\chi^2(2, N = 298) = 0.23$ und 2.95, *n.s.*

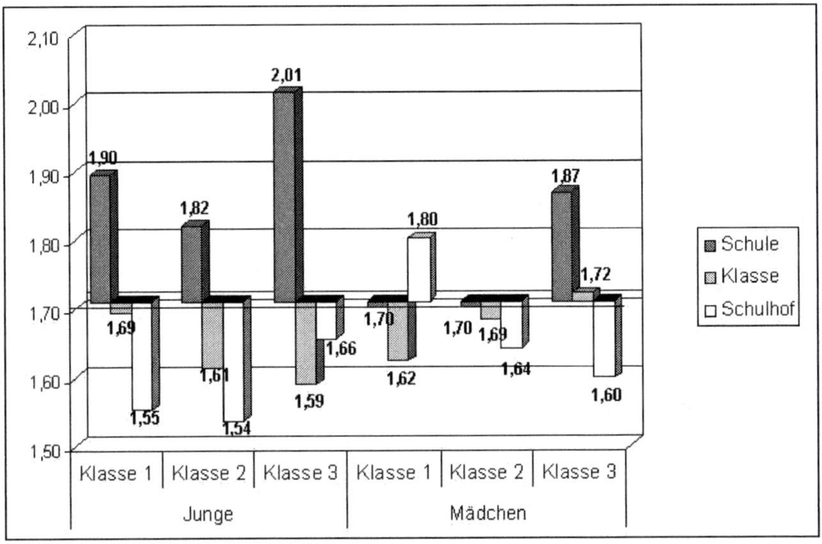

Abb. 5.9: Mittelwerte getrennt nach Geschlecht, Schulklasse und Schulsetting
Anmerkung. *N* = 298. Die vierstufige Skala hatte folgende Ausprägungen: 1 = sehr gut, 2 = gut, 3 = nicht so gut, 4 = schlecht. Die Balkengrundlinie ist über den Mittelwert der Gesamtstichprobe definiert (*M* = 1.71).

schiede stellten sich als geschlechtsspezifisch heraus: Es sind insbesondere die Jungen, die die Schule deutlich negativer bewerteten als die Klasse oder den Schulhof. Die Mädchen bewerteten die Schule erst in der dritten Klasse skeptischer.

Eine wichtige Frage lautet, inwiefern Einschätzungen aus der ersten und zweiten Klasse die aktuelle Selbsteinschätzung (in der dritten Klasse) vorhersagen. Zur Klärung dieser Frage wurden drei schrittweise multiple Regressionen gerechnet. Die Kriteriumsvariable war die jeweilige Befindlichkeit (in der Schule, in der Klasse bzw. auf dem Schulhof) im dritten Schuljahr. Als Prädiktoren gingen die drei Befindlichkeitseinschätzungen (Schule, Klasse, Schulhof) in den ersten beiden Schuljahren ein sowie jeweils die zwei übrigen Einschätzungen zum Messzeitpunkt 3. So gehen in jede Regressionsrechnung acht Ausgangsprädiktoren ein.

Die Befindlichkeit in der Schule im dritten Schuljahr wird bestimmt - in absteigender Reihenfolge ihres Einflusses - von der Befindlichkeit in der Schule im zweiten und im ersten Schuljahr (ßs = .39 und .21) sowie der Befindlichkeit in der Klasse im dritten Schuljahr (ß = .19). Das bedeutet, dass die Einschätzung,

ob es Kindern in der Schule eher gefällt oder nicht gefällt, bereits im ersten Schuljahr – jedenfalls zu einem besonderen Teil – festgelegt ist und sich über das zweite Schuljahr bis ins dritte fortsetzt.
Die Vorhersage der Befindlichkeit in der dritten Klasse wird erschöpfend vorhergesagt durch die Befindlichkeit in der Schule im dritten Schuljahr (ß = .26), die Befindlichkeit in der Klasse im zweiten Schuljahr (ß = .17), und die Befindlichkeit auf dem Schulhof im ersten Schuljahr (ß = .12, $p < .05$). Ob es Kindern in ihrer dritten Klasse eher gefällt oder nicht, hängt deutlich von der aktuellen Einstellung zur Schule ab. Aber auch die ein Jahr zurückliegenden Erfahrungen im Klassenverband prägen das Wohlbefinden im sozialen Klassengefüge. Das Wohlbefinden in der sozialen Interaktion auf dem Schulhof in der ersten Klasse scheinen positiv auf die Akzeptanz der anderen Kinder im Klassenverband hinzuwirken.
Die Befindlichkeit auf dem Schulhof in Klasse 3 wird durch die Befindlichkeit auf dem Schulhof im zweiten Schuljahr, ß = .29, $p < .001$, und der Befindlichkeit in der Schule im zweiten Schuljahr, ß = .14, $p < .05$, bestimmt. Auch hier zeigt sich eine zeitliche Kontinuität in der wahrgenommenen Akzeptanz beim Pausenspiel.[16]

5.2.3.3 *Wie ich mich finde - Wie mich die anderen finden*

Informationen über die eigene Person erhalten Kinder in der Kommunikation. Die wichtigsten Kommunikationspartner sind ihre Eltern, Lehrer/innen, Mitschüler und Mitschülerinnen. Die Informationen können verbal oder nonverbal, direkt ("Das hast du aber schnell verstanden") oder indirekt ("Für dich habe ich eine besonders leichte Aufgabe ausgesucht") sein. Neben den Informationen aus sozialer Rückmeldung sind auch soziale Vergleichsprozesse eine wichtige Quelle selbstbezogenen Wissens (vgl. hierzu auch Filipp 1980).
Wie oben bereits gesagt, erhalten Grundschulkinder die Rückmeldungen über ihre Kompetenzen in Form von direkten Bewertungen, aber auch indirekt über das Verhalten der Lehrerin. Die Lehrerin lenkt und kontrolliert die Kommunikation im Klassenraum und beeinflusst damit die Vergleichsprozesse sowie Beziehungen der Schüler und Schülerinnen untereinander. Auf dieser Grundlage entsteht das schul- und lernbezogene Selbstbild, das schon im zweiten Schul-

[16] Die statistischen Details dieser drei Regressionsrechnungen lauten: Rs = .56, .38 und .33; $Fs(3, 292)$ = 44.69, 16.36, 17.29; $ps < .001$

jahr zur dominierenden Substruktur im generellen Selbstbild wird[17] und wegen seiner Bedeutsamkeit für das generelle Selbst auch in besonderer Weise das Selbstwertgefühl beeinflusst. Aus unseren Längsschnittuntersuchungen wissen wir, dass Aussagen über Gleichaltrige, über Mitschüler und Mitschülerinnen, einen großen Raum in den Selbstbeschreibungen der Grundschulkinder einnehmen (z.B. "Kai ist mein Freund. Ich fahre mit ihm oft Fahrrad."), dass sie jedoch ab dem zweiten Schuljahr vorwiegend im Kontext von Schule und Schulleistung reflektiert werden (z.B. "Meine Freunde helfen mir, wenn mich die anderen auf dem Schulhof ärgern wollen").
Zum Zusammenhang von Sozialkontakten der Kinder untereinander und der Entwicklung und Veränderung ihres Selbstwertes wird ausführlicher Stellung genommen im Kapitel 5.4. Hier soll gezeigt werden, welches Bild die Kinder zu Beginn ihrer Schulzeit von sich selbst haben und welches Fremdbild sie bei den anderen Kindern vermuten.
Die Version II des "Befindlichkeitsprofils" enthält dazu folgende Fragen:

"Wie findest du dich?"
"Wie finden dich die anderen Kinder?"
"Wie finden dich deine Lehrer und Lehrerinnen?"

Die Kinder konnten vorgegebene Antworten ankreuzen, sie konnten auch selbstständige Ergänzungen vornehmen. Es war außerdem möglich, mehrere Aussagen anzukreuzen.
Die Ergebnisse der Selbsteinschätzung und der vermuteten Einschätzung durch die anderen Kinder zeigen Tabelle 5.12, Tabelle 5.13 und Tabelle 5.14.
Zu Schulbeginn finden sich die meisten Kinder lustig, schön, gut, sportlich, schlau und nett. Mädchen finden sich häufiger schön als Jungen und Jungen häufiger sportlich als Mädchen.
Dieses Ergebnis und auch das in Tabelle 5.14 Dargestellte ("Mein Leben ist meistens") bestätigt die schon mehrfach getroffene Aussage, dass die meisten Kinder ein positives Selbstwertgefühl haben.
Am Ende des ersten Schuljahres hat sich daran kaum etwas geändert, außer das sich weniger Jungen "schön" finden, dafür aber mehr "sportlich".
In der vermuteten Fremdeinschätzung dominieren ebenso wie in der Selbsteinschätzung die Angaben "nett" und "gut". Signifikante Unterschiede gibt es am Ende des ersten Schuljahres bei "schlau", "schön" und "sportlich". "Schlau" kommt in der Selbsteinschätzung (ca. 51%) häufiger vor als in der

[17] Während im ersten Schuljahr die Aussagen zum sozialbezogenen Selbst überwiegen, sind vom zweiten bis vierten Schuljahr die Aussagen zum schul- und lernbezogenen Selbstbild dominierend (vgl. Knöfel 1990).

Tab. 5.12: Wie findest du dich? (Schulbeginn 2001 und Ende erstes Schuljahr), Häufigkeit der Antworten in Prozent.

	Schulbeginn			Ende erstes Schuljahr		
	Mädchen (n=294)	**Jungen (n=307)**	**Σ (n=604)**	**Mädchen (n=313)**	**Jungen (n=303)**	**Σ (n=616)**
lustig	47,6	38,1	42,8	40,0	40,9	40,7
schön	52,5	37,5	44,9	52,7	23,8	38,5
dumm	3,4	2,3	2,8	2,9	3,0	2,9
gut	65,3	70,7	68,0	66,7	67,0	66,8
nicht nett, gemein	3,4	4,9	4,1	2,6	2,3	2,4
sportlich	50,2	68,7	59,6	57,8	76,6	67,0
langweilig	9,1	7,5	8,3	9,3	7,9	8,6
schlau	44,4	49,8	47,2	47,6	55,8	51,6
nicht gut	3,0	2,0	2,5	2,2	2,0	2,1
nicht so schön	3,4	3,6	3,5	4,8	1,7	3,2
nett	71,0	65,5	68,2	80,5	69,0	74,8

Tab. 5.13: Wie finden dich die anderen Kinder? (Schulbeginn 2001 und Ende erstes Schuljahr), Häufigkeit der Antworten in Prozent.

	Schulbeginn			Ende erstes Schuljahr		
	Mädchen (n=297)	**Jungen (n=307)**	**Σ (n=604)**	**Mädchen (n=313)**	**Jungen (n=303)**	**Σ (n=616)**
lustig	63,8	30,5	33,3	31,7	33,2	32,5
schön	40,7	30,0	35,3	35,1	16,5	26,6
dumm	3,4	5,2	4,3	5,8	5,9	5,8
gut	60,3	62,5	61,4	65,2	66,9	66,0
nicht nett, gemein	4,7	5,9	5,3	4,2	6,3	5,2
sportlich	33,7	43,3	38,6	33,9	49,5	41,6
langweilig	4,0	5,5	4,8	4,2	5,0	4,5
schlau	30,3	34,9	32,6	34,8	42,9	38,8
nicht gut	5,1	5,5	5,3	2,2	3,3	2,8
nicht so schön	3,0	3,3	3,1	3,5	1,7	2,6
nett	65,0	61,9	63,4	75,7	65,3	70,6

vermuteten Fremdeinschätzung (ca. 39 Prozent). Es wird auch weniger angenommen, dass einen die anderen "schön" finden. Das betrifft vor allem die Jungen: Am Schulanfang meinen 30 Prozent der Jungen (Selbsteinschätzung 38%), dass die anderen Kinder sie schön finden, am Ende der ersten Klasse sind es nur noch 17 Prozent (Selbsteinschätzung 24%). Sehr viele Kinder

Tab. 5.14: "Mein Leben ist meistens ..." (Schulbeginn 2001, Häufigkeit der Antworten in Prozent)

	Schulbeginn			Ende erstes Schuljahr		
	Mädchen (n=297)	**Jungen (n=307)**	**Σ (n=604)**	**Mädchen (n=313)**	**Jungen (n=303)**	**Σ (n=616)**
langweilig	17,8	14,7	16,2	16,3	16,2	16,2
aufregend, spannend	39,1	48,2	43,4	37,7	53,5	45,5
in Ordnung oder okay	51,5	60,6	56,1	56,2	60,4	58,3
schön	74,1	63,2	68,5	72,8	60,4	66,7
lustig	56,2	49,8	53,0	57,2	57,4	57,3
anstrengend	20,2	26,1	23,2	22,4	33,3	27,8
schwierig	16,2	17,6	16,9	19,2	24,4	21,8
blöde oder doof	5,4	7,5	6,5	8,9	9,6	9,3
traurig	16,8	12,4	14,6	20,4	17,8	19,2

(68%) schätzen sich selbst als sportlich ein, aber nur 42 Prozent der Kinder meinen, dass sie auch von den anderen so gesehen werden.

Die meisten Kinder finden ihr Leben schön, okay, lustig und aufregend bzw. spannend. In der zweiten Untersuchung sagten mehr Kinder als in der ersten Untersuchung, dass sie ihr Leben "anstrengend" finden (Anstieg von 23 auf 28 Prozent), auch die Aussagen "schwierig" (von 17 auf 22 Prozent) und "traurig" (von 15 auf 19 Prozent) nahmen zu. 16% finden ihr Leben langweilig, 7% bzw. 9% finden es sogar ab und zu blöde bzw. doof. Es ist anzunehmen, das die Kinder bei ihren Einschätzungen immer an bestimmte Situationen ihres Lebens gedacht haben, die eben einige auch als traurig oder doof erleben.

Außerdem ist davon auszugehen, dass jene Kinder, die die Schule mit einem weniger positiven Selbstwertgefühl starteten und denen das Lernen von Anfang an Schwierigkeiten bereitete, ihr Leben eben auch schwierig, anstrengend oder auch traurig finden. Wir wollen dieser Frage im folgenden Kapitel noch etwas genauer nachgehen.

5.2.4 Das Selbstwertgefühl von Kindern mit Lern- und Leistungsschwierigkeiten

Nachdem wir die allgemeine Entwicklung der Befindlichkeit von Grundschülern/innen und die Veränderungen im Verlaufe der Grundschulzeit aufgezeigt

haben, wollen wir noch etwas deutlicher diese Unterschiede in Abhängigkeit von den Lernerfolgen untersuchen.
Stückle (1999) hat aus der Göttinger Population jene Kinder ausgewählt, die im vierten Schuljahr eindeutig zu den Kindern mit Lern- und Leistungsschwierigkeiten gehörten. Deren Entwicklung hat sie nachträglich mit Hilfe der vorliegenden Längsschnittdaten analysiert und mit den Kindern ohne Lern- und Leistungsschwierigkeiten verglichen.

5.2.4.1 Ergebnisse aus dem Satzergänzungstest

Die Kinder ergänzten acht Satzanfänge (siehe Kapitel 4.3.6), ein Satzanfang lautete: "In der Schule ..." Die Kinder wurden in keiner Weise beeinflusst, sie sollten lediglich aus dem Anfang einen "richtigen Satz" machen. Die Interviewerin /der Interviewer schrieb das vom Kind Gesagte auf. Die Kinder brachten das zum Ausdruck, was Schule in ihrer Vorstellung für sie bedeutet ("In der Schule lese ich"), häufig wurde aber eine Bewertung gegeben ("In der Schule ist es schön").
Da die Kinder zu Beginn der Längsschnittuntersuchung noch den Kindergarten besuchten, beziehen sich ihre Aussagen zum Satzanfang „In der Schule ..." auf ihre Erwartungen bzw. Vorstellungen, evtl. auch Erzählungen der Geschwister oder eben ganz allgemeines Wissen über die Schule.
Abbildung 5.10 zeigt die Entwicklung der Aussagen bei den Kindern mit und ohne LLS (Lern- und Leistungsschwierigkeiten).

Die Ergebnisse zeigen, dass die *Kinder mit LLS*
- in den ersten zwei Untersuchungen neutrale Aussagen zur Schule (ohne Bewertung) vorzogen (z.B. „In der Schule basteln wir"); im 1. Schuljahr waren das zum Beispiel 39,3 % der Aussagen;
- ab dem dritten Schuljahr weniger positive Aussagen zur Schule machten (z.B. „In der Schule ist es schön"; „In der Schule gefällt es mir");
- im vierten Schuljahr die meisten negativen Bewertungen der Schule (ca. 10%) vornahmen (z.B. „In der Schule finde ich es blöd").

Die *Kinder ohne LLS*
- bewerteten die Schule zu allen Untersuchungszeitpunkten positiv; nur vier bzw. fünf der 130 Kinder bewerteten die Schule jedes Jahr negativ;
- machten von Schuljahr zu Schuljahr weniger Aussagen ohne Bewertung (Abnahme von 30% im Kindergarten bis zu 4.6% im vierten Schuljahr).

SATZANFANG "IN DER SCHULE..."

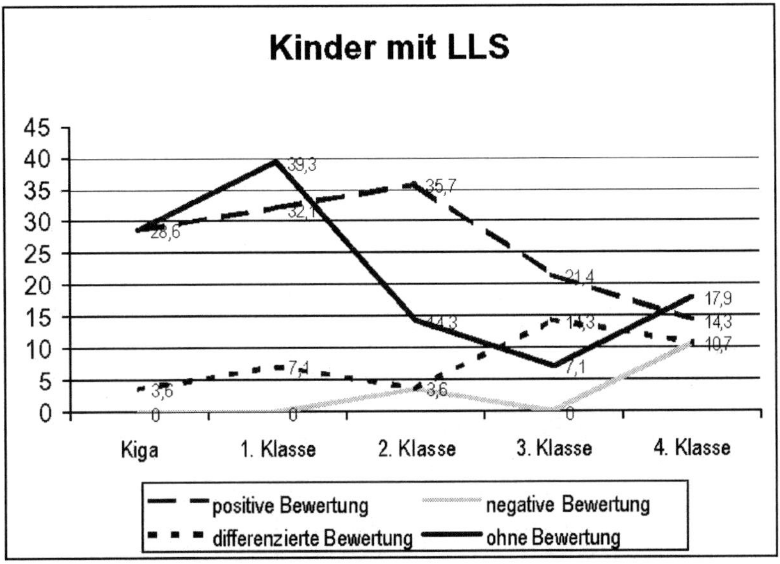

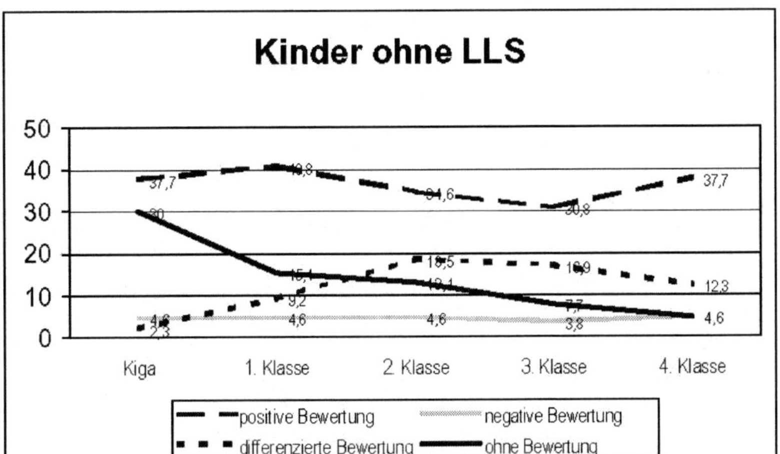

Abb. 5.10: Prozentuale Häufigkeit der Aussagen zum Satz 8 „In der Schule..." bei Kindern ohne LLS (n=130) und Kindern mit LLS (n=28)

Bemerkenswert ist, dass die ‚Differenzierten Bewertungen der Schule' (z.B. „In der Schule ist es manchmal gut und manchmal schlecht") in beiden Gruppen zunahmen.
Exemplarisch für eine zunehmend negative Bewertung der Schule bzw. Befindlichkeit in der Schule bei Kindern mit LLS werden die Satzergänzungen des Schülers K227 in der Tabelle 5.15 vorgestellt (leere Felder = keine Aussage).

Tab. 5.15: Satzergänzungen des Schülers K227

Satzanfang	1. Klasse	2. Klasse	3. Klasse	4. Klasse
Wenn ich etwas nicht schaffe	versuch ich´s nochmal.	versuch ich es nochmal.	hol ich jemanden, der mir hilft.	dann versuch ich es wieder.
Ich finde nicht schön		keine Ahnung.	wenn mein Bruder mich ärgert.	dass es die Schule gibt.
Die anderen Kinder	spielen.	spielen mit mir Fußball.		
Ich habe Angst	ich laufe weg.	vor gar nichts.		vor nichts.
Ich bin traurig	ich weine.	niemals.		
Am meisten freue ich mich	wenn ich was geschenkt kriege.	wenn ich Fußball spiele.		wenn ich ein neues Computerspiel bekomme.
Ich ärgere mich	will ich meine Ruhe haben.	wenn mein Bruder mich ärgert.		über andere Erwachsene.
In der Schule	schreiben wir.	finde ich es nicht gut.		ist es Scheiße.

5.2.4.2 Ergebnisse aus dem Befindlichkeitsprofil

Abbildung 5.11 zeigt die Entwicklung der Antworten zu der Frage "Wie gefällt es dir in der Schule?" bei den Kindern mit und ohne LLS. Die Kinder hatten dabei die Möglichkeit, auf einer Skala von ‚sehr gut', ‚gut', ‚nicht so gut' und ‚schlecht' zu antworten.
Die Ergebnisse zur Frage *„Wie gefällt es dir in der Schule?"* zeigen, dass sich die meisten Kinder in der Schule wohl fühlen, sie gaben an, dass es ihnen in der Schule ‚gut' bzw. ‚sehr gut' gefällt. Es verändern sich zwar signifikant die Aussagen "sehr gut" (Abnahme) und "gut" (Zunahme), was aber eine zu erwartende Relativierung bedeutet.

WIE GEFÄLLT ES DIR IN DER SCHULE?

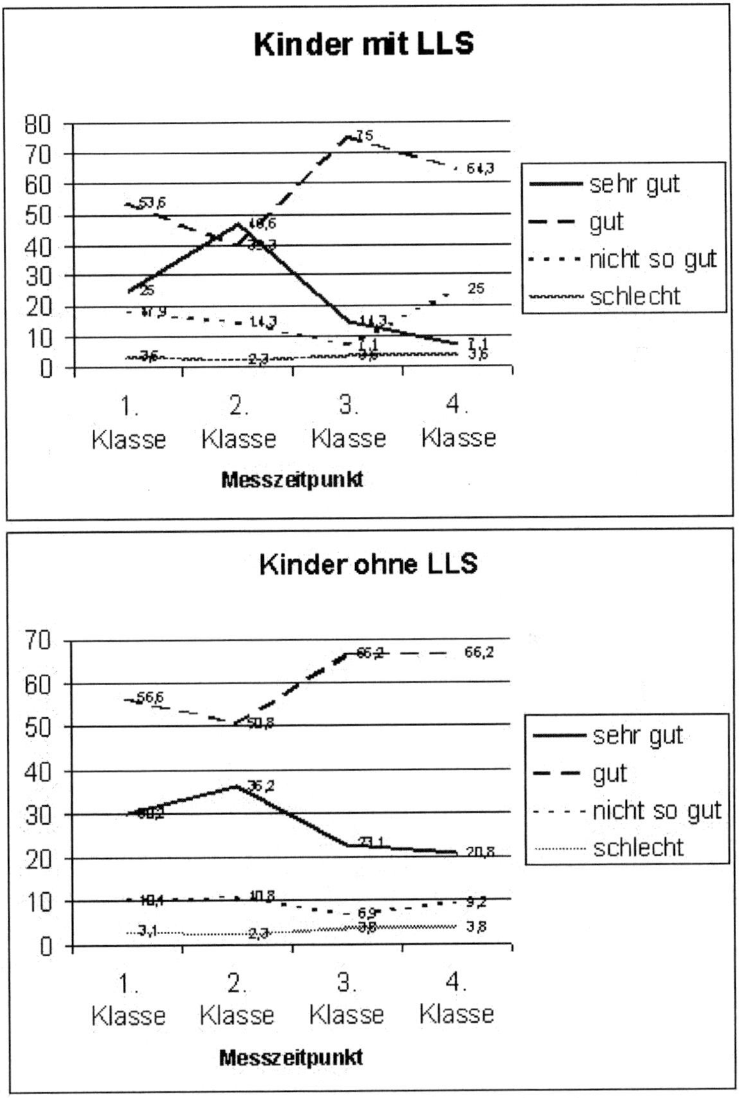

Abb. 5.11: Häufigkeit der Antworten zu „Wie gefällt es dir in der Schule?" bei Kindern mit LLS (n=28) und Kindern ohne LLS (n=130).

Unterschiede zwischen beiden Gruppen bestehen darin, dass sich die Befindlichkeit der Kinder mit LLS ab dem dritten Schuljahr auffällig verändert: ‚sehr gut' sinkt im dritten Schuljahr auf 14,3% ab, ‚nicht so gut' steigt im vierten Schuljahr auf 25% an. Beide Unterschiede sind hochsignifikant (vgl. Stückle 1999, S.69ff).

5.2.4.3 Ergebnisse aus dem Bilderwahlverfahren

Abbildung 5.12 zeigt, wie gern (manchmal gern oder gar nicht gern) die Kinder lesen. Wir gehen davon aus, dass Kinder, die sagen, dass sie gern lesen, auch der Meinung sind, dass sie gut lesen können. Wir haben auf diese Weise versucht, eine Selbsteinschätzung der eigenen Kompetenz bezüglich unterschiedlicher Tätigkeiten zu erhalten.
Die meisten Kinder lesen in der Grundschulzeit ‚gern'. Es ist aber nicht zu übersehen, dass von den Kindern mit LLS 28,6% im 2. Schuljahr und 21,4% im 4. Schuljahr sagen, dass sie gar nicht gern lesen. Im Vergleich zu den Kindern ohne LLS sind die Unterschiede hochsignifikant (2. Klasse: α=0,001; 3. Klasse: α=0,005; 4. Klasse: α=0,002).
Beim Rechnen sind die Unterschiede im 2. und 3. Schuljahr ebenfalls signifikant. Im vierten Schuljahr gibt es keine Unterschiede. Rechnen scheint schon während der Grundschulzeit eine unbeliebte Tätigkeit zu werden, immerhin sagen im vierten Schuljahr 20,8 % der Kinder ohne LLS und 25% der Kinder mit LLS, dass sie nicht gern rechnen (vgl. Stückle 1999, S. 161ff).

5.2.4.4 Auswirkungen auf das ‚Allgemeine Wohlbefinden'

Wie wirken sich diese Veränderungen im Selbstbild des Kindes, die im Zusammenhang mit schulischem Erfolg und Misserfolg entstanden sind, auf das ‚Allgemeine Wohlbefinden' und das Selbstwertgefühl aus? Antwort darauf geben die Ergebnisse zur Frage „Wie fühlst du dich meistens?" aus dem Befindlichkeitsprofil. Den Kindern standen dabei die Antwortkategorien ‚froh', ‚traurig', ‚müde', sauer', und ‚wütend' zur Verfügung.
Abbildung 5.13 zeigt die Entwicklung der Antworten bei den Kindern mit und ohne LLS.
Die Mehrzahl der Kinder fühlt sich sowohl vor Schulbeginn als auch während der Schulzeit subjektiv wohl. Es werden jedoch Unterschiede zwischen den Kindern mit und ohne LLS in der Kategorie "froh" deutlich: Schon vor Schulbeginn besteht ein hochsignifikanter Unterscheid zwischen den beiden Gruppen,

WIE GERN LIEST DU?

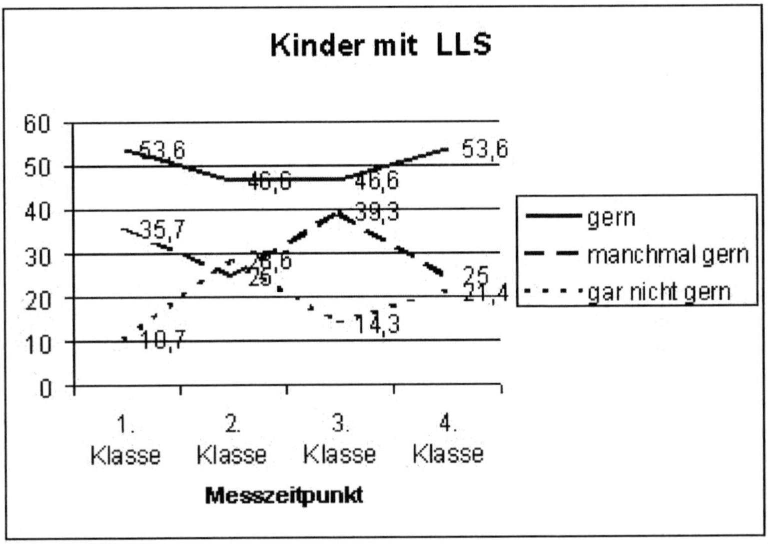

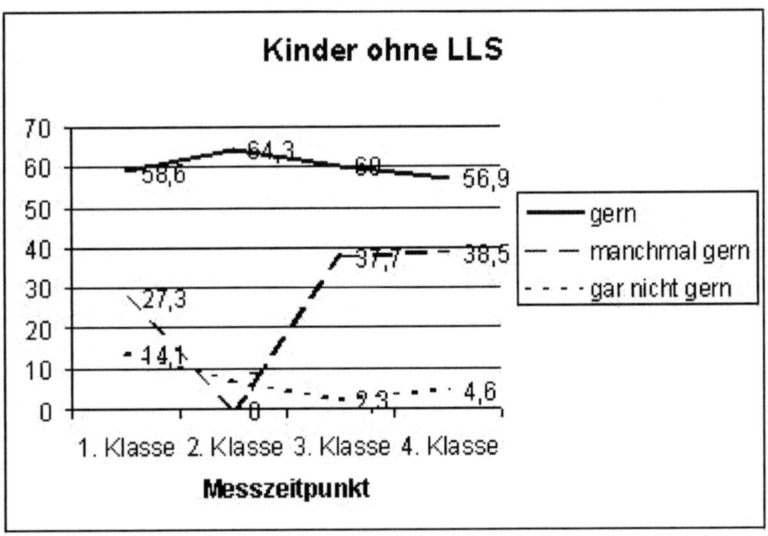

Abb. 5.12: Prozentuale Häufigkeit der Antworten zu „Wie gern liest du?" bei Kindern mit LLS (n=28) und Kindern ohne LLS (n=130).

WIE FÜHLST DU DICH MEISTENS?

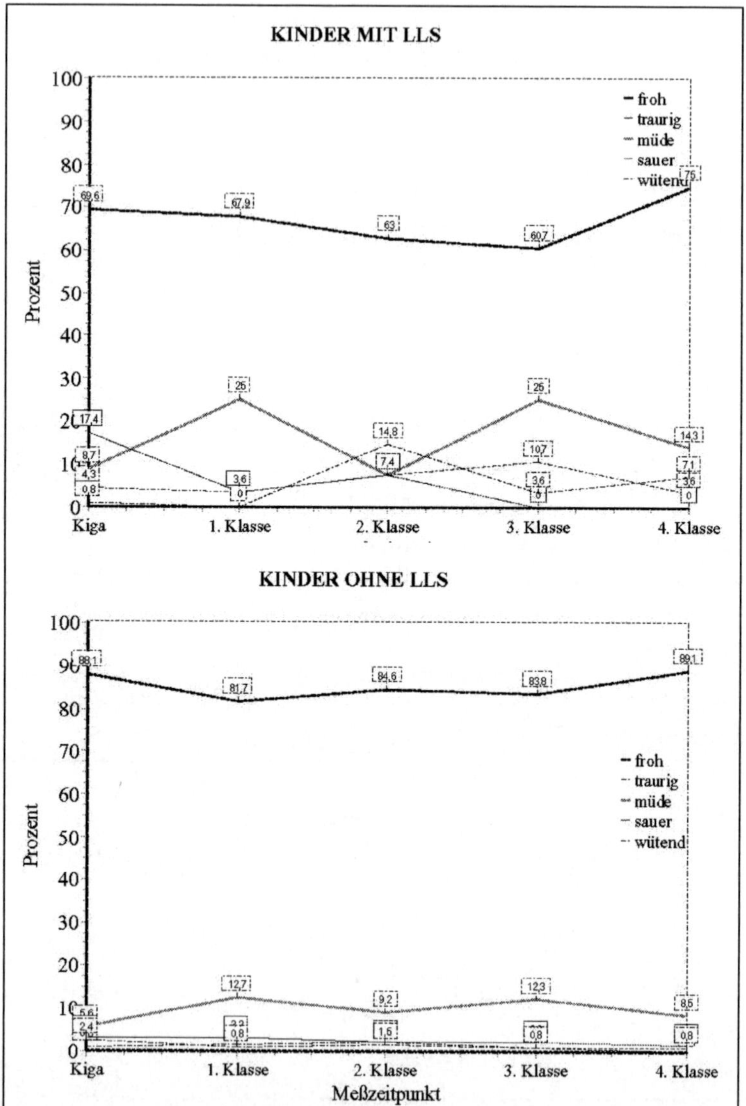

Abb. 5.13: Häufigkeit der Antworten zu „Wie fühlst du dich meistens?" bei Kindern mit LLS (n=28) und Kindern ohne LLS (n=130).

ca. 90% der Kinder ohne LLS gaben an, sich meistens froh zu fühlen, ‚nur' 70% der Kinder mit LLS gaben diese Antwort.
Im 2. und 3. Schuljahr ist der Unterschied ebenfalls hochsignifikant und im vierten Schuljahr noch signifikant.

Diese Ergebnisse sind bemerkenswert, denn sie zeigen

1. dass Kinder mit Lernschwierigkeiten nicht nur ihre Kompetenzen geringer einschätzen und weniger Freude an der Schule haben als Kinder ohne Lernprobleme, sondern auch insgesamt weniger glücklich sind.
2. dass schon vor Schulbeginn 30% der von uns befragten Kinder, die später Lernschwierigkeiten entwickelten, eine negative emotionale Befindlichkeit hatten. Dies legt die Vermutung nahe, dass diese - zumindest bei einem Teil der Kinder - die Probleme im schulischen Leistungsbereich mit bedingten.

5.2.5 Zusammenfassung

1. Die meisten Kinder (in unserer Untersuchung waren es ca. 85 %) beginnen ihre Schullaufbahn mit Optimismus und Zuversicht. Bereits im ersten Schuljahr gibt es jedoch auffällige Veränderungen und eine starke Labilisierung des bis dahin entwickelten Selbstbildes.
2. Spätestens im dritten Schuljahr hat sich das schul- und lernbezogene Selbstbild entwickelt und hat für den weiteren Lernweg des Kindes handlungsorientierende und -regulierende Funktion. Die Manifestierung eines negativen Selbstbildes fanden wir bei einigen Kindern schon am Ende des zweiten Schuljahres.
3. Die bewertenden und beurteilenden Handlungen der Lehrer/innen lenken die Interaktion unter den Kindern, sie bestimmen Glück oder Unglück des Kindes, entscheiden darüber, ob das Kind sich angenommen fühlt und gern zur Schule kommt oder nicht. Das Wohlbefinden wird zunehmend von Erfolgen und Misserfolgen in der Schule bestimmt.
4. Es sind vor allem die in der Schule erhaltenen leistungsbezogenen Bewertungen, die sowohl die Entwicklung des schul- und lernbezogenen Selbstbildes als auch das Selbstwertgefühl des Kindes beeinflussen. In welchem Ausmaß und mit welchen Folgen das geschieht, hängt zunächst mehr von den Reaktionen der Erwachsenen (Eltern und Lehrer/innen vor allem) als von den konkret erbrachten Leistungen ab, weil die Kinder zunächst sich selbst nicht einschätzen können. Erhalten die Kinder vorwiegend negative selbstbezogene Informationen, dann werden diese gespeichert und der

dann entstandene negative Selbstwert bewirkt, dass bei zukünftigen Informationen insbesondere die negativen wahrgenommen, wiederum gespeichert und später erinnert werden. Ein stabiles Selbstwertgefühl ist auch gegenüber widersprüchlichen Informationen resistent. Das ist besonders tragisch für Kinder mit negativem Selbstwertgefühl, weil sie weniger bereit sind, einen Erfolg zu akzeptieren. Sie werden diesen eher so interpretieren, dass das Selbstbild nicht verändert werden muss („Die Lehrerin hat ja es extra leicht für mich gemacht", „Das war Zufall" o.Ä.). Auf diese Weise verschaffen sie sich ständig Misserfolge, die demotivierend wirken und die Wahrscheinlichkeit eines tatsächlichen Misserfolgs ständig erhöhen. Wir haben es dann mit einem schwer zu durchbrechenden Teufelskreis zu tun. Leider gibt es die Erfahrung, dass die Tendenz, vor allem Negatives bezüglich der eigenen Person wahrzunehmen, bis ins Erwachsenenalter erhalten bleibt.

5. Die meisten Kinder können ihr positives Selbstwertgefühl während der Grundschulzeit erhalten, Kinder mit Lernerfolg können es sogar stärken. Kinder mit deutlichen Lernschwierigkeiten jedoch unterscheiden sich in ihrem Wohlbefinden signifikant von den anderen Kindern. 28 von 130 Kindern wurden als Kinder mit Lern- und Leistungsschwierigkeiten definiert, das sind immerhin über 20%. Fast ein Drittel dieser Kinder mit Lernproblemen hatte bereits zum Zeitpunkt der Einschulung ein weniger positives Selbstwertgefühl. Es erscheint uns deshalb als dringend notwendig, in der Schuleingangsuntersuchung zukünftig nicht nur medizinische Parameter zu erfassen, sondern den psychosozialen Entwicklungsstand der Kinder ebenfalls zu ermitteln, um den „gefährdeten" Kindern den Schulstart zu erleichtern.
6. Allerdings haben unsere Ergebnisse auch gezeigt, dass bei 70% der Kinder mit LLS das Versagen im schulischen Leistungsbereich ‚unerwartet' eintrat. Da sich darunter einige Kinder vermuten lassen, deren Differenzierungsfähigkeiten – wichtige Voraussetzungen für einen gelingenden Übergang von der Laut- zur Schriftsprache (vgl. Breuer & Weuffen 2003) – nicht ausreichend entwickelt waren, wäre eine frühzeitige Diagnostik dieses Entwicklungsrückstandes (zum Beispiel mit Hilfe der Differenzierungsprobe von Breuer/Weuffen) und einer entsprechenden Frühförderung noch vor Schulbeginn sehr hilfreich. Denkbar wäre aber auch, die Förderung der Differenzierungsfähigkeiten in den Anfangsunterricht aufzunehmen. Dies würde ermöglichen, den Kindern schon vor Schulbeginn bzw. zu Beginn der Schulzeit zu helfen, diese Fähigkeiten ausreichend weiterzuentwickeln, so dass auch ihnen der Schulstart erleichtert werden könnte.

7. Die bei den Kindern mit LLS bis zur dritten Klasse stattfindende Abnahme der Antworten in der Kategorie ,froh', weist darauf hin, dass sich die subjektive Befindlichkeit und das Selbstwertgefühl einiger Kinder mit LLS im Verlauf der Grundschulzeit ,verschlechtert'. In gleichem Maße steigen bei diesen Kindern die Antworten in der Kategorie ,traurig' an. Grund dafür dürften die schlechten Schulleistungen der Kinder mit LLS und die damit verbundenen negativen Rückmeldungen sein.
8. Da auch bei den Kindern ohne LLS zu Schulbeginn eine leichte Abnahme der Antworten in der Kategorie ,froh' deutlich wird, kann davon ausgegangen werden, dass der Schulanfang für alle Kinder eine belastende Situation bedeutet. Dies wird unterstrichen durch die Zunahme der Antworten in der Kategorie ,müde', die in allen Schuljahren zwischen 9 und 13% liegen.
9. Für die Mehrzahl der Kinder gilt zwar, dass sie ihre positive Befindlichkeit und ihr positives Selbstwertgefühl während der Grundschulzeit beibehalten haben. Möglicherweise hat auch das Projekt „Ich bin Ich - Gesundheit fördern durch Selbstwertstärkung" dazu beigetragen. Trotzdem müssen wir feststellen, dass Schulerfolg bzw. Versagen in der Schule so bedeutsame Rückmeldungen an das Kind beinhalten, dass sie trotz gesundheitsförderlicher Maßnahmen "durchschlagen", anders gesagt: Das Leid, das diese Kinder erfahren, ist so groß, dass das Selbstwertgefühl verloren geht und gesundheitliche Auswirkungen vorprogrammiert sind.
10. Wenn jedes fünfte Kind in der Schule zu den Versagern gehört und seine Gesundheit mehr oder wenig darunter leidet, dann sind Überlegungen zur Veränderung der Situation dringend geboten. Da wir Schule und damit Schulstress nicht abschaffen können und auch nicht wollen, kann es nur darum gehen, die Verhältnisse, d.h. die Lern- und Lebensbedingungen in der Schule zu verändern. Überlegungen in diese Richtung gibt es viele. Wir werden einige davon in diesem Band vorstellen und diskutieren (vgl. Kapitel 6).

5.3 Familie und Selbstwertgefühl

5.3.1 Die Lebenssituation moderner Familien

Die Diskussion um die Situation der modernen Familie wird oftmals mit Argumenten geführt, dass die heutige Familie in einer Krise stecke, wenn nicht gar als „Auslaufmodell" zu betrachten sei. Grund dafür ist die Vielfalt von Lebensgemeinschaften, die das traditionelle Bild von der Familie bestehend aus Vater,

Mutter und Kindern weitgehend abgelöst hat. Es wird zunehmend schwieriger, den Begriff „Familie“ eindeutig zu definieren, so dass sich die Frage stellt, ob sie nicht postmodernen Formen des Zusammenlebens das Feld räumen muss. Im Gegensatz zu der aus der Zeit der Aufklärung stammenden Vorstellung einer „Normalfamilie“ gibt es heute neben der sog. Kernfamilie mit verheirateten Paaren und gemeinsamen Kindern

- unverheiratete Paare mit gemeinsamen Kindern und /oder Kindern, die nur mit einem Elternteil verwandt sind,
- Patchwork- oder Stieffamilien,
- Paare oder Einzelpersonen mit Pflege- und Adoptivkindern,
- Drei- oder Viergenerationenfamilien,
- „Wochenendfamilien“
- Familien, die dauernd getrennt leben,
- Familien mit gleichgeschlechtlichen „Eltern“
- u.a.

Ein Blick auf die dazu gehörigen Zahlen macht aber sehr deutlich, dass trotz der divergierenden Familienformen von einer Auflösung bzw. von einem Bedeutungsverlust der Lebensform „Familie“ nicht gesprochen werden kann. Immerhin leben 78,4% aller Kinder in der sog. Kernfamilie, 13,1% sind Kinder Alleinerziehender, 5,6% aller Kinder leben in Stieffamilien, 2,9% mit ihren unverheirateten leiblichen Eltern.
Auch wenn ein Wandel in den Strukturen unverkennbar ist, bleibt die Familie, insbesondere die Kernfamilie, erhalten. Gleichwohl ist aber auch unverkennbar, dass das Bild von der „heilen Familie“ einem Wunschdenken entspringt. Wachsende Scheidungsraten, steigende Distanz zwischen den Generationen, innerfamiliäre Gewalt, Konkurrenz der innerfamiliären Werte mit den Werten von Freizeit und Konsum widersprechen diesen Vorstellungen, so dass bereits vom „Risikofall Familie“ gesprochen wird.

5.3.2 Familie - ein Risiko?

Die Bedeutung der Familie für das Wohlbefinden und die harmonische Entwicklung des Kindes ist unumstritten und vor allem in den Sozialwissenschaften zu einem bedeutsamen Forschungsgegenstand geworden (vgl. zum Beispiel Brunner 2001, Schneewind 1999, Schnabel 2001). Die Forschungen widmen sich gegenwärtig vor allem jenen Fragen, die mit dem "Wandel der Familie", dem Wandel in ihren Erscheinungsformen und Strukturen, dem Wandel ihrer Funktion und ihrer Aufgaben zusammenhängen. Schneewind und

v. Rosenstiel (1992, S. 10) nennen 5 Aspekte, die den Wandel des traditionellen Familienleitbildes kennzeichnen: die abnehmende Attraktivität der Ehe, den Rückgang der Geburten, die zunehmende Scheidungshäufigkeit, das veränderte Selbstverständnis der Frauen und die ökonomische Benachteiligung von Familien mit Kindern. All diese Veränderungen sind natürlich eng verflochten mit den Veränderungen der Gesellschaft, in der die Familien leben. Beck (1986) hat die Industrie- und Leistungsgesellschaft des Kapitalismus als "Risikogesellschaft" bezeichnet und die Folgen von Globalisierung und Verschwinden von Arbeit diskutiert. Soziale Ungleichheit, Armut und Krankheit, Arbeitslosigkeit, psychische Störungen und Kriminalität - das alles sind Auswirkungen, die die Familien treffen und ihre Lebensbedingungen verändern.

Die Frage, ob die Familie heute überhaupt ihre Aufgaben noch erfüllen kann und wie sich die o.g. Veränderungen wiederum auf die Familien und die Gesundheit ihrer Mitglieder auswirken, ist wenig untersucht worden. Familie ist gekennzeichnet von Intimität und empirische Untersuchungen in diesem System sind schwierig. Außerdem haben sich Politik und Wissenschaft bisher für das Thema Familie und Gesundheit wenig interessiert (Schnabel 2001, S. 17). So wird zwar das Problem der ständig zunehmenden "Risikofamilien"[18] erkannt, den Familien aber mehr oder wenig die Schuld an ihrem Versagen gegeben, während das Versagen von Staat und Politik verschwiegen wird. Mit der Erhöhung des Kindergeldes um 20 Euro oder ähnlicher Verlegenheitsgesten scheinen Politiker zu glauben, ihrer Verantwortung für die Familie nachgekommen zu sein. Dabei wird vergessen, dass funktionierende Familien das beste Unterpfand für das Wohl der Gesellschaft sein könnten.

Im Zusammenhang mit dem neuen Verständnis von Gesundheit, das wir in diesem Band in den Mittelpunkt unserer Betrachtungen gestellt haben, verdient die Familie als erstes und intimstes Bezugssystem der Heranwachsenden besondere Aufmerksamkeit. Die Familie als primäre Sozialisationsinstanz trägt in besonderer Weise zur Entwicklung von Gesundheitsfaktoren bei. Eine ihrer wichtigsten Funktionen, die Familie heute zu erfüllen hat, ist ihre "emotionale Erhaltungs- und Stützungsfunktion" (Lenz & Böhnisch 1997, S. 55). Es dürfte zum Allgemeingut unseres Wissens gehören, dass der Mensch zum Aufwachsen Fürsorge und Sicherheit braucht und dass es die Aufgabe der Familie ist,

[18] Mit Risikofamilie werden jene Familien bezeichnet, die ihre Aufgaben gar nicht mehr oder nur mit fremder Hilfe erfüllen können und die für alle Mitglieder eine Überforderung bedeuten. Sie zeichnen sich aus durch ungenügende Betreuungsleistungen, durch defizitäres Gesundheitsverhalten, durch unzureichende Entwicklung von Fähigkeiten zur Stressbewältigung und durch fehlende bedarfsgerechte soziale Unterstützung (vgl. Schnabel 2001, S. 19ff).

die Herausbildung des Urvertrauens zu ermöglichen, das Gefühl von Geborgenheit und Zuneigung sowie die Entwicklung sozialer Kompetenzen zu gewährleisten. Familiäre Beziehungen sind von hoher Intimität gekennzeichnet und haben damit einen besonderen Stellenwert für die Interaktionen und Kommunikationen der Familienmitglieder. Diese Beziehungen sollten für Kinder geprägt sein von emotionaler Wärme, Stabilität, Verlässlichkeit und klaren Grenzen sowie der Gewährung von Autonomie. Um diese Bedingungen gewährleisten zu können, müssen viele Familien große Anstrengungen unternehmen, sie müssen die Risiken, die die Gesellschaft ihnen auferlegt, so bewältigen, dass das Optimale für ihre Familie dabei herauskommt. Das schaffen natürlich nicht alle Familien. Arbeitslosigkeit ist zum Beispiel so ein Risiko, das nicht selbst verschuldet ist, das die Familie unvorbereitet treffen kann, das sie aber psychisch und ökonomisch bewältigen muss. Das Abrutschen in die Armut ist eine der verhängnisvollen Folgen, was dann wiederum andere Probleme wie zum Beispiel Alkohol, Drogen, Kriminalität und Krankheit nach sich zieht. Dass Männer und Frauen, die in Partnerschaft oder Ehe leben, sich ihren Kinderwunsch nicht oder sehr spät erfüllen, zeugt u.a. von hoher Verantwortung für Kinder, ist aber vor allem Ausdruck der erlebten Unsicherheit und Zukunftsangst.

Die steigende Erwerbstätigkeit von Frauen bringt ihnen bei weitem nicht den Dank der Gesellschaft oder deren Unterstützung ein. Im Gegenteil, sie müssen ihren "Job" mit Kinderlosigkeit bezahlen, denn familienunterstützende Einrichtungen sind eine Rarität in Deutschland. Die Versorgung mit Krippen-, Kindergarten- und Hortplätzen ist gering, Deutschland ist sogar das Schlusslicht in Europa (vgl. Schnabel 2001, S. 73f). Am geringsten ist die Versorgungsquote für Kleinkinder mit 6% und für Schulkinder mit 10%. In den neuen Bundesländern sieht es noch etwas besser aus, weil in der DDR die Versorgungsquote sehr gut war und einiges davon erhalten geblieben ist. Frauen mit Kleinkindern müssen auf Grund dieser Unterversorgung mit Betreuungsplätzen allerlei Verrenkungen in ihrem Tagesablauf in Kauf nehmen, um Berufstätigkeit und Kinderbetreuung zu vereinen. Daran hat sich trotz aller empirischer Nachweise der Wissenschaft, trotz Statistiken verantwortlicher Institutionen und trotz Beteuerungen der Politiker nichts geändert. Kinder sind ein Risiko, Familien mit Kindern können zur "Risikofamilie" werden, bei der Risikobewältigung werden die Familien allein gelassen. International gibt es inzwischen Projekte, die sich darum bemühen, mit einem Angebot von Elternseminaren, Elterntrainings, Elterngesprächsgruppen u.a. diesen Mangel etwas auszugleichen und Eltern bei ihrer schwierigen Aufgabe Hilfestellung zu geben. Da es ja letztlich immer um die Entwicklung des Kindes geht, sind eine Reihe dieser Programme auch gekoppelt mit Gesundheitsförderprogrammen für Kinder. Heinrichs,

Saßmann, Hahlweg und Perrez (2002) haben die wichtigsten Präventionsprogramme zusammengestellt. FAST TRACK (Families and Schools Together; Conduct Problems Prevention Research Group, CPPRG 1999) ist ein solches Programm, das sowohl mit den Kindern in der Schule als auch den Eltern außerhalb der Schule durchgeführt wird. Ziele solcher Multi-Komponenten-Programme (Saßmann u.a. 2002, S. 174) sind: Unterstützung der Kinder in der Entwicklung ihrer Fähigkeiten und Training prosozialen Verhaltens sowie Hilfe für die Eltern, ein entwicklungsförderndes Erziehungsverhalten zu entwickeln.
Das von uns entwickelte Förderprogramm "Ich bin Ich – Gesundheit fördern durch Selbstwertstärkung" schließt ebenfalls Elternseminare, die das Förderprogramm für die Kinder begleiten, ein. Es geht in den zweimal jährlich stattfindenden Elternseminaren vor allem um die Befähigung der Eltern, die Entwicklung eines positiven Selbstwertgefühls ihrer Kinder zu ermöglichen und zu fördern (vgl. hierzu auch Kapitel 6).

5.3.3 Kommunikation im System Familie

Bronfenbrenner spricht von der "Ökologie der menschlichen Entwicklung", einer untrennbaren Einheit von erlebtem Lebensbereich und Entwicklung. Er schließt sich damit der Auffassung von Lewin an, der die Position vertrat, dass nicht die objektive Realität von entwicklungspsychologischer Bedeutung sei, sondern die Realität, die vom Individuum erlebt wird (vgl. Lewin 1946, S. 271ff). Wie Lewin betont Bronfenbrenner die Wechselwirkungen zwischen Mensch und Umwelt: "Die Ökologie der menschlichen Entwicklung befasst sich mit der fortschreitenden gegenseitigen Anpassung zwischen dem aktiven, sich entwickelnden Menschen und den wechselnden Eigenschaften seiner unmittelbaren Lebensbereiche. Dieser Prozess wird fortlaufend von den Beziehungen dieser Lebensbereiche untereinander und von den größeren Kontexten beeinflusst, in die sie eingebettet sind" (Bronfenbrenner 1981, S. 37). Diese Lebensbereiche, die in Bezug auf das Kind auch als Entwicklungskontexte bezeichnet werden können (Flammer 1996, S. 205), sind Systeme, die sich in weitere Subsysteme untergliedern, die für sich genommen wiederum ein eigenes System darstellen. Diese Struktur von Systemen stellt das Umfeld eines Individuums dar. Bronfenbrenner differenziert zwischen den Systemen Individuum, Mikrosysteme, Mesosysteme, Makrosysteme und Exosysteme (vgl. Bronfenbrenner 1981, S. 38ff).
Eingebettet in übergeordnete (Makro- und Meso-) Systeme stellt die Familie auf der Mikro-Ebene den Entwicklungskontext für den Erwerb primärer Beziehungserfahrungen bereit. In den Interaktionen mit den anderen Familienmit-

gliedern erwirbt das Kind die Fähigkeit, sich selbst zu erfahren, sich in Bezug auf seinen Selbst- und Liebeswert zu reflektieren und auf diesem Wege seine eigene Identität aufzubauen. In der Art und Weise, wie Eltern und andere Familienmitglieder miteinander umgehen, wie sie ihre Emotionen zueinander regulieren, wie sie aufeinander eingehen können und wie sie Kompromisse schließen, erhält das Kind zudem Modelle für soziale Interaktionen. Sie können für das spätere Gestalten eigener Beziehungen mit Personen außerhalb der Familie prägend sein.

In diesen Entwicklungskontext gehören interne Strukturmuster der gegenseitigen Verständigung und Regeln des Verstehens, Interpretierens und Handelns. Sie stellen in ihrem Gesamt ein komplexes und kompliziertes Geflecht der Bereitstellung von Ressourcen, des Ausgleichs von Belastungen und der Erbringung von Leistungen dar. Hurrelmann (1986) versteht sie als kognitive, emotionale und soziale Problemlösungsprogramme, deren Ziel die Anpassung der Familie an die sozialen und materiellen Lebensbedingungen ist.

In Anlehnung an Engelbert (1988) offenbart sich in den internen Strukturmustern die „relative Autonomie" der Familie gegenüber ihrer Umwelt. Sie ist nicht nur Spielball der äußeren Lebenswelt, sondern auch ein aktives, mit der Umwelt auf eigene Art umgehendes System. Unter den Eingrenzungen infolge der äußeren Lebensbedingungen entwirft und strukturiert jede Familie die für sie relevante Umwelt, indem sie je nach ihren Bedürfnissen bzw. Aufgaben der Alltagsbewältigung mit den Angeboten und Einengungen ihrer Lebensbedingungen „jongliert".

Binnenfamiliale Strukturen sind wichtige Steuerungsgrößen in diesem Prozess. Hierzu gehört als eine zentrale Stellgröße die geschlechtsspezifische Rollendifferenzierung, welche in Bezug auf die Arbeitsteilung zwischen den Geschlechtern in der Familie vorherrscht. Sie verteilt und regelt die Verantwortlichkeiten für das Aufwachsen der Kinder zwischen Vater und Mutter, prägt die Kontakt- und Kommunikationsdichte zwischen den Kindern und ihren Eltern und ist somit auch für das Beziehungsverhältnis von Jung und Alt verantwortlich.

Es zeigt sich, dass trotz aller zwischenzeitlich eingetretenen gesellschaftlichen und ökonomischen Umwälzungen die traditionellen geschlechtsspezifischen Rollenverteilungen in ihren Grundzügen noch weitgehend erhalten geblieben sind. Danach ist die Mutter auf die häuslichen Bereiche und die emotionale Betreuung der Kinder spezialisiert, auch fallen Aufgaben, die mit der Schule zusammenhängen, in ihren Kompetenzbereich. Dem Vater bleiben neben der Funktion des Geldverdienens vor allem technische Aufgaben im Haushalt überlassen. Weiter vertritt er die Familie im Außenverhältnis, z.B. in Rechtsfragen. Entscheidungen über Freizeitaktivitäten, Anschaffungen etc. werden gemeinsam getroffen.

Obgleich mit der Verkürzung der Arbeitszeit sich die Chance des Vaters erhöht hat, sich ausgiebiger an der familiären Kommunikation zu beteiligen, wird sie von diesem nicht in ausreichendem Maße genutzt: Repräsentativen Umfragen zufolge haben 97% der Männer spätestens um 18 Uhr Arbeitsschluss. Trotzdem geben nur 36% der Mütter an, dass die Beschäftigung der Väter mit den Kindern eine nennenswerte Feierabendbeschäftigung sei (Stahl 2000). Die erziehungs- und bildungsintensive Kommunikation findet primär zwischen Mutter und Kind statt. Ein Großteil der mütterlichen Zeit entfällt dabei auf die Beaufsichtigung und Kontrolle der Hausaufgaben.

Mit steigendem Bildungsgrad und der Zunahme an berufstätigen Müttern ist eine allmähliche Lockerung dieses Geschlechtsrollenstereotyps zu verzeichnen. Obwohl in Verbindung mit höherer Sozialschicht der Anteil des Vaters an der Kommunikation mit den Kindern ansteigt, bleibt das Grundmuster der mutterzentrierten familiären Kommunikation dennoch erhalten. Dieses trifft selbst bei außerhäuslicher Berufstätigkeit der Mutter zu.

Ein Beispiel dafür ist die nachfolgende Mutter-Kind-Interaktionssequenz, dargestellt aus der Sicht des Kindes (siehe Abbildung 5.14, Abbildung 5.15 und Abbildung 5.16). Als Vertreterin des elterlichen Leistungsanspruchs gegenüber der Tochter gibt die Mutter die für sinnvoll gehaltenen Vorgaben zur Problemlösung und fordert deren Einhaltung.

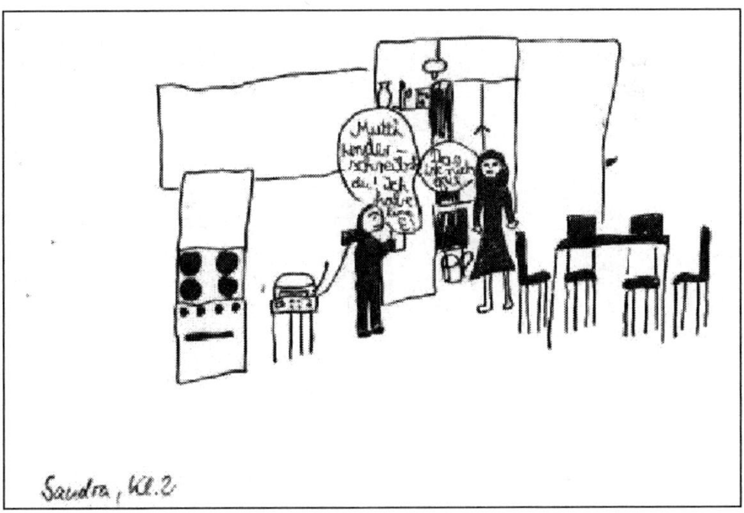

Abb. 5.14: Zeichnung 1 von Sandra: Wie Sandra die Reaktionen ihrer Eltern auf eine Diktatnote im zweiten Schuljahr zeichnerisch darstellte.

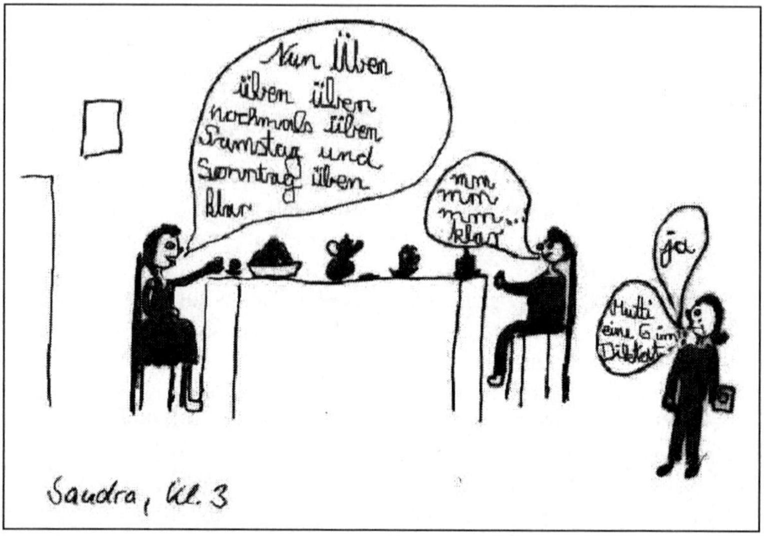
Nun üben
üben üben
nochmals üben
Samstag und
Sonntag üben
klar
mm
mm
mm...
klar
ja
Mutti
eine 6 im
Diktat
Sandra, Kl. 3

Abb. 5.15: Zeichnung 2 von Sandra: Wie Sandra die Reaktionen ihrer Eltern auf eine Diktatnote im dritten Schuljahr zeichnerisch darstellte.

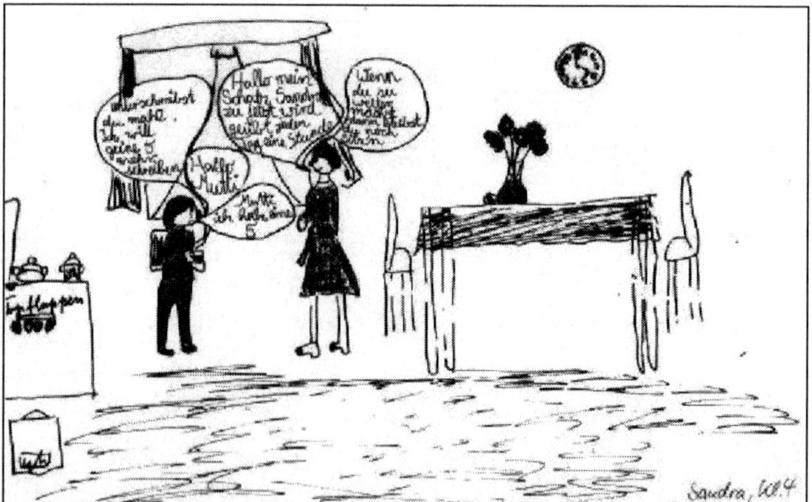
Hallo mein
Schatz, Sandra
Hallo
Mutti
Mutti
ich habe eine
5
Sandra, Kl. 4

Abb. 5.16: Zeichnung 3 von Sandra: Wie Sandra die Reaktionen ihrer Eltern auf eine Diktatnote im vierten Schuljahr zeichnerisch darstellte.

Die (rollenspezifische) Kommunikation zwischen Eltern und Kind ist - wie dieses Beispiel auch zeigt - untrennbar verknüpft mit spezifischen Erziehungspraktiken. So nimmt in diesem Falle die Mutter dem Kind gegenüber eine Haltung ein, die am ehesten als sachbezogen-fordernd beschrieben werden kann. Die Herausbildung von Erziehungspraktiken erfolgt durch deren ständige Wiederholung und Einübung. In ihrer Gesamtkonstellation prägen sie das Sozialisationsmilieu und damit die Qualität des familiären Beziehungsklimas.

Wie zu sehen ist, scheint Sandras Mutter der Meinung zu sein, dass das ständige Üben die Schwierigkeiten ihres Kindes beseitigen könnte. Obwohl sie trotz Üben nicht besser werden, bleibt die Mutter bei ihrer Strategie, die Kommunikationsformen werden nicht verändert.

Eltern verhalten sich so in der Hoffnung, ihrem Kind damit helfen zu können. Falsche oder unwirksame Bewältigungsstrategien werden aus Unkenntnis eingesetzt, nicht um dem Kind zu schaden. Es ist schließlich nicht nur die Hoffnung von Eltern, dass viel Üben zu besseren Leistungen führt, auch Lehrer/innen sagen den Eltern, dass sie mit ihrem Kind "mehr üben müssen". Die gemeinsamen Übungsstunden zu Hause jedoch sind die falsche Kommunikationsgrundlage, das Kind erlebt die Nähe der Eltern nur noch oder vorwiegend in Stresssituationen. Die Übungsstunden enden nicht selten dramatisch.

Auch Eltern brauchen Hilfe. Es ist nur zu verständlich, dass ihnen die Misserfolge ihres Kindes Angst machen und dass sie mit entsprechenden Emotionen reagieren. Ihr eigenes Selbstwertgefühl wird durch das Versagen ihres Kindes betroffen. Wie sollen, wie können sie das Selbstwertgefühl ihres Kindes stärken, wenn sie selbst derart involviert sind?[19]

In Anlehnung an Moos (1974) unterscheiden Schneewind et al. (1985) drei grundsätzliche Dimensionstypen, auf denen die innerfamiliäre Beziehungsgestaltung beschrieben werden kann:

- Die *Beziehungsdimension*: Sie realisiert sich im Ausmaß wechselseitiger Unterstützung, Solidarität, Spontaneität und Offenheit in der innerfamiliären Kommunikation.
- Die *persönliche Entwicklungs- und Zielerreichungsdimension*: Sie kennzeichnet die in der Familie bestehenden Möglichkeiten und Anreize zur Selbstverwirklichung, Selbstachtung sowie der Entwicklung persönlicher Interessen und Wertorientierung. Sie äußert sich in dem Ausmaß, in dem individuelle Autonomie gefördert wird, Aufgeschlossenheit für kulturelle An-

[19] Diese Frage steht im Mittelpunkt unseres Programmes, das begleitend zu den Gesundheitsthemen der Kinder für die Eltern erarbeitet wird. Wir werden im Kapitel 6 mehr darüber berichten.

regungen besteht und die aktive Nutzung des eigenen Lebenspotentials unterstützt wird.
- Die *systemerhaltende und systemverändernde Dimension*: Sie meint das Maß der Widerständigkeit des familiären Systems gegenüber systemverändernden bzw. innovativen Kräften. Als systemerhaltende Faktoren dienen Ordnung, Kontrolle und eine eher konservative Regelinterpretation, zu den systemverändernden Merkmalen zählen Toleranz, Flexibilität und eine großzügige Regelauslegung.

Die Auseinandersetzung und mögliche Konfliktregulierung auf diesen Dimensionen lassen eine Unterscheidung zu in
- ein *positiv-emotionales Klima*: Eine spontan-offene Familienatmosphäre tritt auf in Verbindung mit einem hohen Maß an Zusammenhalt und Solidarität und mit einem geringen Konfliktpotential,
- ein *normativ-autoritatives Klima*: Es wird bestimmt durch eine hohe Leistungs- sowie religiöse Orientierung verbunden mit einem hohen Maß an Organisation und Kontrolle,
- ein *anregendes Klima*: Es beinhaltet Offenheit der Familienmitglieder zueinander, ein hohes Maß an kultureller Orientierung und an aktiver Freizeitgestaltung bei eher niedriger Leistungsorientierung (Schneewind et al. 1983).

Ausgehend von dem in Familien realisierten Ausmaß an Zuwendung und Kontrolle liefert Baumrind (1978) eine andere Taxonomie zur Typisierung familiärer Sozialisationsmilieus. Sie beschreibt folgende Erziehungspraktiken:
- autoritativ: Hohe Zuwendung ist gepaart mit hoher Kontrolle,
- autoritär: Es besteht geringe Zuwendung bei hoher Kontrolle,
- permissiv: Hohe Zuwendung verbindet sich mit geringer Kontrolle,
- unbeteiligt: Geringe Zuwendung geht einher mit geringer Kontrolle.

In den letzten Jahrzehnten ist in der Gestaltung des familiären Binnenmilieus der Trend zu erkennen, dass die Interaktionsmuster sich zunehmend in Richtung auf Gleichwertigkeit im Umgang zwischen den Generationen verändern. Kinder werden zunehmend als gleichberechtigte Partner anerkannt. Konflikte werden nicht mehr autoritär von den Eltern gelöst, sondern miteinander ausgehandelt. Diese Gesamtentwicklung lässt sich schlagwortartig charakterisieren als gestiegene Kindorientierung, Abnahme von Kontrolle, Zunahme an Emotionalität und Kommunikation. Idealtypisch kann diese Veränderung beschrieben werden als der Übergang vom „Befehlshaushalt" zum „Verhandlungshaushalt". Die Auswirkungen auf die Eltern-Kind-Beziehung sind, dass Kinder ihre Eltern als einfühlende Partner erleben, besetzt mit primär positiven

Eigenschaften. Die Kinder können sich mit diesen identifizieren, erleben elterliche Ratschläge als hilfreich und erkennen die Eltern als Rollenmodell an. Dabei wird die Mutter noch wichtiger als der Vater erlebt, der häufig nicht in dem Maße zur Verfügung steht, wie von den Kindern erwünscht.
In Ansätzen scheint sich hier ein sozialintegrativ-demokratischer Erziehungsstil anzukündigen, der auch für die leistungsbezogene Selbstwertentwicklung des Kindes als der förderlichste erscheint. Eine auf die Kräfte des Kindes vertrauende Einstellung des Erziehers, die ein verständnisvolles, geduldiges Eingehen auf das Kind mit Anregung seiner Selbstständigkeit erlaubt, regt zu Üben und Probehandeln an. Es wird ermutigt, Leistungsmängel auf sein „Noch-nicht-Können" zurückzuführen und nicht mit einem Gefühl von genereller Unterlegenheit zu verbinden. Dieses ist der Fall, wenn die Antwort des Erwachsenen auf das Kind das „Nicht-Können" in den Vordergrund stellt. Hierüber wird es entmutigt, an sich zu glauben. Aus der Motivationspsychologie ist bekannt, dass als Folge davon „Angst vor Misserfolg" eintritt. Die entwickelten Lösungen sind in diesem Falle nicht sachbezogen, sondern sollen vor allem die eigene Person vor dem Gefühl von Versagen und Unterlegenheit bewahren und den Selbstwert sichern (vgl. Heckhausen 1972).
Die Vermittlung von Mut und Zutrauen ist somit eine wichtige Aufgabe in der Kommunikation mit dem Kind. Dabei spielen natürlich die individuellen Ängste der Eltern (insbesondere der Mutter) eine wichtige Rolle. Oftmals entsteht ein „Teufelskreis Lernstörungen" dadurch, dass Elternteile eigene Ängste in das Kind projizieren und dadurch immer wieder Anlass finden, das Kind für seine Schwächen zu kritisieren. Das Kind erfährt durch die Vorwürfe eine permanente Entwertung, vor der es sich im schlimmsten Fall nur noch durch Rückzug und Verweigerung entziehen kann. Gleichzeitig damit gibt es seinen Eltern Anlass zu erneuter Kritik, so dass sich der Ablauf wiederholt (Betz & Breuninger 1987).
Abbildung 5.14, Abbildung 5.15 und Abbildung 5.16 sind Beispiele aus einer Untersuchung, in der die Kinder die Reaktion der Eltern auf Schulleistungen zeichnerisch darstellten. Im Zusammenhang mit der Rückgabe eines Diktates - eine Situation, die von besonders starken Emotionen begleitet ist - fertigten sie in jedem Schuljahr eine thematische Zeichnung an.
Die Instruktion lautete: "Wenn ihr heute nach Hause kommt, werdet ihr euer Diktat zeigen. Malt doch bitte auf dieses Blatt, wie es zu Hause sein wird, wenn ihr euer Diktat vorzeigt. Ihr habt bis zum Ende der Stunde Zeit, eine Zeichnung anzufertigen."
Alle Kinder fertigten diese Zeichnung einmal im zweiten, dritten und vierten Schuljahr an. Die Analyse der Kinderzeichnungen (231 pro Schuljahr) ergab, dass die meisten Kinder, trotz großer Unterschiede in der zeichnerischen

Qualität, eine eindeutige Situation dargestellt hatten (vgl. Tschanz & Krause 1992, Krause 1996). Folgende Kategorien des Elternverhaltens konnten ermittelt werden:

- Freude
- Traurigkeit
- Ärger
- Aufforderung zum Üben
- Strafmaßnahmen
- Ansporn
- Trost/Verständnis.

Zunächst war festzustellen, dass sich die Diktatleistungen der Kinder von Schuljahr zu Schuljahr verschlechterten. Im zweiten Schuljahr hatten 25 Kinder eine "4" oder "5", im dritten Schuljahr waren es 35 Kinder und im vierten Schuljahr 64 Kinder (vgl. Tabelle 5.16). Da die schlechten Leistungen von Schuljahr zu Schuljahr zunahmen, vergrößerte sich auch die Anzahl der ärgerlichen und traurigen Reaktionen der Eltern, die von den Kindern dargestellt wurden.
Im zweiten und dritten Schuljahr gab es Ärger bei je einem Kind schon bei einer "2", was ja immerhin eine gute Note ist. Im vierten Schuljahr hatten 16 Kinder mit der Note "3" schon Ärger.
Selten - viel zu selten - erhalten Kinder anscheinend Trost, wenn sie Misserfolge haben. Von den 64 Kindern, die im vierten Schuljahr schlechte Noten erhielten, reflektierten nur drei Kinder das Verhalten ihrer Eltern als tröstend und zwei Kinder als Mut machend. Bestrafung wurde im ersten Schuljahr von einem Kind, im zweiten Schuljahr von 6 Kindern und im vierten Schuljahr von 5 Kindern gezeichnet. Es ist jedoch zu bedenken, dass Ärger und Traurigkeit der Eltern ebenfalls wie eine Strafe wirken können, es sind auf jeden Fall entmutigende Reaktionen.

Tab. 5.16: Reaktionen der Eltern auf die Zensur im Diktat in Klasse 4

Zensur	Freude	Trauer	Ärger	Üben	Strafe	Trost	Ansporn	Sonstiges	n
1	70	-	-	-	-	-	-	3	73
2	39	-	-	1	-	2	1	6	49
3	4	7	16	2	-	6	4	6	45
4	2	3	13	3	1	2	2	3	29
5	-	6	19	2	4	1	-	3	35
n	115	16	48	8	5	11	7	21	231

Die Unterstützung durch die Eltern wurde von den Kindern als "Üben" gezeichnet. Dieses Üben ist wohl von den meisten Kindern eher als Strafe denn als Hilfe erlebt worden.
Diese Form der Hinwendung zum Kind ist eher Entmutigung und weniger Förderung von Eigenständigkeit. Durch übermäßige Zuwendung und Fixierung auf das Kind wird dieses in seinen Übungs- und Entfaltungsmöglichkeiten behindert. Es erfährt keine eigene Wirkmächtigkeit, sondern erlebt sich als abhängig und hilflos, den Anforderungen seiner Umwelt zu begegnen. Das Selbstwertgefühl ist von dem Eindruck eigener Schwäche und Unterlegenheit geprägt. Der gut gemeinte Wunsch der Eltern, das Kind dadurch zum Erfolg zu bringen, hat meist negative Auswirkungen auf Selbstbild und Selbstvertrauen. Er meint schlussendlich nicht das Kind, sondern spiegelt die elterlichen Ängste wider.
Die Vielzahl der komplexen interindividuellen Interaktionen innerhalb eines familiären Milieus konnten ebenso wie die vielfältigen Austauschbeziehungen zwischen Mikrosystem Familie und übergeordneten Meso- und Makrosystemen nur ansatz- und ausschnittsweise dargestellt werden. Festzuhalten bleibt, dass die Familie die wichtigste gesellschaftliche Kleingruppe im Leben eines Kindes bzw. eines Menschen darstellt. Sie ist ein Übungsfeld für das Zusammenleben von mehreren Generationen, von Männern und Frauen und damit ein Übungsbereich für ein zukünftiges Leben in einer pluralistischen Gesellschaft.
Dazu gehört auch die Auseinandersetzung mit den problematischen Seiten des Zusammenlebens. Wie bereits angeführt, sind die Folgen sich ändernder Lebensformen und Rollenerwartungen nicht spurlos an der Familie vorbeigegangen. Ein Zeichen dafür sind die steigenden Scheidungsraten, die immer mit einem Trennungs- und Verlusterleben für das Kind verbunden sind.
Kommunikative Kompetenzen sind zum Überleben in der hochorganisierten Erwerbsgesellschaft notwendig. Sie ermöglichen soziales Handeln, d.h. ein Verhalten, das auf andere Menschen gerichtet ist und mit dem Verhalten der anderen sinnvoll verbunden ist, das aber trotzdem den größtmöglichen Nutzen für die handelnde Person bringt.
Zum kompetenten Kommunizieren braucht der Mensch Fähigkeiten, die von der WHO als "life skills" definiert wurden und als Voraussetzungen zum angemessenen Umgang mit anderen Menschen, aber auch mit den Stressoren des Lebens verstanden werden. Das sind zum Beispiel solche Fähigkeiten, wie das Wahrnehmen und Verstehen von eigenen Gefühlen und Gefühlen der Kommunikationspartner, das Verstehen und Akzeptieren des Verhaltens anderer, die Fähigkeit sich auszudrücken, sprachliche und nichtsprachliche Mittei-

lungen dekodieren zu können, Konflikte erkennen und lösen zu können, sich selbst und anderen vertrauen zu können, usw.
Diese Fähigkeiten müssen erlernt werden, die wichtigste Instanz dafür ist die Familie. Selbstvertrauen und Vertrauen in die anderen müssen Schritt für Schritt erworben werden. Das stellt an Eltern Forderungen, die sie nur dann einlösen können, wenn sie sie selbst besitzen. Erschwerend kommt hinzu, dass Familien in einem sozialen Feld leben, aus dem sie sich nicht oder nur mit nachteiligen Konsequenzen für die Familie ausgrenzen können. Die Familie muss sich mit anderen Mesosystemen und dem Makrosystem koordinieren, was wiederum bestimmte Fähigkeiten voraussetzt. Es müssen zum Beispiel Regeln vereinbart werden, die festlegen, wie über die Grenzen der Familie hinweg kommuniziert wird, wie die Familie mit den Ergebnissen umgeht, wie die unterschiedlichen Interessen verarbeitet werden können (vgl. Schnabel 2001, S. 171). Auch wenn die Familie es schafft, gesundheitsförderliche Kommunikationsformen zu praktizieren, eine Atmosphäre zu gewährleisten, in der das Wohlbefinden aller Familienmitglieder gefördert werden kann, hat sie sich mit vielen nicht gesundheitsförderlichen Bedingungen in der Arbeitswelt, in den Bildungseinrichtungen und in der Freizeit auseinander zu setzen.
Die Leistungen, die Familien zur Sicherung ihrer Existenz nach innen und nach außen zu erbringen haben, sind zahlreich und stellen hohe Anforderungen vor allem an das Elternsubsystem. Wenn dann noch ungünstige Rahmenbedingungen hinzukommen, z.B. die materielle Absicherung der Familie durch Arbeitslosigkeit bedroht wird, wenn in der Folge auch die Bildungschancen der Kinder geringer werden, wenn Geschlechtsrollenklischees nicht die gleichen Entwicklungsbedingungen für alle ermöglichen – und wenn die Familie mit all diesen Problemen allein gelassen wird, dann sind Konflikte vorprogrammiert. Eine der Folgen, die alle Familienmitglieder "trifft", ist die Trennung bzw. Scheidung. Wir werden weiter unten mehr dazu sagen.

Wie Kinder ihre Eltern sehen

In den freien Selbstbeschreibungen der Kinder zum Thema "Wie ich bin" haben die Kinder sich immer auch zu ihrer Familie geäußert. Ganz allgemein kann zunächst festgestellt werden, dass jüngere Schulkinder eine positive Einstellung zu ihren Eltern, zu ihrer Familie, zu ihrem Zuhause haben (Krause 1996, S. 47ff). Kinder der zweiten Klasse brachten das zum Beispiel so zum Ausdruck:

"Ich habe meine Mutti lieb."
"Zu Hause helfe ich meiner lieben Mutti."

"Meine Mammi und mein Pappi sind lieb."
"Meine Mutti freut sich über meine Zensuren."

Die Äußerungen der Kinder über ihre Eltern sind oft mit konkreten Tätigkeiten verbunden, wie zum Beispiel Hilfe im Haushalt und gemeinsames Spiel bzw. gemeinsame Freizeitaktivitäten. So schrieben die Kinder über gemeinsame Ausflüge, über den Urlaub, über Spaziergänge und gemeinsames Fernsehen. Aber auch die Reaktion der Eltern auf ihre Schulleistungen und ihre Erwartungen an die Kinder werden reflektiert:

"Ich mache manchmal Unsinn, da krieg ich Schimpfe. In der Schule muss ich aufpassen und gut lernen. Ich muss auch noch einkaufen, meine Schwester in den Kindergarten schaffen. Vati sagt manchmal: Du sollst in der Schule gut aufpassen. Mutti sagt auch das Gleiche. Meine Schwester will immer, dass ich mit ihr spiele, aber ich bin gerade bei den Schularbeiten. Meine Eltern wollen, dass ich nicht sitzen bleibe."

In diesem Ausschnitt aus dem Aufsatz eines Jungen ist gut zu erkennen, dass er vor allem die Erwartungen seiner Eltern reflektiert. Sie wollen, dass er gut aufpasst, dass er nicht "sitzen bleibt" in der Schule, dass er gut lernt. Er spricht vor allem über das, was er tun muss, was andere von ihm wollen.
In den Selbstbeschreibungen des dritten Schuljahres fiel auf, dass die Kinder bereits zwischen den Familienmitgliedern und zwischen unterschiedlichen Aspekten ihres Verhaltens differenzieren konnten:

"Mit meinen Eltern und Geschwistern klappt alles ... Ich liebe meine Heimat und meine Familie."

"Opa ist mein bester. Vati und Mutti gehen eigentlich."

"Mir gefällt es nicht, wenn meine Mutti schimpft. Meine Omi freut sich, wenn ich gute Zensuren nach Hause bringe."

"Mein Papa meckert mehr, trotzdem habe ich ihn lieb."

"In der Familie verstehe ich mich am besten."

Kritische Äußerungen zur Familie bezogen sich meist auf das Schimpfen oder andere Reaktionen der Eltern wegen nicht befriedigender Leistungen in der Schule.

5.3.4 Armutsproblematik

„Armut bei Kindern und Jugendlichen ist heute ein alltägliches Problem, auch wenn es durch die Scham der Betroffenen und die Ignoranz der Nichtbetroffenen oft nicht als solches erscheint". Mit diesen Worten weist die Studie „Gute Kindheit - Schlechte Kindheit" der Arbeiterwohlfahrt (2000) darauf hin, dass Armut bei Kindern und Jugendlichen kein marginales Phänomen mehr darstellt. Etwa eine Millionen Kinder und Jugendliche sind auf Sozialhilfe angewiesen, zwei Drittel sind jünger als elf Jahre. Mehr als zwei Millionen Kinder wachsen in Familien auf, die mit weit weniger als der Hälfte des durchschnittlichen Einkommens auskommen muss und damit als „(einkommens-)arm" bezeichnet wird.
Dabei lässt sich ein recht differenziertes Bild zur sozialstrukturellen Verteilung der von Armut betroffenen Familien zeichnen:

- Im Vergleich zu ländlichen Gegenden ist Armut in der Stadt weitaus häufiger festzustellen. In Gemeinden mit einer Einwohnerzahl unter 20000 liegt der Armutsanteil bei 18 Prozent, bei Kommunen mittlerer Größe (zwischen 20 000 und 100 000 Einwohnern) bei 27 Prozent, in Großstädten bei einem Drittel.
- Arme Kinder stammen im Vergleich zu nicht-armen Kindern deutlich häufiger aus Ein-Eltern-Familien als Folge etwa von Scheidung oder Versterben eines Elternteils. Dennoch bleibt die dominante Lebensform auch von armen Kindern die traditionelle „vollständige" Familie: 60 Prozent leben mit den beiden leiblichen Eltern zusammen. Kinderreiche Familien sind deutlich armutsgefährdeter als Kleinfamilien.
- Auch in armen Familien sind die Väter mehrheitlich beschäftigt. Ist der Vater in einer vollständigen Familie arbeitslos, steigt die Armutsgefährdung deutlich an. Dagegen reduziert sich das Armutsrisiko bei Berufstätigkeit beider Eltern auf 7 Prozent.

Die Wirkung von Armut auf Kinder und Jugendliche als Mitbetroffene der elterlichen Armut äußert sich darin, dass sie oftmals hungrig in die Schule kommen und dass ihnen die körperliche Pflege fehlt. Relativ selten ist dagegen das Fehlen von notwendiger Kleidung. Weiterhin sind äußerlich feststellbare Zeichen von Armut das verspätete oder unregelmäßige Zahlen von Essensgeldern oder sonstigen Beiträgen zu Klassenaktivitäten. Während 15 Prozent der nicht-armen Kinder in diesen Bereichen der Grundversorgung Mängel zeigen, treffen diese bei 40 Prozent der armen Kinder zu.
Arme Kinder zeigen ein erhöhtes Risiko für Auffälligkeiten im Sprach-, Spiel- und Arbeitsverhalten im Vergleich zu Kindern aus wohlhabenden Familien.

Die Gefahr, in der Schule zu versagen, ist infolgedessen bei sozialer Benachteiligung deutlich erhöht. Hierauf weisen die Ergebnisse der PISA-Studie hin, die einen Zusammenhang zwischen familiären Lebensverhältnissen und Schülerleistungen feststellen konnte (GEW 2002). Auch sind arme Kinder in ihrem Sozialverhalten benachteiligt: Sie haben weniger Kontakt zu Gleichaltrigen, äußern seltener ihre Wünsche und sind weniger wissbegierig als andere Kinder. Auch werden sie von anderen Kindern eher ausgegrenzt und gemieden.
Es besteht eine erhöhte Anfälligkeit für psychische Probleme, klinische Depression, Verlust von Selbstwertgefühl und von Selbstwirksamkeit. Durch die psychischen Probleme verursacht treten psychosomatische Erkrankungen wie Allergien, Asthma, Kopfschmerzen gehäuft auf. Hierbei wird ein Zusammenhang zwischen dem ungünstigen Erziehungsverhalten der Eltern und dem schlechten Gesundheitszustand der Kinder postuliert (vgl. Spycher et al. 1997). Statt emotionaler Zuwendung und Unterstützung erhalten Kinder armer Eltern häufiger physische Strafe und Zwang, wobei das aggressive Erziehungsverhalten auf die armutsbedingten Stressbelastungen der Eltern zurückgeführt wird. Auch ist die Quote von Gewaltereignissen in Form von seelischer und körperlicher Misshandlung sowie sexuellem Missbrauch in unterprivilegierten Familien überdurchschnittlich hoch.
Richter (2000) untersuchte anhand einer Stichprobe von armen Grundschulkindern im Alter von 6-11 Jahren, wie diese ihre Situation erleben und bewältigen. Dabei entstand ein 4-Kategorien-Schema, mit dessen Hilfe die verschiedenartigen Bewältigungsformen eingeordnet werden konnten. Die einzelnen Kategorien lauten:

Bewältigung durch
- Internalisierung
- Soziale Unterstützung
- Selbsttäuschung
- Externalisierung.

Internalisierung

Hiermit ist der Versuch gemeint, vor allem durch internalisierende, selbstbezogene Bewältigungsanstrengungen die eigenen Einstellungen und Emotionen zu regulieren.

Beispiel (zit. nach Richter 2000):

Frage: Du kannst ja einfach mal erzählen von deinem letzten Geburtstag. Was habt ihr gemacht?

Antwort: Auf dem letzten Geburtstag hab ich also nur mit Älteren gefeiert und dann, aber so mit Kindern. Also da fehlte uns so, also, hatten wir ... da hab ich keinen Kindergeburtstag gefeiert, sondern nur Elterngeburtstag. Also es kamen nur die Erwachsenen.

Frage: Du sagtest gerade, Kindergeburtstag hast du nicht gefeiert, da fehlte euch? Was fehlte euch da?

Antwort: Also da fehlte uns so ... Also, wie soll ich das jetzt sagen? Hm. Also, wir hatten nicht genug Geld ... da wollte meine Mama nur mit Erwachsenen feiern. Mir war das recht. Mir war das egal."

Mit der Verleugnung bzw. Nicht-Wahrnehmung eigener Bedürfnisse geht eine resignative Haltung einher. Gerade für Kinder im Grundschulalter besteht die Gefahr, eine Pseudo-Autonomie und ein Pseudo-Erwachsensein zu entwickeln, die gleichzeitig eine Überforderung bedeuten.

Soziale Unterstützung suchen/gewähren

Sie enthält Bewältigungsformen, die vorwiegend interaktionsbezogen sind. Sie beinhalten den Versuch, die Situation aktiv handelnd zu beeinflussen. Belastungserfahrungen werden mitgeteilt ebenso wie die Auswirkungen, die belastende Ereignisse auf die eigene Befindlichkeit haben. Durch die Wahrnehmung eigener Bedürfnisse können eigene Verhaltenspotentiale und Unterstützungsleistungen aus dem sozialen Umfeld aktiviert werden.
Diese Verhaltenskategorie ist interessanterweise stark geschlechtsspezifisch geprägt. Sie wird hauptsächlich von Mädchen in Anspruch genommen. Richter (2000) sieht in diesem Befund Parallelen zu Ergebnissen aus der Netzwerkforschung. Danach können Frauen/weibliche Jugendliche auf bedeutend mehr soziale Unterstützung zurückgreifen als Männer bzw. männliche Jugendliche. Auch übertrifft die Ausdehnung der weiblichen Netzwerke die der männlichen um ein Vielfaches.

Selbstregulierung durch Selbsttäuschung

Unter diese Kategorie fallen Mechanismen der Selbsttäuschung in Form von Verdrängung, Negierung und Tabuisierung. Damit entzieht sich das Kind eige-

nen Gefühlen von Neid, Scham, Überforderung, Ratlosigkeit. Gleichzeitig schränkt es mit dieser Bewältigungsform die Möglichkeiten ein, Entwicklungswege zur Lösung des Problems zu finden.
Nach den Befunden von Richter ist dieser Bewältigungsstil im Umgang mit Armut eng mit einem eingeschränkten Selbstwertgefühl und verminderter Selbstwirksamkeitserwartung verschwistert. Insbesondere Mädchen sind davon betroffen, vermutlich als Folge von „Sozialisationserfahrungen im Mangel".

Bewältigung durch Externalisierung

Hier steht die aktive Einwirkung auf die Situation im Vordergrund. Das Ausagieren von Konflikten endet häufig in destruktivem Handeln im Sinne eines „Druckausgleichs". Beide Geschlechter sind in dieser Kategorie gleichermaßen stark vertreten.
Unter dem Aspekt der Ressourcen, die trotz der belastenden objektiven Situation das Wohlbefinden des Kindes positiv beeinflussen, scheinen vor allem Mädchen im Vergleich zu ihren männlichen Leidensgenossen im Vorteil zu sein. Deren ausgedehntere Freundschaftsnetzwerke verhelfen zu mehr sozialer Unterstützung, welche wiederum die Problembewältigung erleichtert. Das Vorhandensein dichterer sozialer Netze für Mädchen kann als Indiz gewertet werden für die protektive Wirkung enger Eltern-Kind-Bindungen in der frühen Kindheit, die bei den Jungen dieser Bezugsgruppe nicht zu bestehen scheint. Wie es scheint, sind arme männliche Kinder doppelt benachteiligt: Sie sind nicht nur im Vergleich mit ebenfalls unterversorgten Mädchen, sondern auch mit gleichaltrigen Jungen aus nicht-armen Familien in Bezug auf emotionale An-Bindung depriviert. Dementsprechend gehen sie von einer negativeren Selbsteinschätzung aus und nehmen sich selbst als weniger fähig zur Lösung von Konflikten wahr. Da sie sich im Vergleich zu Gleichaltrigen auch eher aus Freundschaftskontakten und Freizeitaktivitäten zurückziehen, scheint der Satz: „Armut macht Kinder zu Außenseitern" besonders auf männliche Kinder zuzutreffen.
Zur durch Armut besonders gefährdeten Gruppe gehören weiterhin Kinder aus nicht-deutschen Familien. Deren Armutsrisiko ist mehr als doppelt so hoch wie das von deutschen Kindern. Vor allem Kinder, deren Familien mit ungesichertem Aufenthaltsstatus leben bzw. deren Eltern kein Deutsch sprechen, befinden sich in einer multipel deprivierenden Lebenslage. Wie die PISA-Studie aufzeigt, bleibt ihnen aufgrund fehlender bzw. unzureichender Sprachkenntnisse der Zugang zur Bildung weitgehend versperrt (GEW 2002). Damit

sind sie den Folgen ihrer Unterprivilegierung besonders stark ausgesetzt. Zu denen zählen: emotionale Belastung, Gefährdung durch Gewalt und Kriminalität, wenig entwickelte Sozialkompetenz, Verhaltensauffälligkeiten, Einschränkung der kognitiven Entwicklung, gesundheitliche Störungen im psychischen, physischen und psychosomatischen Bereich.
Andererseits finden sich durchaus Faktoren, die Kindern trotz materieller Armut ein Wohlergehen sichern. Hierzu gehören folgende Voraussetzungen: Deutschkenntnisse zumindest eines Elternteils, keine Überschuldung der Familie, keine beengten Wohnverhältnisse. Neben diesen „äußeren" Faktoren kommt dem guten Familienklima eine besondere Bedeutung zu: Keine regelmäßigen Streitereien und gemeinsame familiäre Aktivitäten werden als wichtige Bedingungen für die förderliche Entwicklung von armen Kindern angesehen. „Diese 'Leistung' der Eltern, denen es trotz schwieriger materieller Bedingungen gelingt, ihren Kindern förderliche Entwicklungsbedingungen zu bieten, ist besonders hervorzuheben. Umgekehrt muss mangelnde familiäre Interaktion - neben Armut - als besonderes Entwicklungsrisiko begriffen werden." (AWO-Sozialbericht 2000, S. 10)

5.3.5 Trennung und Scheidung als kritisches Lebensereignis

In den 90er Jahren ist auch in Deutschland das Thema Scheidung und dessen Auswirkungen auf die Beteiligten vermehrt und aus der Sicht unterschiedlicher Wissenschaften untersucht worden (z.B. Walper 1995, Walper & Schwarz 1999, Napp-Peters 1995, Schmidt-Denter 2000). Es herrscht Einigkeit darüber, dass Scheidung heute ein fast alltägliches Risiko ist, ein Stressfaktor, welcher zu dem Phänomen der Individualisierung und Pluralisierung unserer Lebenswelt gehört, wofür jedoch viele der betroffenen Personen keine ausreichenden Bewältigungsstrategien besitzen. Besonders problematisch ist dieses Ereignis für Kinder.
Befragt man Kinder nach dem schlimmsten Ereignis, das sie sich in ihrem privaten Lebensfeld vorstellen können, dann nennen sie am zweithäufigsten eine mögliche Scheidung ihrer Eltern (den möglichen Tod eines Elternteils am häufigsten) (Jopt 1997).
Trennung und Scheidung ist für Kinder ein „kritisches Lebensereignis" und wird als äußerst negativ bewertet. Aus der Perspektive des Kindes handelt es sich in erster Linie um ein Ereignis, welches das Bindungsgefüge der Familie und somit die engsten Bezugspersonen betrifft. Filipp betont, dass im Zusammenhang mit einem kritischen Lebensereignis ein „relative[s] Ungleichgewicht

in dem bis dato aufgebauten Passungsgefüge zwischen Person und Umwelt" (Filipp 1990, S. 24) entsteht.
Aus systemischer Sicht stellt Scheidung ein Ereignis dar, das die Struktur des ursprünglichen Familiensystems und somit die Beziehungen tiefgreifend und qualitativ verändert. Die Umstrukturierung betrifft vor allem die Subsysteme, die in einer Familie existieren. Sie betrifft damit auch die Bindungen, die für das Kind Stabilität und Sicherheit bedeuten. Das gesamte System muss sich neu organisieren, um die Situation meistern zu können. Für die Kinder bedeutet das eine grundlegende Veränderung der Familienstruktur, sie leben nach der Trennung, die an sich schon ein traumatisches Ereignis darstellen kann, mit einem sorgeberechtigten Elternteil weiter oder werden zu Stiefkindern, weil der/die Sorgeberechtigte eine neue Partnerschaft eingeht.
Interessant ist in diesem Zusammenhang die Frage, welche Anpassungsleistung Kinder vollbringen müssen, welche der betroffenen Kinder das ohne große Entwicklungseinbrüche schaffen und welche Kompetenzen sie haben.
Die Beantwortung dieser Frage ist deshalb so wichtig, weil Scheidung und Trennung der Familie heute viele Kinder betrifft und auch nicht zu erwarten ist, dass die steigende Tendenz wieder rückläufig werden wird. Immerhin erleben ca. 25 % aller Kinder vor ihrer Volljährigkeit diese Situation (vgl. Schwarz 1995, S. 280f). Wenn man dann noch bedenkt, dass eine der wesentlichen Funktionen der Familie heute darin besteht, die Identitätsentwicklung der Kinder zu lenken und zu fördern, dann sind die Auswirkungen von Scheidung auf die psychische Entwicklung kaum zu vermeiden. Trotzdem erfordern das Phänomen Scheidung und seine Auswirkungen auf das Kind eine mehrdimensionale Betrachtung. Aus der Scheidungsforschung sind dazu inzwischen unterschiedliche Ansätze der Konzeptualisierung von Trennung und Scheidung bekannt. Während anfangs das Defizitmodell, das die Auflösung der Familie nach der Trennung beinhaltet, zugrunde gelegt wurde (vgl. Fthenakis et al. 1982), geht man inzwischen mehr von einer systemischen Betrachtungsweise aus. Dieser Ansatz besagt, dass zwar nach der Scheidung eine komplexe Neudefinition und Umstrukturierung der Familie notwendig ist, dass aber die Familie für das Kind weiter existiert; Beendigung der Partnerschaft wird nicht gleichgesetzt mit Beendigung der Elternschaft. Dem tragen auch die gesetzlichen Bestimmungen Rechnung, die auch nach der Scheidung beiden Elternteilen das Sorgerecht zuerkennen. Im Wesentlichen kann man in der Scheidungsforschung drei Ansätze erkennen:

Scheidung als Prozess: Bei diesem Ansatz wird mit Phasenmodellen gearbeitet, die zum Beispiel die emotionale Verarbeitung (Braunbehrens 1992, Hetherington 1993) oder die Entwicklung der beteiligten Personen (Pais und White 1979, zitiert bei Dümmler 1997) beschreiben.

Scheidung als kritisches Lebensereignis: Unter diesem Blickwinkel sind vor allem die Bewältigungsprozesse von Bedeutung, da eine Scheidung immer ein kritisches Lebensereignis ist und das Kind mit einem "Ungleichgewicht" in seinem "Passungsgefüge" (Filipp 1990, S. 24) konfrontiert wird. Zu untersuchen sind die Bedingungen - sowohl die individuellen Voraussetzungen als auch die Bedingungen des sozialen und ökologischen Kontextes sowie der Situation –, die es dem Kind ermöglichen, die Situation zu bewältigen:

Scheidung als Umstrukturierung und Neudefinition: Dieser systemische Ansatz untersucht die Beziehungsstrukturen zwischen Kind und Eltern, ihre Veränderung und Weiterentwicklung nach der Scheidung (vgl. Napp-Peters 1995), den Aufbau der neuen Beziehungsstruktur zwischen dem Kind und dem Stiefelternteil (vgl. Dümmler 1997) und die Veränderungen der Beziehungsstruktur zwischen dem Kind und Geschwistern sowie anderen Familienmitgliedern (vgl. Hetherington et al. 1982 und Schmidt-Denter 2000).

5.3.5.1 Kindliche Reaktionen auf Trennung und Scheidung

Von besonderer Bedeutung im Zusammenhang mit unserer Fragestellung nach den Gesundheitsfaktoren und der Bedeutung des Kohärenzsinnes für die Stressbewältigung ist die Frage nach den Auswirkungen von Scheidung auf die Kinder. Gleichzeitig erhebt sich die Frage, welche Kompetenzen jene Kinder haben, die das Trennungserlebnis gut bewältigen können, und unter welchen Bedingungen das geringste Entwicklungsrisiko besteht.

Nicht selten ist eine Trennung der Eltern neben dem Wandel der familiären Beziehungen auch mit Wohnungs- und Schulwechsel, mit häufigem Alleinsein wegen der Berufstätigkeit der Mutter und mit finanzieller Knappheit oder sogar finanzieller Not verbunden.

Schmidt-Denter und Beelmann (1997) stellten in ihrer Kölner Längsschnittstudie fest, dass zehn Monate nach der Trennung der Eltern über die Hälfte der Kinder als verhaltensauffällig diagnostiziert wurden. Auch zwei Jahre nach der Trennung war ein signifikanter Unterschied zwischen Scheidungs- und Nichtscheidungskindern festzustellen. Erst drei bis vier Jahre nach der Trennung war dieser Unterschied nicht mehr signifikant (ebd. S. 30).

In einer Meta-Analyse von Amato und Keith (1991a, 1991b) wurden insgesamt 92 Studien mit über 13.000 beteiligten Kindern ausgewertet. Alle Studien hatten die Auswirkungen von Scheidung untersucht. Durch diese Analyse wurde bestätigt, dass das allgemeine Wohlbefinden von Scheidungskindern schlechter als das der anderen Kinder ist. Es konnten statistische Unterschiede zwischen Scheidungs- und Nichtscheidungskindern in einigen Verhaltensbereichen festgestellt werden:

- Kinder aus Scheidungsfamilien haben häufiger Schul- und Leistungsprobleme als andere Kinder. Das drückt sich in schlechten Schulnoten und der Anzahl von Klassenwiederholungen aus.
- Scheidungskinder sind auffälliger im Verhalten. Aggressivität und Delinquenz wurden von allem bei Jungen aus Scheidungsfamilien häufiger gefunden. Scheidungskinder geraten eher in Konflikte mit Gleichaltrigen, viele zeigen wenig soziale Aktivität und sind eher scheu und zurückhaltend.
- Als unmittelbare Reaktion auf das Lebensereignis Scheidung zeigen eine Reihe von Kindern Symptome wie Ängste, Depressionen oder psychosomatische Störungen.
- Eine elterliche Scheidung beeinflusst das Selbstwertgefühl der Kinder. Sie geben sich manchmal die Schuld, halten sich für wertlos, ungeliebt, abgelehnt, haben auch Schwierigkeiten eigene Kompetenzen zu erkennen und zu nutzen.

Diese Auswirkungen sind zwar gefunden wurden, aber nicht bei allen Scheidungskindern, so dass es lohnenswert wäre, jene Familien zu untersuchen, deren Kinder nach der Scheidung nicht auffällig werden. Sowohl das betroffene Kind selbst als auch die externen Begleitumstände können so ausgestattet sein, dass die Situation gut bewältigt wird und sogar ein Entwicklungsgewinn daraus gezogen wird. Auch das Alter und das Geschlecht des betroffenen Kindes sind als bedingende Faktoren in Betracht zu ziehen (vgl. Fthenakis 1995, Schneewind 1999).
Die Bewältigung der Stresssituation ist von immenser Bedeutung für die weitere Entwicklung des Kindes. Gerade hierzu gibt es aber wenig empirische Untersuchungen (vgl. Dümmler 1997, S. 86). Es existieren auch keine Bewältigungskonzepte, mit denen kindliches Copingverhalten erklärt werden könnte. Die Übertragung der aus dem Erwachsenenalter existierenden Modelle (z.B. Lazarus 1990) ist problematisch, da Kinder gerade in dieser Krisensituation von dem Bewältigungsverhalten der Eltern beeinflusst werden. Sie können Stressfaktoren selbst nicht einschätzen, erleben jedoch die Aggressionen oder Trauer ihrer Eltern und reagieren dann eher darauf als auf den Stressfaktor selbst. Außerdem werden sie mit ihren Fragen und Problemen meist allein gelassen, da Eltern mit ihren eigenen Sorgen beschäftigt sind. So haben sie gerade in der kritischen und schwierigsten Zeit die wenigste Unterstützung.
Jaede (1993) unterscheidet zwischen defensiven und aktiven Problemlösestrategien von Scheidungskindern. Zu den defensiven Strategien zählt er Verleugnung, Regression und Rückzug, aber auch psychosomatische Auffälligkeiten,

körperliche Reaktionen, Abwehrmechanismen und Verhaltensauffälligkeiten. Aktives Copingverhalten ist gekennzeichnet durch Humor, Altruismus, Antizipation und Sublimierung (vgl. Jaede 1993, S. 43). Allen aktiven Strategien ist gemeinsam, dass der Scheidung und der damit veränderten Lebenssituation akzeptierend begegnet wird.
Im Folgenden soll an einem Ergebnis aus den eigenen Untersuchungen gezeigt werden, wie Kinder aus Scheidungsfamilien und aus Nicht-Scheidungsfamilien ihre Familie sehen, d.h. zum Beispiel wie sie ihre Familie definieren (wer gehört dazu?), welche Vorstellungen sie von ihrer Beziehung zu den Familienmitgliedern und den Beziehungen der Familienmitgliedern untereinander haben.

5.3.5.2 Trennung und Scheidung aus der Sicht der Kinder

Im Projekt "Ich bin Ich – Gesundheit fördern durch Selbstwertstärkung" wird während eines Gesundheitstages im vierten Schuljahr die Interaktion und Kommunikation in der Familie angesprochen. Während der Erprobung des Programms entstand Material, das von Nieswandt (1999) ausgewertet wurde und einen guten Einblick in die Reflexionen der Kinder über ihre Familie gibt, insbesondere waren die Untersuchungen aufschlussreich bezüglich der Problematik Scheidung. Diese Ergebnisse sollen im Folgenden dargestellt werden.
Der dritte Gesundheitstag im 4. Schuljahr heißt „Ich und meine Familie“ und ist dem Schwerpunkt „Selbstwertstärkende Interaktion und Kommunikation“ zugeordnet. Als Lernziele sind festgelegt:

- Wissen über unterschiedliche Familienformen – auch in unterschiedlichen Kulturen – vermitteln,
- die Bedeutung einzelner Familienmitglieder für die Beziehung zu sich selbst reflektieren und
- Zuhören als eine Kompetenz im Umgang mit anderen erfahren und üben.

Stundenablauf
Der Gesundheitstag "Ich und meine Familie" begann – wie jeder Gesundheitstag – mit einer Entspannungsübung. Zur Einführung in das Thema wurden Fotografien von Uwe Ommer (2000), einige davon veröffentlicht im Zeitmagazin Nr. 53 von 1998, gezeigt. Die Fotos stammten aus den verschiedensten Kulturen der Welt, es waren zum Beispiel eine Familie mit vier Ehefrauen und vielen Kindern aus Namibia, ein arabischer Vater mit seinen neun Kindern, eine Frau aus Guinea mit zwei adoptierten Mädchen und ein allein erziehender Vater mit seinen beiden Söhnen aus der Schweiz dabei. Es ergab sich ein

Gespräch darüber, wann eine Familie eine Familie ist und wie unterschiedlich sie zusammengesetzt sein kann. Dieses Gespräch wurde in Kleingruppen fortgesetzt, wo es auch vor allem darum ging, die Akzeptanz für unterschiedliche Familienformen zu betonen und zum Nachdenken über Familienbeziehungen anzuregen. Die Kinder konnten Erfahrungen aus ihrer eigenen Familie einbringen. Danach wurden Kleingruppen von vier bis sechs Kindern organisiert. In diesen wurde mit einer Gruppenleiterin (es waren meist Studentinnen und Studenten, die in dem Projekt mitarbeiteten) darüber gesprochen, was Familie in Deutschland bedeuten kann. Die Kinder reflektierten, welche unterschiedlichen Familien sie kennen und was eine Lebensgemeinschaft zu einer Familie macht. Das Ziel bestand darin zu erkennen, dass alle Formen des gemeinsamen Zusammenlebens ihre Berechtigung haben. Weiterhin sollte zum Nachdenken über Familienbeziehungen angeregt werden. Die Kinder konnten optional Erfahrungen aus ihrer eigenen Familie einbringen.

Im nächsten Abschnitt haben sich die Kinder mit ihrer eigenen Familie auseinander gesetzt. Sie erhielten einen großen Bogen Papier, Klebstoff und verschiedene Figuren aus Papier. Die Figuren konnten Eltern, Großeltern, Geschwister und andere Verwandte sein. Die Aufgabe bestand darin, die Figuren für die eigene Familie auszuwählen und sie auf das Blatt zu kleben.

Im letzten Teil der Stunde wurde zunächst eine Geschichte vorgelesen, in der es um ein Mädchen geht, dem keiner so richtig zuhört und das deshalb oft für Dinge, die es nicht getan hat, die Schuld bekommt. Diese Geschichte wurde zum Anlass genommen, die Bedeutung des Einander-zuhören-Könnens zu besprechen und dann in einer kleinen Übung paarweise das Zuhören zu erproben. Die Stunde endete wie üblich mit einem Abschiedsritual.

Das, was die Kinder aufgeklebt hatten, erschien uns sehr wertvoll, so dass wir die Blätter fotografierten, um sie einer Auswertung zugänglich zu machen. Die Arbeitsblätter von drei Grundschulen (insgesamt 155) wurden ausgewertet. 27% davon stammen von Kindern aus Scheidungsfamilien.

Untersuchungsmethode

Die eingesetzte Methode wurde das erste Mal erprobt, die Idee dazu war in Vorbereitung des Gesundheitstages in der Projektgruppe entstanden. Die den Kindern zur Verfügung gestellten Figuren waren sehr einfache Umriss-Illustrationen, die nicht mehr erkennen lassen als das Geschlecht und das ungefähre Alter. Leicht angedeutet sind die Kleidung und die Figur. Es fehlen Gesicht und Gestik. Den Kindern standen elf unterschiedliche Figuren zur Verfügung.

Ähnlichkeiten bestehen zu sogenannten Skulpturverfahren aus der Familienberatung und -therapie. Mit einer Skulptur wird versucht, die familiäre Beziehungskonstellation zu erfassen. Dabei wird ein Familienmitglied gebeten, die

Familie so im Raum zu positionieren, dass die Beziehungen der Personen zueinander deutlich werden. Es ist selbstverständlich die Sichtweise nur eines Familienmitgliedes, die aber durch diese Methode den anderen mitgeteilt wird.

Das Aufkleben der Figuren auf dem Blatt stellt einen ähnlichen Vorgang dar. Auch hier werden die einzelnen Personen symbolisch angeordnet, sie können dicht nebeneinander stehen, sie können in Gruppen oder einzeln angeordnet werden usw.

Für Grundschulkinder ist die Möglichkeit, sich bildlich bzw. symbolisch ausdrücken zu können, eine angemessene Methode, um komplexe Inhalte wie Beziehungen zu beschreiben, da ihre Fähigkeiten zur verbalen Umschreibung nicht ausreichend sind. Auch Erwachsene können Beziehungen leichter in der Skulptur darstellen als mit Worten umschreiben. Beziehungsgeschehen kann sowieso schlecht mit unserer Sprache wiedergegeben werden, weil es immer komplex und nicht in einzelne Sequenzen unterteilt ist, was wir aber bei der sprachlichen Wiedergabe tun müssen.

Im Rahmen des Gesundheitstages sollten Voraussetzungen dafür geschaffen werden, dass die Kinder mit Hilfe einer kindgemäßen Methode zum Reflektieren über ihre Familie angeregt werden. Das Untersuchungsmaterial ist in einer pädagogischen Situation, in der es um die Auseinandersetzung der Kinder mit der eigenen Familie ging, entstanden. Das Ziel bestand also nicht darin, das subjektive Familienbild der Kinder zu erheben. Da aber schon während der Tätigkeit der Kinder und im Nachhinein bei der Sichtung der entstandenen "Familienbilder" eine große Vielfalt offenbar wurde und wir auf die Problematik der Scheidungs- und Stieffamilien aufmerksam wurden, bot sich eine gründliche Auswertung an.

Die Untersuchungsbedingungen waren für alle Kinder gleich. Sie arbeiteten in Kleingruppen von 6-8 Kindern, jede Gruppe wurde von einem Erwachsenen betreut. Die Kinder saßen an zusammengeschobenen Tischen, so dass sich alle sehen konnten und trotzdem genügend Platz zum Arbeiten war.

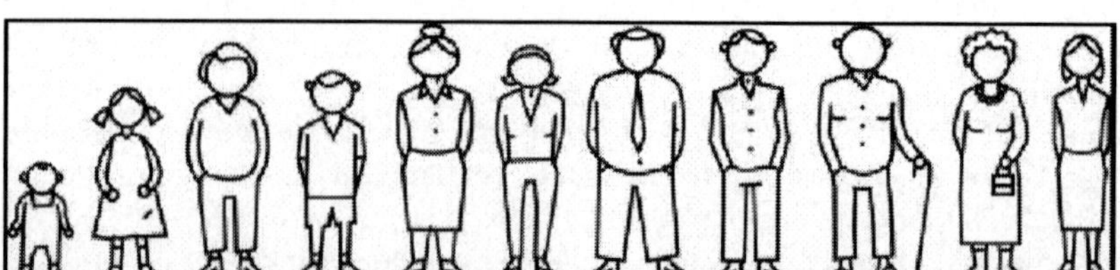

Abb. 5.17: Das Familienbild

Für die Erstellung des Familienbildes standen 35 Minuten zur Verfügung. Einige Kinder hatten noch Zeit, die Figuren auszumalen (siehe Abbildung 5.17). Die Kinder erhielten noch einige zusätzliche Instruktionen: Sie sollten überlegen, wer alles zu ihrer Familie gehört. Sie sollten die Figuren nicht sofort aufkleben, sondern erst nachdenken und dann ausprobieren. Zum Schluss sollten sie die Figuren noch beschriften, damit zu erkennen ist, wer da aufgeklebt wurde. Wer noch Zeit hatte, konnte das Gesicht ausmalen oder das Bild nach seinem Belieben ausgestalten.

Auswertung des Materials

115 Bilder konnten ausgewertet werden, davon waren 32 Kinder (27%) Scheidungskinder. Wie lange die Eltern schon getrennt leben, war nicht bekannt. Es lagen Bilder von 55 Mädchen (47,8%) und 60 Jungen (52,2%) vor. Alle Kinder besuchten die vierte Klasse und waren elf Jahre alt. Unter den Scheidungskindern waren 16 Mädchen und 15 Jungen.

Die Auswertung musste dem Material gerecht werden. Eine zu frühe Reduzierung der Daten sollte vermieden werden, es sollten weder Daten wegfallen noch deren Informationen verloren gehen.

Aus diesem Grunde bot sich die Kombination qualitativer und quantitativer Auswertung an. Zur qualitativen Auswertung wurde die Inhaltsanalyse genutzt und ein Kategoriensystem mit Kodierleitfaden entwickelt. Die Quantifizierung der Daten ergab Daten auf dem Nominalskalenniveau (Kategorie gewählt/nicht gewählt).

Empirisch konnten drei Untersuchungsfragen gestellt und beantwortet werden:

- Welche Personen wurden von den Kindern in die Abbildung ihrer Familie einbezogen?
- Wie sind die dargestellten Personen auf dem Blatt angeordnet?
- Wie unterscheiden sich die Bilder von Kindern aus Scheidungsfamilien von den anderen?

Bei der Erarbeitung der Kategorien ergaben sich sechs Dimensionen, die das Material gut wiedergeben können:

Dimension A: Dargestellte Personen auf dem Bild
Dimension B: Anordnung der Figuren auf dem Blatt
Dimension C: Personelle Zusammensetzung der Gruppe, in der sich das Kind platziert
Dimension D: Struktur der Gruppe, in der sich das Kind platziert
Dimension E: Personen, die neben dem Kind stehen
Dimension F: Mimik der Figuren Vater, Mutter und Kind

Pro Dimension wurden zwischen drei und zehn Kategorien, bei einigen Kategorien auch mehrere Unterkategorien, bestimmt (vgl. Nieswandt 1999, S. 78ff). Bei Dimension D ergaben sich zum Beispiel 4 Kategorien.
Kategorie 1: Kernfamilienstruktur
Kategorie 2: Großfamilienstruktur
Kategorie 3: Ein-Eltern-Familienstruktur
Kategorie 4: Abweichende Strukturen.

Zu den 4 Kategorien wurden insgesamt 11 Unterkategorien gebildet, bei der Kategorie "Kernfamilienstruktur" zum Beispiel drei:
Unterkategorie 1a: Die dargestellten Erwachsenen sind die leiblichen Eltern
Unterkategorie 1b: Die dargestellten Erwachsenen sind Mutter und Stiefvater
Unterkategorie 1c: Die dargestellten Erwachsenen sind Vater und Stiefmutter.

Ergebnisse
Ein erstes interessantes Ergebnis bestand darin, dass Scheidungskinder und Nichtscheidungskinder sich in der Anzahl der aufgeklebten Figuren nicht signifikant unterschieden. Auffällig war jedoch, dass die Spannbreite von zwei bis 16 Figuren reichte und dass die Scheidungskinder diejenigen waren, die die extremen Werte nutzten. Grundsätzlich war eine größere Streuung in der Figurenauswahl bei den Scheidungskindern festzustellen.

1. Dargestellte Personen auf dem Bild

In Tabelle 5.17 ist zu sehen, dass alle Kinder sich selbst und ihre Mutter dargestellt haben. Etwa die Hälfte der Scheidungskinder hat keinen leiblichen Vater auf das Bild gebracht. Erwartungsgemäß finden sich auf den Bildern der Nichtscheidungskinder keine Stiefväter, -mütter und -geschwister. Von den Scheidungskindern haben 35,5% einen Stiefvater, 9,7% eine Stiefmutter und 16,1% Stiefgeschwister positioniert. Nichtscheidungskinder haben signifikant mehr Geschwister aufgeführt, weitere Verwandte wurden viel häufiger von den Scheidungskindern in die Familie aufgenommen.

Tab. 5.17: Ergebnisse der Dimension A

Personen, die dargestellt wurden	Nicht-Scheidung % (Anzahl) (n=84)	Scheidung % (Anzahl) (n=31)	Signifikanz α
das Kind selbst	100 (84)	100 (31)	
die Mutter	100 (84)	100 (31)	
der Vater	100 (84)	48,4 (15)	0,000*
ein Stiefvater	0,0 (0)	35,5 (11)	0,000*
eine Stiefmutter	0,0 (0)	9,7 (3)	0,004*
Geschwister	78,6 (66)	38,7 (12)	0,000*
Stiefgeschwister	0,0 (0)	16,1 (5)	0,000*
Großeltern	81,0 (68)	67,7 (21)	0,133
andere Familienmitglieder, wie Onkel, Tanten, Cousin, Cousine, usw.	32,1 (27)	64,5 (20)	0,002*
Personen, die nicht zu identifizieren sind	8,4 (7)	16,1 (5)	0,234

2. Anordnung der Figuren auf dem Bild

Tab. 5.18: Ergebnisse der Dimension B

Anordnung der Figuren	Nicht-Scheidung % (Anzahl) (n=84)	Scheidung % (Anzahl) (n=31)	Signifikanz α
K1: Gereiht	29,8 (25)	9,7 (3)	0,026*
K2: Gruppiert	61,9 (52)	90,3 (28)	0,003*
K3: Sonstige	8,3 (7)	0,0 (0)	0,097
Gesamtvergleich			0,011*
Wenn gruppiert wurde, wie viele Gruppen sind dargestellt worden?	(n=52)	(n=28)	
K2a: Eine Gruppe	23,1 (12)	17,9 (5)	0,586
K2b: Eine Gruppe und einzelne Figuren	7,7 (4)	7,1 (2)	0,929
K2c: Mehrere Gruppen	69,2 (36)	75,0 (21)	0,587

Bei der Anordnung bzw. Organisation der Figuren auf dem Blatt unterscheiden sich die beiden Gruppen signifikant (siehe Tabelle 5.18). Scheidungskinder wählen häufiger die Anordnung in Gruppen (90,3%). Abbildung 5.18 zeigt ein Beispiel für eine gereihte, Abbildung 5.19 ein Beispiel für eine gruppierte Anordnung, Abbildung 5.20 und Abbildung 5.21 jeweils Bilder, in denen die Figuren in mehreren Gruppen angeordnet wurden.

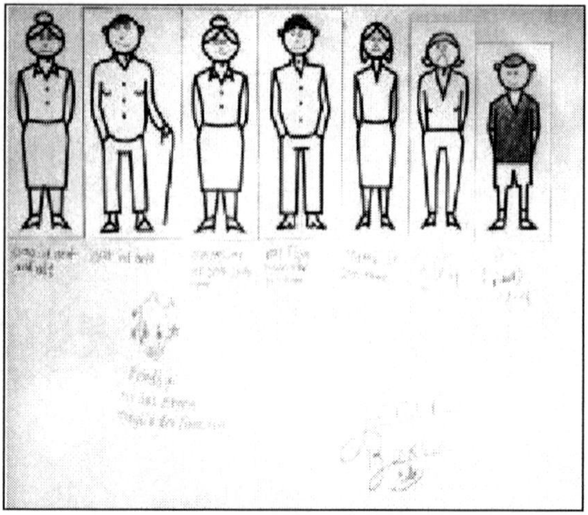

Abb. 5.18: Anordnung der Figuren als Reihe (Darstellung eines Nichtscheidungskindes)
In der Reihe sind dargestellt: Großmutter, Großvater, Großmutter, Vater, Mutter, Schwester, Kind

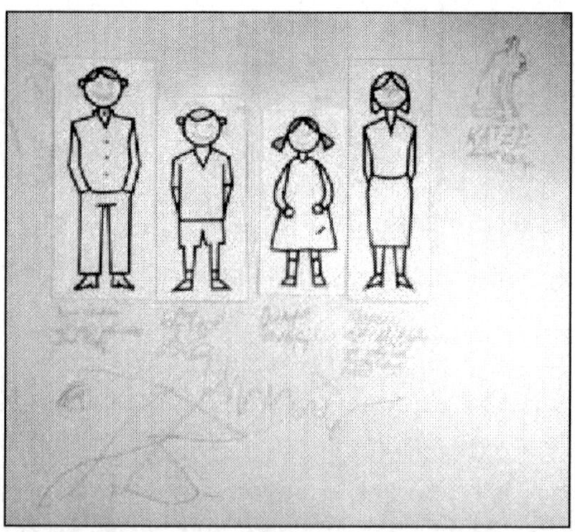

Abb. 5.19: Anordnung der Figuren als Gruppe (Darstellung eines Scheidungskindes)
Es ist die Kernfamilie dargestellt, bestehend aus „Papa" (Stiefvater), Kind, Schwester und Mutter

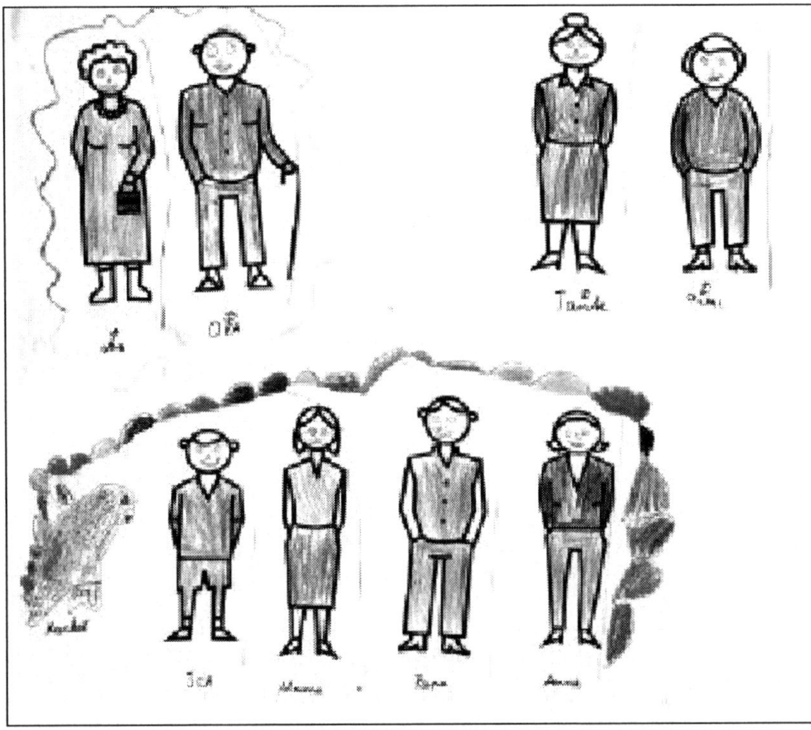

Abb. 5.20: Anordnung der Figuren in mehreren Gruppen (Darstellung eines Nichtscheidungskindes)
Es sind drei Gruppen dargestellt: G 1: Großeltern; G 2: Tante/Onkel; G 3: Kernfamilie: Tier, Kind, Mutter, Vater, Schwester

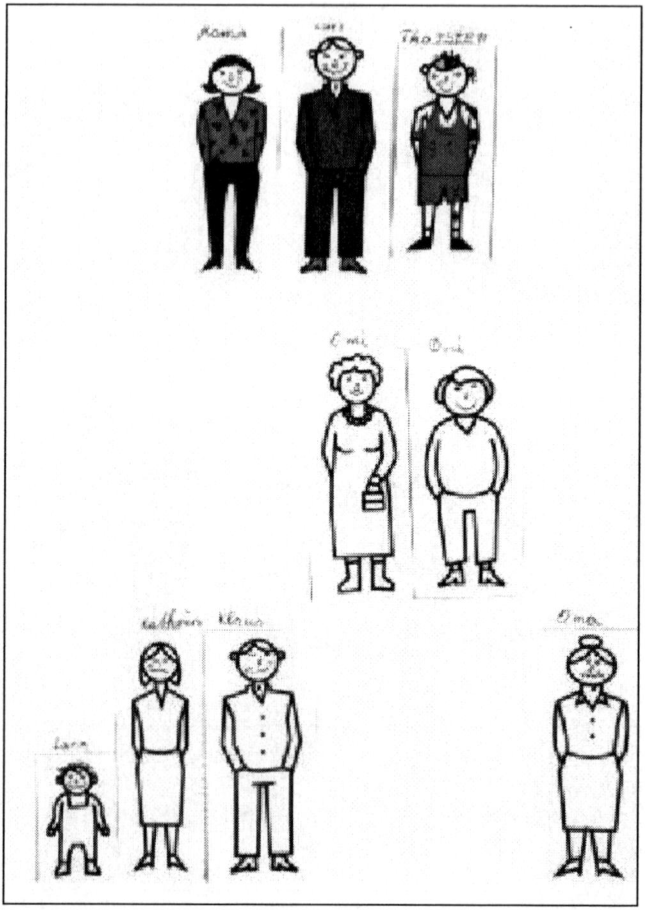

Abb. 5.21: Anordnung der Figuren in mehreren Gruppen (Darstellung eines Scheidungskindes)
Es sind drei Gruppen und eine Einzelperson dargestellt: G 1: Mutter, Lars (neuer Partner der Mutter), Kind; G 2: Großeltern; G 3: Vater mit seiner neuen Familie; Einzelne Person: Oma

3. Personelle Zusammensetzung und Struktur der Gruppe, in der sich das Kind platziert hat

Tab. 5.19: Ergebnisse der Dimension C

Position des Kindes in der Gruppe	**Nicht-Scheidung % (Anzahl) (n=52)**	**Scheidung % (Anzahl) (n=28)**	**Signifikanz α**
Kind mit Vater und Mutter in einer Gruppe	84,6 (44)	32,1 (9)	0,000*
Kind mit Mutter ohne Vater in einer Gruppe	3,8 (2)	50,0 (14)	0,000*
Kind mit Vater ohne Mutter in einer Gruppe	1,9 (1)	7,1 (2)	0,241
Kind ohne Mutter und Vater, aber mit anderen Familienmitgliedern in einer Gruppe	9,6 (5)	7,1 (2)	0,709
Kind steht alleine	0,0 (0)	3,6 (1)	0,170
Gesamtvergleich			0,000*

Nur 32 % der Scheidungskinder positionieren sich selbst in einer Gruppe mit Vater und Mutter, jedoch 84,6% der anderen Kinder. 50% der Scheidungskinder haben sich in einer Gruppe ohne Vater positioniert. Die Unterschiede in diesen ersten beiden Kategorien sind hochsignifikant (Tabelle 5.19).

Tab. 5.20: Ergebnisse der Dimension D

Struktur der Gruppe, in der sich das Kind dargestellt hat	**Nicht-Scheidung % (Anzahl) (n=52)**	**Scheidung % (Anzahl) (n=28)**	**Signifikanz α**
Kind steht innerhalb einer Kernfamilienstruktur	73,1 (38)	42,9 (12)	0,008*
Kind steht innerhalb einer Großfamilienstruktur	13,5 (7)	21,4 (6)	0,357
Kind steht innerhalb einer Ein-Eltern-Familienstruktur	3,8 (2) -+	28,6 (8)	0,001*
Kind steht in einer abweichenden Struktur	9,6 (5)	7,1 (2)	0,709
Gesamtvergleich			0,006*

Insgesamt lassen sich bedeutsame Unterschiede zwischen den beiden Gruppen feststellen. Nur 42,9% der Scheidungskinder haben sich selbst in eine Kernfamilie gestellt. Bedeutsam ist auch der Unterschied bei der Ein-Eltern-Familienstruktur. Acht von den Scheidungskindern und zwei von den Nichtscheidungskindern haben diese Darstellung gewählt, d.h. es gab insgesamt 10 Kinder, die sich selbst gemeinsam mit nur einer Person dargestellt haben, und zwar acht davon mit der Mutter und zwei mit dem Vater.

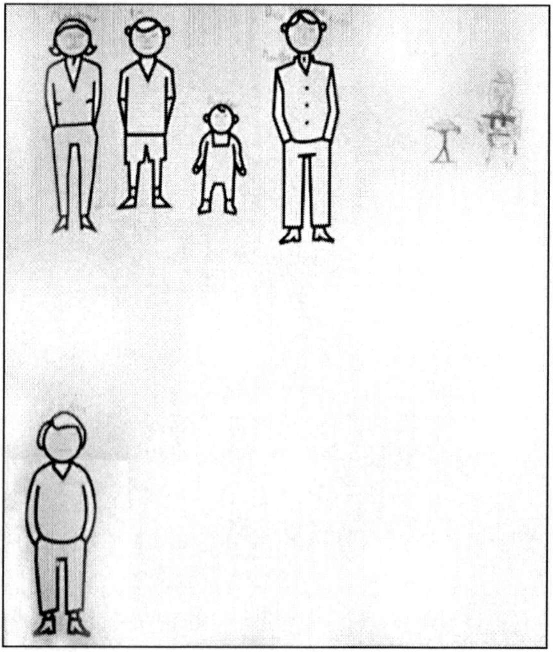

Abb. 5.22: Gruppe, in der sich das Kind befindet
Das Kind befindet sich innerhalb einer Gruppe mit Kernfamilienstruktur.
Der leibliche Vater steht am unteren linken Bildrand und weit entfernt von den anderen.

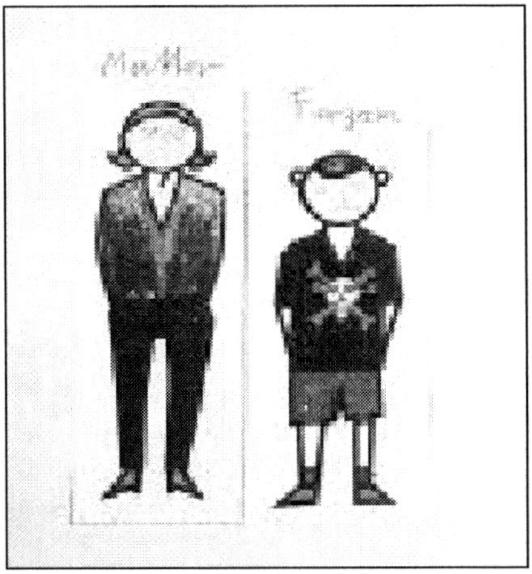

Abb. 5.23: Gruppe, in der das Kind sich befindet
Das Kind hat sich allein mit seiner Mutter dargestellt.

Die Tabelle 5.21 zeigt die Personen, die von den Kindern in die Kernfamilie positioniert wurden. Die Unterschiede sind erwartungsgemäß hochsignifikant, da nicht zu erwarten war, dass Nichtscheidungskinder Stiefväter oder Stiefmütter in die Kernfamilie aufnehmen. Interessant ist jedoch, dass viele Scheidungskinder ihren leiblichen Vater in die Kernfamilie positioniert haben, obwohl er nicht mehr mit ihnen zusammenlebt.

Tab. 5.21: Ergebnisse der Dimension D, Kernfamilienstruktur

Erwachsene in der Kernfamilie	**Nicht-Scheidung % (Anzahl) (n=38)**	**Scheidung % (Anzahl) (n=12)**	**Signifikanz α**
Die dargestellten Erwachsenen sind Mutter und Vater des Kindes	100,0 (38)	41,7 (5)	0,000*
Die dargestellten Erwachsenen sind Mutter und Stiefvater des Kindes	0,00 (0)	50,0 (6)	0,000
Die dargestellten Erwachsenen sind Vater und Stiefmutter des Kindes	0,00 (0)	8,3 (1)	0,000

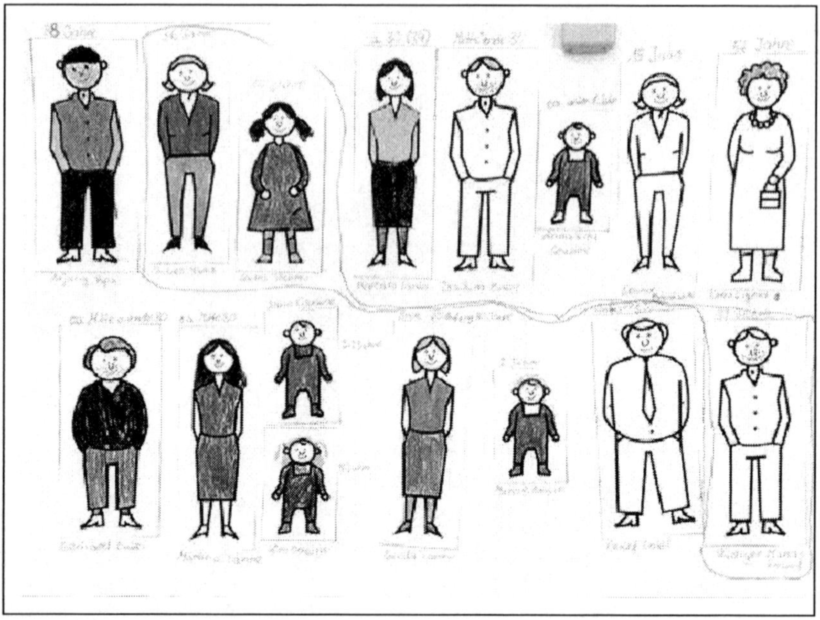

Abb. 5.24: Kernfamilienstruktur mit den leiblichen Eltern
Das Kind befindet sich mit den leiblichen Eltern in einer Gruppe. Der neue Partner der Mutter steht in der unteren rechten Ecke. Insgesamt sind 16 Familienmitglieder dargestellt.

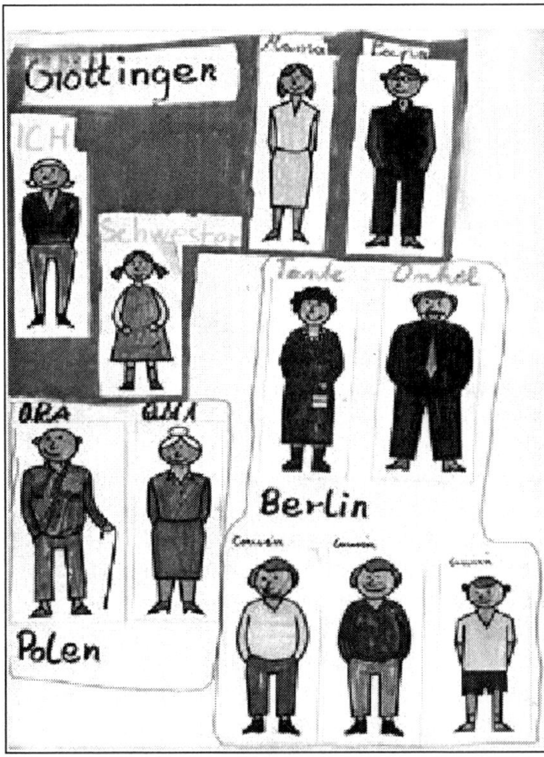

Abb. 5.25: Kernfamilienstruktur mit dem Stiefvater
Auf der Abbildung sind Mutter, Stiefvater, Kind und Schwester als Kernfamilie dargestellt. Außerdem gibt es zwei weitere Gruppen von Verwandten, bei denen auch jeweils die Wohnorte angegeben sind.

4. Personen, die bei Darstellung einer Kernfamilienstruktur neben dem Kind platziert wurden

Mit Hilfe der Dimension E sollte untersucht werden, wer neben dem Kind platziert wurde. Etwa die Hälfte aller Kinder steht neben der Mutter, neben dem Vater vergleichsweise selten. Wenn Geschwister auf dem Bild angeordnet wurden, stehen sie in den meisten Fällen neben dem Kind. Die Unterschiede zwischen Scheidungskindern und den anderen Kindern waren in dieser Dimension nicht bedeutsam.

5. Ergänzung durch Ausmalen der Gesichter (Mimik)

Am häufigsten wurde das Gesicht des Kindes ausgemalt und zwar mit freundlicher Mimik. Aber auch die Eltern erhielten häufig positive Gesichtszüge. Es gab keine signifikanten Unterschiede zwischen Scheidungs- und Nichtscheidungskindern.

Zusammenfassung der Ergebnisse

Im Familienkonzept zeigten sich statistisch bedeutsame Unterschiede zwischen Scheidungs- und Nichtscheidungskindern:

- Die Hälfte der Scheidungskinder stellte keinen Vater dar.
- Familienangehörige wie Großeltern, Onkel, Tante, Cousine und Cousin wurden deutlich häufiger von Scheidungskindern in das Familienkonzept einbezogen.
- Scheidungskinder stellten häufiger als Nichtscheidungskinder dyadische Beziehungskonstellationen (meist Mutter und Kind) dar.
- Mehr als die Hälfte aller untersuchten Scheidungskinder bildeten die Gruppe, der sie sich selbst zuordnen, nicht als Kernfamilie, sondern als Ein-Eltern-Gruppe oder als Großfamilie ab.
- Ein großer Teil der Scheidungskinder (42,9%) stellte Kernfamilien dar. Die Hälfte davon wählte die familiären Strukturen, die vor der Scheidung existierten, die andere Hälfte (58,3%) die nach der Scheidung entstandenen Stieffamilien.

Diskussion

Bei der Diskussion der Ergebnisse soll die Gruppe der Scheidungskinder noch etwas genauer betrachtet werden. Nieswandt (1999) hat das in ihrer Arbeit sehr ausführlich getan, die wesentlichen Aspekte sollen hier zusammengefasst werden. Das, was die Kinder dargestellt haben, ist die ganz persönliche Sicht jedes Kind auf seine Familie oder auf das, was es als Familie versteht. Da die Kinder nicht dazu interviewt worden sind, muss mit Interpretationen vorsichtig umgegangen werden. Immerhin ist ein Vergleich des Dargestellten zur Realität aber möglich. Außerdem liegen Ergebnisse aus den jährlichen Untersuchungen, die im Zusammenhang mit dem Gesundheitsförderprojekt in diesen Schulen gemacht wurden, vor. Diese Ergebnisse können ergänzend herangezogen werden.

1. ***Die Hälfte aller Scheidungskinder hat keinen leiblichen Vater auf ihrem Bild dargestellt***. Die Kinder scheinen ihr kognitives Familienschema den Realitäten angepasst zu haben. Sie könnten einerseits einen tatsächlichen Verlust

der Beziehung zum Vater wiedergeben, d.h. sie hätten keinen Kontakt mehr zum Vater, andererseits könnte trotz bestehenden Kontaktes der familiäre Charakter für das Kind nicht mehr erkennbar sein. Falls das Kind noch immer den Konflikt der Eltern miterlebt, dann könnte es auch aus Loyalitätsgründen auf die Darstellung des Vaters verzichten. Andere Familienangehörige werden von den Scheidungskindern auffällig häufig mit auf das Bild gebracht. Es ist zu vermuten, dass diese Verwandten ein Stützsystem sind oder aber einfach der Wunsch, eine große Familie vorzuzeigen (denn der Vater fehlt), diese Darstellung beeinflusste. Wir hätten es in diesem Falle mit einer Art Bewältigung der Problematik, keine "richtige Familie" zu sein, zu tun.

2. ***Scheidungskinder ordnen die Figuren vorzugsweise in Gruppen an***. Wenn wir Scheidung als kritisches Lebensereignis und ökologischen Übergang in eine neu zu bewältigende Lebenssituation verstehen, dann sind Scheidungskinder gezwungenermaßen vor die Aufgabe gestellt, ihre Welt zu hinterfragen, sich neue Lebensbereiche und -formen zu erschließen, Personen und die Beziehung zu ihnen differenziert zu betrachten. Die Aufgabe, ihre Familie darzustellen, kann u.U. einen Konflikt auslösen. Sollen sie die Personen, denen sie emotional sehr nahe stehen, oder jene, mit denen sie in einem Haushalt leben, als zur Familie gehörend auswählen? Die Lösung dieses Konfliktes verlangt eine stärkere Auseinandersetzung mit familiären Beziehungsstrukturen. Scheidungskinder werden sich häufiger an Kriterien wie Nähe und Distanz orientieren als Nichtscheidungskinder. Es kann angenommen werden, dass die Gruppenanordnung der Familienmitglieder Ausdruck für eine gelungene Neudefinition und Ausdifferenzierung ihres Familienschemas ist. Das wiederum lässt die Schlussfolgerung zu, dass die erworbene Kompetenz zur differenzierten Wahrnehmung sozialer Beziehungen eine angemessene Bewältigung ermöglicht. Diese Kompetenz kann während des Trennungsprozesses erworben worden sein oder sich auch schon vorher wegen unterschiedlichster Konflikte in der Familie (der Entscheidung zur Trennung gehen oft einige konfliktreiche Jahre voraus), bei denen Kinder immer involviert sind, entwickelt haben.

3. ***Mehr als die Hälfte aller Scheidungskinder stellen ihre Familie nicht als Kernfamilie dar,*** in den meisten Fällen fehlt der Vater und es wird eine Mutter-Kind-Dyade abgebildet. Das kann auf die real existierenden Gegebenheiten zurückgeführt werden, denn die meisten Scheidungskinder leben im Haushalt der Mutter. Da der Vater nicht mehr oder nur in besonderen Situationen präsent ist, gehen emotionale Bindungen verloren. Es ist außerdem möglich, dass sie auch vor der Trennung schwach waren.

Sechs Kinder haben Großfamilien dargestellt. Auf vier dieser Bilder werden zusätzlich zu den leiblichen Eltern noch andere Personen dem Kind zugeordnet. Diese Kinder bringen ihren starken Wunsch zum Ausdruck, sie haben die

Hoffnung vielleicht auch noch nicht aufgegeben, dass der Vater wieder in die große Familiengemeinschaft zurückkehrt. Die verbleibenden zwei Kinder haben die Großeltern anstelle des Vaters substituiert. Eine Substituierung liegt möglicherweise auch bei den dargestellten Kernfamilien, in denen der Stiefvater mit Mutter und Kind abgebildet ist, vor. Nur 11 Kinder haben den Stiefvater integriert. Das stützt die Annahme, dass es den Kindern sehr schwer fällt, den Stiefvater als väterliche Bezugsperson zu akzeptieren.
4. ***In direkter Nähe zu dem Kind wurden die Mutter (ca. 50%), der Vater (ca. 30%) und Geschwister (ca. 80%) dargestellt.*** Bei dieser Dimension besteht keine Differenz zwischen Scheidungs- und Nichtscheidungskinder. Die Bindungsrepräsentationen scheinen durch eine Scheidung weniger beeinflusst zu werden, als angenommen wird. Sie verändern sich nicht, was sicherlich auch auf die frühe Konstituierung von emotionalen Bindungen zu den Eltern zurückzuführen ist. Außerdem scheint das ein besonderer Schutzfaktor für die Kinder zu sein. Gleiches gilt für das geschwisterliche Subsystem, das trotz der oft beklagten Geschwisterrivalität gerade bei Scheidung Schutz bedeutet.
5. **Scheidungskinder sind in ihrem Selbstwertgefühl beeinträchtigt**. Darauf weisen die Ergebnisse, die mit dem Befindlichkeitsprofil bzw. dem Bilderwahlverfahren (vgl. Kapitel 4) erhoben wurden, hin. Die Beantwortung der Fragen "Wie fühlst du dich meistens?" und "Bist du gern / manchmal gern / nicht gern in deiner Familie?" (vgl. Tabelle 5.22 und Tabelle 5.23) zeigt bei einigen Aussagen signifikante Unterschiede zu den Nichtscheidungskindern. Nur Scheidungskinder sagen von sich, dass sie meistens "sauer", "traurig" oder "wütend" sind. Fast alle Kinder - nur ein Scheidungskind nicht - sind "gern" oder "manchmal gern" in ihrer Familie, letzteres sagen häufiger die Scheidungskinder.

Für die Erhaltung und Förderung eines positiven Selbstwertgefühls ist die Familie die wichtigste Instanz. Kinder entwickeln ein Familien-Selbstbild, dessen Stabilität für ihren Selbstwert besonders bedeutsam ist. Deshalb wehren sie sich häufig gegen eine Veränderung dieses Familienbildes, was ein Teil der Familiendarstellungen deutlich gezeigt hat. Wie oben gesagt, wählte die Hälfte der Scheidungskinder, die eine Kernfamilie dargestellt hat, die vor der Scheidung existierende Konstellation. Die andere Hälfte entschied sich jedoch für die Darstellung der Realität. Es ist also davon auszugehen, dass die Auswirkungen von Trennung, Scheidung und Wiederverheiratung, womit gegenwärtig mindestens ein Drittel aller mit Kindern zusammenlebenden Familien (verheiratet oder unverheiratet) konfrontiert wird, sehr unterschiedlich sind. Einigen Familien scheint der Umgang mit der Veränderung der Lebensbedingungen relativ gut zu gelingen. Immerhin sagen auch ca. 80% der Scheidungskinder, dass sie meistens froh und 57%, dass sie gern in ihrer Familie sind. Trotzdem darf nicht übersehen werden, dass die Familien Unterstützung brauchen und dass die Kinder sich nur dann ohne Selbstwertverlust weiterentwickeln können,

- wenn der Konflikt, den alle Beteiligten erleben, nicht verleugnet wird,
- wenn die Probleme aufgearbeitet werden können,
- wenn die Kinder Ansprechpartner haben, sie mit ihren Sorgen um den "verlorenen" Elternteil, mit ihrer Angst vor dem neuen "Vater" oder der neuen "Mutter" nicht allein gelassen werden,
- wenn das Gefühl des Abgelehntseins (mich mag keiner mehr), des Ausgegrenztwerdens (keiner spielt mit mir), des Andersseins (wir sind keine richtige Familie) nicht entsteht oder korrigiert werden kann.

Tab. 5.22: Antworten auf die Frage: Wie fühlst du dich meistens?

Wie fühlst du dich meistens?	**Nichtscheidung (n=84) % (Anzahl)**	**Scheidung (n=28) % (Anzahl)**	**Signifikanz α**
froh	90,5 (76)	78,6 (22)	0,099
traurig	0,0 (0)	3,6 (1)	0,082
müde	9,5 (8)	7,1 (2)	0,702
sauer	0,0 (0)	7,1 (2)	0,013*
wütend	0,0 (/0)	3,6 (1)	0,082
Gesamtvergleich			0,014*

Tab. 5.23: Antworten auf die Frage "Bist du gern, manchmal gern oder nicht gern in deiner Familie?"

Bist du gern in deiner Familie?	**Nichtscheidung (n=84) % (Anzahl)**	**Scheidung (n=28) % (Anzahl)**	**Signifikanz α**
gern	78,6 (88)	57,1 (16)	0,027*
manchmal gern	19,0 (16)	39,3 (11)	0,030*
nicht gern	2,4 (2)	3,6 (1)	0,735
Gesamtvergleich			0,082

Abschließende Bemerkung

Wird Trennung und Scheidung als ein Risikofaktor für die gesunde Entwicklung des Kindes betrachtet, worauf die meisten Untersuchungen, die es dazu gibt, hindeuten, dann ist die Frage nach den Gesundheitsfaktoren auch aus dieser Sicht zu stellen. Den Faktor "Scheidung" können wir aus der Realität der modernen Familien und ihrer Entwicklung nicht mehr verbannen. Trennung,

Scheidung, Wiederverheiratung, Ein-Eltern-Familien, Stieffamilien - darauf muss sich die Gesellschaft, müssen sich die davon betroffenen Institutionen (Bildungseinrichtungen, Gesundheitswesen, Freizeitangebote u.a.) einstellen.
Werden die neuen Familienformen akzeptiert und in die Gesellschaft als "normal" integriert, dann müssen Alleinerziehende nicht mehr zum Sozialfall werden, dann muss die Stieffamilie nicht mehr in Armut geraten, weil sie nun "kinderreich" geworden ist.
Neben dieser eher ökologischen Seite der Problematik halten wir die Stärkung und Förderung der Familienmitglieder für notwendig. Das kann zum Beispiel durch die Entwicklung und Förderung der Kommunikationsfähigkeiten der Familien geschehen. Eltern bleiben auch nach der Trennung die wichtigsten Bezugspersonen. Wird die Beziehung zu einem Elternteil völlig abgebrochen und auch den Kindern der Kontakt verboten, dann ist das mit erheblichen und nur allmählich sich beruhigenden inneren Konflikten der Kinder - sicherlich in Abhängigkeit vom Alter der Kinder auch unterschiedlich starken Konflikten - verbunden. Eltern sollten wissen und lernen, wie sie das Selbstwertgefühl ihres Kindes erhalten und stärken können. In dem Projekt "Ich bin Ich - Gesundheit fördern durch Selbstwertstärkung" werden parallel zu den "Gesundheitstagen" für die Kinder Elternseminare für die Eltern angeboten.
Der Austausch über die Kommunikation in der Familie, über andere Möglichkeiten und neue Wege der Konfliktlösung, vor allem auch das Entdecken eigener Ressourcen, um mehr für die Stärkung des Selbstwertgefühls des Kindes tun zu können, fand viel Resonanz bei den Eltern. Es konnten - wie immer bei solchen Angeboten - nicht alle Eltern erreicht werden. Vielleicht sind auch gerade diejenigen, die Unterstützung dringend brauchen, nicht gekommen. Das darf nicht entmutigen, sondern muss anspornen, andere Wege zu suchen, um auch die "Vorsichtigen", "Ängstlichen" oder "Resignierten" zu gewinnen.

5.4 Soziale Beziehungen, Freizeitverhalten und Selbstwertgefühl

5.4.1 Soziale Beziehungen in der Kindergruppe und in der Schulklasse

Zu den vielen neuen Anforderungen, die das Kind bei Schuleintritt zu bewältigen hat, gehören auch soziale Aufgaben: es muss sich auf neue Klassenkameraden und eine Lerngruppe einstellen. Damit verbunden sind neue Verhaltensregeln, die das Miteinander in der Schulklasse bestimmen. Das spielerische

Lernen aus dem Kindergarten wird durch schulische Arbeitsformen, in denen es nunmehr auf ein Tätigkeitsergebnis ankommt, abgelöst.
Bereits im Vorschulalter konnten relativ stabile, von Sympathie bestimmte Netze sozialer Beziehungen unter den Kindern gefunden werden. Kinder, die im Kindergarten beliebt waren, zählten auch im ersten Schuljahr zu den beliebten Kindern und umgekehrt gelang es auch den weniger beliebten Kindergartenkindern in der Schule nur schwer, Freunde zu finden (vgl. Strätz & Schmidt 1982).
Da die Einschulung vorwiegend nach Wohnbezirken erfolgt, werden Schulanfänger in den meisten Fällen in der Schule auf Kinder treffen, die sie schon aus dem Kindergarten kennen. Aus ehemaligen Spielpartnern werden Mitschüler und Mitschülerinnen. Unter den neuen Bedingungen in der Schulklasse gelten andere Regeln, jedes Kind muss sich seinen Platz in der Gruppe erobern. Das Kennenlernen und Abtasten in den ersten Schulwochen kann zum Verlust von Freunden oder zum Entstehen von neuen Freundschaften führen. Wenn es tatsächlich so ist, dass negative soziale Erfahrungen aus dem Kindergarten in der Schule noch nachwirken (vgl. Strätz & Schmidt 1982, Petillon 1993), dann ist ein Teil der Kinder von Anfang an benachteiligt. Sie bedürfen unbedingt der Unterstützung durch die Lehrerin, denn sie hat es immerhin in der Hand, die sozialen Kontakte der Kinder zu lenken, durch ihre Rückmeldungen, die meist vor der gesamten Gruppe erfolgen, die sozial schwachen Kinder zu stärken und sie vor Angriffen der anderen zu schützen. Soziales Lernen sollte in jedem Falle - wie wir auch später noch zeigen werden - ein wichtiger Teil des Lernens in der Grundschule sein.
Die Schulklasse ist für die Heranwachsenden eine lange Zeit ihres Lebens ein Entwicklungskontext von höchster Bedeutsamkeit. Schon am Schulanfang werden jedoch die Weichen für die weitere soziale Entwicklung gestellt und gerade an dieser Stelle fehlen Informationen, fehlen Konzepte, um die interindividuellen Unterschiede der Kinder in der Gruppe zum Wohle jedes Kindes nutzen zu können. Der Übergang vom Kindergarten in die Schule ist wenig erforscht und die Schuleingangsuntersuchung kann kaum diagnostische Erkenntnisse über soziale Kompetenzen des Kindes leisten. Außerdem können nicht alle Kinder einen Kindergarten besuchen, so dass Frühförderung auch nicht alle Kinder - und wahrscheinlich gerade nicht die der Förderung Bedürftigen - erreichen kann.
Die hohe Entwicklungsrelevanz der Schulklasse als Gruppe, in der die Interaktionen und Kommunikationen der Kinder untereinander einen besonderen Stellenwert haben, wird durch neuere Untersuchungen zu Gewalt und Mobbing in der Schule unterstrichen (Olweus 1996, Alsaker 2003). Petillon (1993) hat das Sozialleben der Schulanfänger aus der Sicht der Kinder untersucht und

ebenfalls die enorme Auswirkung sozialer Erfahrungen auf die Gefühle der Kinder und ihren Selbstwert festgestellt. Die Gruppe bietet den Kindern nicht nur die *Möglichkeit*, soziale Kompetenzen zu erwerben, sondern macht dies zu einer *Notwendigkeit*. Wenn Kinder dabei aber keine Unterstützung bekommen, wenn sie bei der Konfliktlösung auf schlechte Vorbilder aus der Erwachsenenwelt und dem Fernsehen angewiesen sind, dann entstehen "Kompetenzen", die später eher als sozial unerwünscht bezeichnet werden.
Zu den Möglichkeiten, die die Gruppe bietet, gehören nach Petillon (1993, S. 28f):

- sich mit anderen vergleichen,
- Einfluss und Beliebtheit erwerben,
- Normen mitbestimmen und befolgen,
- Zugehörigkeit erleben,
- Gedanken austauschen und sich selbst darstellen,
- Freundschaft schließen,
- sich vor anderen bewähren,
- Selbsterfahrungen machen,
- Auseinandersetzungen bestehen,
- intensive Bindungen eingehen,
- gemeinsam arbeiten und spielen,
- Andersartigkeit erfahren und akzeptieren,
- sich für Gruppeninteressen einsetzen.

5.4.2 Soziale Beziehungen in der Freizeitgruppe

Neben der Schulklasse haben Kinder in der Regel auch Freizeitgruppen, in der sie auf der Grundlage gemeinsamer Interessen soziale Kontakte aufnehmen und üben können. Während der Grundschulzeit zählt "mit anderen spielen" (vgl. Tabelle 5.27) durchaus noch zu den beliebtesten Beschäftigungen. Auch in der Schule bieten sich vielerlei Möglichkeiten, das Spiel als Lernmethode zu nutzen. Im Bereich des sozialen Lernens können Spiele vielfältig eingesetzt werden und dem Kind den Übergang vom Spielen zum Lernen bzw. Arbeiten erleichtern, die Freude am Lernen erhalten und durch Selbst-Tun effektiver Lernziele umsetzen helfen. Das soll im Folgenden mit einigen Erläuterungen zum Spiel begründet werden.
Oerter (2002) hebt drei deskriptive Merkmale des kindlichen Spiels hervor. Zunächst sei das kindliche Spiel *Selbstzweck* (Handlung um der Handlung willen). Das Kind geht in der Tätigkeit auf (vgl. Rheinberg 1989). Dieses Absorbiertsein in der Handlung gilt als wesentliches Charakteristikum des *Flow-*

Erlebens (Csikszentmihalyi 1985). Zum Flow gehören ferner: Das Kind fühlt sich optimal beansprucht, die Abfolge der Tätigkeiten wird nicht unterbrochen (die Handlungen gehen ineinander über), die hohe Konzentration wird als nicht angestrengt empfunden, und das Zeiterleben wird nahezu ausgeschaltet. Darüber hinaus sei mit dem kindlichen Spiel ein *Wechsel des Realitätsbezuges* verbunden. Das Kind trete in eine andere Wirklichkeit ein, in der Gegenständen, Handlungen und Personen eine andere, eine neue Bedeutung zugeschrieben wird. Im Kontakt mit Gleichaltrigen werde der Handlungsrahmen des Spiels ausgehandelt und sozial geteilt. Schließlich beinhalte das kindliche Spiel *Wiederholung und Ritual.* Spielhandlungen haben einen stark festgelegten „Plan" und heben sich dadurch von anderen Handlungen besonders ab.
Im Spiel werden lebenswichtige Funktionen eingeübt, insofern ist es entwicklungsfördernd. Bei bestimmten Spielformen kann beobachtet werden, dass Kinder eine Aktivierungsphase durchlaufen, die in einem Höhepunkt kulminiert und anschließend in eine Phase des Erregungsabbaus übergeht. Es kann angenommen werden, dass ein mehrmaliges Durchlaufen dieser Spannungs-Entspannungskreisläufe vom Kind als lustvoll empfunden wird (Heckhausen 1963/64). Bei anderen Spielen wiederum findet ein intensiver Austausch mit der Umwelt statt, beispielsweise mit Wasser, Sand, Knetmasse. Das Kind bearbeitet diese Gegenstände mit den Händen und eignet sich auf diese Weise die physikalische Umwelt an. Spiele können auch Bewältigungsfunktion haben, zum Beispiel wenn Kinder spezifische Probleme im Rollenspiel verarbeiten und so den Umgang mit unangenehmen Erfahrungen üben.
Oerter (1999) führt die letztgenannte Spielfunktion weiter aus und unterscheidet Entwicklungs- und Beziehungsthematiken in der spielerischen Bearbeitung von Problemen. Unter den *Entwicklungsthematiken* stehe das Ausüben von Macht und Kontrolle an vorderster Stelle (Ausleben von Allmachtsphantasien). Eine besonders wichtige Entwicklungsthematik sei der Wunsch nach Individuation (Herausbildung eines Selbst/einer Identität). Bezogen auf die verschiedenen Entwicklungsaufgaben von der frühen Kindheit bis zum Schulalter geht es im kindlichen Spiel (auch) um Versuche der Selbstwertstabilisierung oder -erhöhung. Die *Beziehungsthematiken* im kindlichen Spiel beinhalten die Auseinandersetzung mit zwischenpersönlichen Erfahrungen (Eltern, Geschwister, Gleichaltrige) und sind selbstwertrelevant.
Mit dem Beginn der Vorschulzeit und insbesondere mit Eintritt in die Schule werden *Gleichaltrige* - neben dem Elternhaus - immer wichtiger für die Entwicklung der *sozialen Kompetenz* oder *Lebensfertigkeiten.* Da Beziehungen zu Gleichaltrigen stärker symmetrisch angelegt sind, müssen Kinder ihre Interessen untereinander aushandeln. Das bedeutet, dass das Kind lernt, sich anderen gegenüber zu behaupten, eigene Interessen angemessen durchzusetzen und

die Interessen anderer gebührend zu berücksichtigen. Kinder lernen, Ärger zu bewältigen und spielerisch Problemsituationen zu bearbeiten, sie entwickeln *Konfliktfähigkeit.* Sie lernen vor allen Dingen, dass soziale Beziehungen unter Gleichaltrigen dann am besten funktionieren, wenn sich ein Ausgleich zwischen Geben und Nehmen einstellt. Trifft dies nicht zu, werden Kontakte häufig abgebrochen (Laursen, Hartup & Koplas 1996). Problematisch wird es, wenn ein Kind bereits in der Vorschulzeit kontinuierliche Erfahrungen der *sozialen Isolierung* gemacht hat. Es wird dann Schwierigkeiten haben, positive soziale Kontakte in der Schule und in seiner Spielgruppe herzustellen.
Hartup, French, Laursen, Johnston und Ogawa (1993) stellen die Bedeutung von Kinderfreundschaften für die Entwicklung heraus (vgl. Hartup 1996, Hartup & Stevens 1997). In sozialen Situationen geben Freundschaften Sicherheit: Wird ein Kind von einem Freund in eine für ihn neue Spielgruppe eingeführt, wird es schneller von den anderen Spielkameraden akzeptiert, und Freunden fällt es leichter, gemeinsam in neue Spielgruppen zu gehen (z.B. in einen Sportverein o.Ä.). In einer Freundschaftsbeziehung tauschen Kinder sehr persönliche Dinge aus. Youniss (1982) spricht von *symmetrischer Reziprozität,* da gerade Freundschaft eine gegenseitige Beeinflussung voraussetzt. Über diesen gegenseitigen Austausch lernen Kinder den anderen besser kennen und bekommen eine Rückmeldung über das eigene Selbst (looking-glass-self nach Cooley). Auf diesem Wege lernen Kinder, enge Beziehungen einzugehen und diese auch zu pflegen. Die Grundlage für Freundschaften sind in der Regel gemeinsame Interessen sowie Ähnlichkeiten in den Einstellungen und Vorlieben. Insofern sind Freundschaften auch immer „Freudschaften", d.h. dass Freunde zusammen viel Spaß miteinander erleben und ihre Freuden teilen. Das soll nun nicht heißen, dass in Freundschaften keine Konflikte auftreten; Auseinandersetzungen sind vielmehr fester Bestandteil menschlicher Beziehungen.

> „Auch in einer engen Beziehung, die wie Freundschaft auf starker wechselseitiger Zuneigung beruht, entstehen Missverständnisse und Meinungsverschiedenheiten, die zu Auseinandersetzungen und Streit führen können. *Konflikte sind verständlicherweise kein Charakteristikum, aber ein Bestandteil von Freundschaft.* Dass es keine Freundschaft ohne Konflikte gibt, ist anscheinend auch kleinen Kindern bewusst, denn bereits die früheste Stufe des Freundschaftsverständnisses enthält Vorstellungen darüber, wodurch Konflikte entstehen und auf welche Weise sie gelöst werden." *(Wagner 1994, S. 122)*

Mit zunehmendem Alter werden die Sozialkontakte zu Gleichaltrigen häufiger und differenzierter. Das Kind muss lernen, sich in verschiedenen Spielgruppen in der Freizeit oder in verschiedenen Gruppierungen des Klassenverbandes in der Grundschule zurechtzufinden. Das verlangt, die egozentristischen Sichtweisen aus der frühen Kindheit durch empathische Haltungen und Perspektivwechsel (sich in andere hineinversetzen) zu ersetzen. Das Kind stellt fest, dass andere Kinder andere Meinungen haben und sich nicht (immer) von der eigenen Meinung überzeugen lassen, dass es o.k. ist, wenn der/die andere anders denkt, fühlt und handelt. Das Kind begreift auf diese Weise, dass es nicht unbedingt von allen Kindern gemocht wird.

5.4.3 Soziale Beziehungen und Selbstwert

Soziale Rückmeldungen sind - wie in diesem Buch an verschiedenen Stellen bereits ausgeführt - eine der wesentlichsten Quellen für die Entwicklung und Veränderung des Selbstwertgefühls. Sobald das Kind mit anderen Kindern in Kontakt tritt, wird die Beliebtheit in der Kindergruppe zum bedeutsamen Faktor für den Selbstwert. Alsaker (2003, S. 147) betont vor allem den öffentlichen Charakter, den die Beziehungen mit Kindern im Kindergarten und in der Schule haben. Diese Öffentlichkeit macht Ausgrenzung zu einer Demütigung von besonderer Tragweite, da es sich unter den Augen der anderen Kinder abspielt und dem Kind signalisiert wird, dass es weniger wert ist als andere.
Petillon (1993) fand heraus, dass in den Geschichten der Kinder des ersten und zweiten Schuljahres über traurige Ereignisse jene Fälle, die den Umgang mit Mitschülern und Mitschülerinnen betreffen, überwiegen. Trauer empfinden sie vor allem bei körperlichen Aggressionen und dem Ausgegrenztwerden. Auch wenn - wie oben ausgeführt - Konflikte ein fester Bestandteil von Freundschaften sind, ist der Schmerz besonders groß, wenn der Freund bzw. die Freundin an den Angriffen beteiligt ist. Das Erleben von Ohnmacht, das Gefühl, die ausgesuchte Person zu sein, auf die sich aggressive Handlungen konzentrieren, und dass es eigentlich keinen Grund für diese willkürlichen Handlungen gibt - all das wird in den Erzählungen der Kinder als traurig dargestellt. Zur Veranschaulichung hier drei Beispiele (vgl. Petillon 1992, S. 58ff):

"Niemand will mit mir spielen. Ich war schon bei der Eva. Und dann bei der Heike. Und ich kann ja auch gut und schön spielen. Aber niemand will mich."

"Die gehen immer auf mich. Immer auf denselben. Das hört gar nicht mehr auf."

"Weil es gerade der Frank war, der mich so fest getreten hat."

Auch bei den Geschichten über Ereignisse, die Angst erzeugt haben, berichten die Kinder vor allem über Aggressionen, Drohungen, Ausgrenzung und Auslachen. Erschreckend sind die Schilderungen der Jungen, in denen es bei weitem nicht nur um jungenhafte Rangeleien geht, sondern um ernsthafte Gewaltakte, die meist außerhalb des Blickfeldes von Lehrern/innen in der Schule stattfinden. Die Kinder stehen dabei große Ängste aus und es muss wohl kaum betont werden, welch verheerende Auswirkung dies auf das Selbstwertgefühl haben kann. Zu betonen ist hierbei, dass die Situation dann besonders prekär wird, wenn andere Stützsysteme (Familie, Freunde im Freizeitbereich) nichts zur Selbstwerterhaltung beitragen können, weil sie nicht vorhanden sind bzw. nicht funktionieren.

In der Langzeitstudie von Olweus (1996) wurde auch der Frage nachgegangen, welche Veränderungen des Selbstwertes durch Mobbing unter den Bedingungen eines Präventions- und Interventionsprojektes zu verzeichnen sind. Abgesehen davon, dass es natürlich trotzdem Mobbing gab und dass die Auswirkungen auf den Selbstwert eindeutig nachgewiesen werden konnten, ist ein Ergebnis besonders bemerkenswert: Noch als Erwachsene hatten ehemalige Mobbing-Opfer einen geringen Selbstwert, obwohl sie schon seit Jahren kein Mobbing mehr erlebt hatten. Es konnte außerdem nachgewiesen werden, dass Kinder mit einem geringen Selbstwert eher Mobbing-Opfer werden, da sie ihre Hilflosigkeit signalisieren und in gewisser Weise die anderen zu aggressiven Handlungen ermutigen. Alsaker (2003) betont, dass das Gefühl von Wertlosigkeit zu einer ausgeprägten Identitätskrise bis hin zum grundsätzlichen Zweifel am Sinn des Lebens führen kann. Der Teufelskreis (s. Abbildung 5.26) ist schwer zu durchbrechen, weil die Wahrnehmung der Kinder nicht mehr der Realität entspricht und sie dementsprechend auch unangemessen reagieren. Die von der Öffentlichkeit mit Entsetzen aufgenommenen Berichte von dem Geschehen an einer Schule in Niedersachsen, wo eine Gruppe von Schülern seit Jahren "Geburtstagsgeschenke" in Form von Schlägen austeilte, sind ein Beispiel für das Ausmaß, das Mobbing annehmen kann. Das dort Geschehene verdeutlicht auch das unangemessene Reagieren der "Opfer". Sie finden sich mit ihrer Rolle ab, holen sich ihr "Geschenk" ab, schweigen und suchen auch keine Unterstützung außerhalb der Schule (Eltern und Lehrer wissen nicht oder wollen nicht wissen, welches Ausmaß Mobbing an der Schule angenommen hat).

Interventionen sollten deshalb die Stärkung bzw. Wiederherstellung des Selbstwertgefühls als dringlichste Aufgabe betrachten, im o.g. Falle bedürfen die Opfer und Täter dringend einer Therapie. Sinnvoller wäre natürlich der präventive Ansatz, d.h. Kinder stark machen und gleichzeitig gegenseitige Akzeptanz üben.

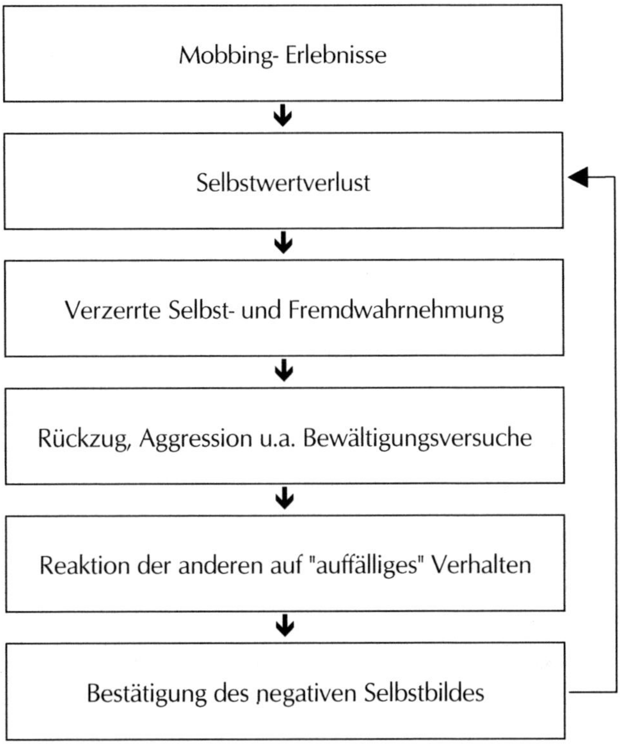

Abb. 5.26: Teufelskreis Mobbing - Selbstwertverlust

Ein Beispiel aus unserer Längsschnittuntersuchung (Krause 1985) soll die Bedeutung des Gesagten unterstreichen. Der Junge K., dessen Selbstbeschreibung wir hier wiedergeben, war bereits im Grundschulalter Außenseiter in seiner Klasse. In einem jährlich wiederholten Partnerwahlversuch ("Wer soll die Hausaufgaben bringen, wenn du krank zu Hause bleiben musst?" und "Wer soll bei einem Klassenausflug mit dir im Vier-Mann-Zelt wohnen?") gehörte K. nicht zu den nicht gewählten Schülern.[20] Er selbst reflektierte erst im sechsten Schuljahr über seine Position in der Schülergruppe.

[20] Diese Untersuchung in insgesamt 10 Schulklassen zeigte, dass es in jeder Klasse Außenseiter gab. 10% der Kinder gehörten zur Gruppe der Außenseiter, 39% dieser Kinder reflektierten über ihre Rolle.

Wie ich bin

Meine Lieblingsfächer sind: Zeichnen, Musik (Singen), Physik (die Experimente). In der Schule (beim Lernen) bin ich bei den mittelmäßigen Schülern einzuschätzen. Wenn ich irgendetwas sage, kann mich keiner so recht verstehen. Ich kann mir nicht vorstellen, woran das nur liegen könnte. Ich schätze mich im Leben relativ schlecht ein. Überall werde ich ausgelacht, verkloppt, gehänselt, geärgert! Wohin würde denn das bloß alles führen? Und was ist denn das überhaupt für ein Leben? Jedenfalls kein schönes mehr. Spielen und Lachen bringt ja auch nur zum Unglück. Mich kann einfach niemand hier verstehen. Ich komme in die Arbeitsgemeinschaft Schach. Ich interessiere mich dafür. Wenn ich einmal größer bin, möchte ich mich weiter ausbilden, bis zum Taxifahrer.

Auch in den folgenden Jahren gelang es K. nicht, seinen Platz in der Schülergruppe zu verbessern. Er fand jedoch eine Bewältigungsstrategie, wie ein Auszug aus seiner Selbstbeschreibung im achten Schuljahr zeigt:

Wie ich bin

... Ich verstehe mich nicht mit meinen Mitschülern. Ich will ja sowieso keinen. Ich habe gemerkt, dass ich auch einigermaßen allein zurechtkomme. Und außerdem, wenn man dann einen Freund hat, ist es nicht richtig, denn immer werden sie dann frech zu mir und werden sogar zu meinen Hauptfeinden ...

Noch deutlicher kommt dieser von ihm gefundene "Ausweg" ein Jahr später zum Ausdruck:

Wie ich bin

Ich bin nicht so ein Mensch wie meine Klasse, nämlich mit Ausdrucken herumschmeißen. Diese Jugendsprache kann ich überhaupt nicht verstehen. Ich hasse sie. Ich hab schon, wo ich in der 2. Klasse war, Jugendliche gehasst, weil sie nur Gauner sind. Treiben sich immer herum. Sie haben vor Langeweile nichts zu tun. So kommt es also dazu, dass sie saufen, bis sie nicht mehr können, und rauchen um anzugeben. Dieses Rauchen wird dann auch noch zur Sucht. Sie sehen erst dann ein, dass das Rauchen für sie schädlich ist, wenn sie 30 - 40 Jahre alt sind. Solche Menschen bezeichne ich immer als Gauner. Mit der Entwicklung werden alle Menschen so, besser gesagt fast alle. Es gibt nur wenige Ausnahmen. Das liegt am Charakter vieler Menschen. Die, die sich nur herumtreiben und saufen bzw. rauchen, wie es ja sehr viele in unserer Klasse sind, glaube ich, sind Menschen mit einem sehr schlechten Charakter. Und die Ausnahmen, die es da gibt, die sich also nicht herumtreiben, Nichtraucher und Nichttrinker sind, das sind gute Menschen mit gutem Charakter, das sind z.B. ich und mein Freund ...

Und so geht es weiter, über zwei Seiten schildert er, warum er mit solchen "Gaunern" nicht auskommen kann und will. Nachdem er seine Außenseiterrolle erkannt hatte, begann er sie bewusst einzunehmen und sich die Begründungen dafür zu suchen. Der Versuch, sein Selbstwertgefühl zu erhalten, wird in seinen Worten sehr deutlich. Die Schulzeit dieses Jungen war geprägt von Angriffen und Erniedrigungen durch die anderen Kinder, niemand hörte die Hilfeschreie und niemand sah die Alarmsignale.
Für uns waren die Ergebnisse dieser Längsschnittuntersuchung u.a. der Anlass, das Gesundheitsförderprogramm, in dessen Mittelpunkt die Erhaltung und Stärkung des Selbstwertgefühls der Kinder steht, zu erarbeiten und zu erproben.
Im Gesundheitsförderprojekt haben wir anstelle der freien Selbstbeschreibung den **Satzergänzungstest** als Evaluationsmethode eingesetzt. Wir konnten auch damit den Gefühlen und Gedanken der Kinder relativ nahe kommen und das Selbstwertgefühl der Kinder erfassen. Der Satz "Die anderen Kinder ..." provoziert Ergänzungen, die die sozialen Beziehungen in der Schule und in der Freizeitgruppe widerspiegeln. Die Aussagen der Kinder zu diesem Satz sind völlig frei und provozieren nicht unbedingt Aussagen zu Mobbing. Es ist jedoch anzunehmen, dass Kinder, die Opfer von aggressiven Handlungen sind, so starken Leidensdruck haben, dass sie es erwähnen werden.
Die Aussagen konnten in die folgenden Kategorien und Unterkategorien klassifiziert werden:

Kategorie 1: Aussagen über eine positive Beziehung des Kindes zu den anderen Kindern

- 1a Kind fühlt sich integriert, z.B. "spielen mit mir", "sind lieb zu mir"
- 1b Wunsch nach Integration, z.B. "sollen mit mir spielen"
- 1c differenzierte Integrationsvorstellungen, z.B. "spielen manchmal mit mir"
- 1d Sympathiebekundung, z.B. "mag ich"

Kategorie 2: Aussagen über Ablehnung/Ausgrenzung
- 2a physische Ausgrenzung, z.B. "kneifen mich"
- 2b Ärgern/Gewalt, z.B. "beschimpfen mich"
- 2c Ablehnung/Ausgrenzung, z.B. "lassen mich nicht mitspielen"
- 2d Antipathie, z.B. "manchmal mag ich sie nicht"

Kategorie 3: Beschreibung von Tätigkeiten und Eigenschaften der anderen Kinder
- 3a Beschreibung von Tätigkeiten
- 3b Beschreibung von positiven Eigenschaften
- 3c Beschreibung von negativen Eigenschaften
- 3d Beschreibung von neutralen Eigenschaften

Kategorie 4: Vergleich mit anderen Kindern
Kategorie 5: Sonstiges
Kategorie 6: Keine Antwort

Die Verteilung der Antworten auf die Kategorien (vgl. Tabelle 5.24) zeigt, dass die meisten Kinder über gute Beziehungen zu den anderen Kindern sprechen und dass diese positiven Beziehungsäußerungen mit den Schuljahren zunehmen.
Während sich im ersten Schuljahr ca. 13 % der Kinder abgelehnt bzw. ausgegrenzt fühlen, sind es im dritten und vierten Schuljahr nur noch 5%. Das sind im Vergleich zu den von Alsaker (2003) berichteten Fällen von Mobbing-Opfern weniger Kinder. Da es sich jedoch in unserer Untersuchung um Kinder handelt, die in ein intensives Gesundheitsförderprogramm involviert waren, ist die Abnahme der negativen Beziehungserlebnisse ein erfreuliches Ergebnis und kann auch als Erfolg der pädagogischen Bemühungen gesehen werden.

Tab. 5.24: Aussagen der Kinder zur Ergänzung des Satzes "Die anderen Kinder" (n=158)

Aussagen in der Kategorie	1995	1996	1997	1998	1999
Positive Beziehung	48	66	64	67	74
Negative Beziehung	21	12	10	8	8
Aussagen über Tätigkeiten und Eigenschaften der anderen Kinder	48	64	68	68	65
Vergleiche	0	1	3	2	2
Sonstiges bzw. keine Antwort	39	15	13	13	9

Die Satzanfänge "Ich ärgere mich..." und "Ich bin traurig ...." werden ähnlich wie die Geschichten in der o.g. Untersuchung von Petillon (1992) meist mit Erlebnissen aus den sozialen Interaktionen gefüllt.

Ich ärgere mich ...	wenn die Kinder mich nicht mitspielen lassen. wenn mich einer ärgert. wenn mich jemand schubst. wenn mich jemand haut.
Ich bin traurig ...	weil sie mich ärgern. wenn ich nicht mitspielen darf. Wenn mir jemand was wegnimmt.

Das **Befindlichkeitsprofil**, das wir in unserem Gesundheitsprojekt als Evaluationsmethode nutzten, enthält auch Fragen nach den sozialen Aktivitäten in der Schule und zu Hause ("Mit wie vielen Kindern spielst du in der Schule?" bzw. "... zu Hause?"). Die Kinder konnten auf einer dreistufigen Skala angeben, ob sie mit „vielen“ (kodiert als 1), mit „wenigen“ (2) oder „allein“ (3) spielen. Die Kinder sollten ferner die Dauer ihrer Aktivität im Freien ("Wie lange bist du jeden Tag draußen?" auf einer dreistufigen Skala von "1" = wenig [0 bis 1 h], "2" = lange [1 bis 2 h] bis "3" = sehr lange [mehr als 2 h]) angeben sowie ihren Fernsehkonsum einschätzen ("Wie viele Fernsehsendungen siehst du täglich?" - "1" = eins bis zwei , "2" = drei bis vier, und "3" = mehr als vier Sendungen).
Schließlich wurden auch konkrete Aktivitäten direkt nach der Schule erfragt ("Was machst du nach der Schule?"). Die Kinder sollten sich für 12 vorgegebene Aktivitäten entscheiden, ob sie sie ausführen oder nicht. Die berechneten prozentualen Häufigkeiten geben Aufschluss über die Relevanz der Aktivitäten in der Stichprobe.
Im Folgenden werden diese Fragestellungen hinsichtlich Geschlechtsunterschiede und regionaler Unterschiede sowie zeitlicher Veränderungen untersucht.

5.4.3.1 Soziale Aktivität in der Schule

In der Abbildung 5.27 sind statistisch bedeutsame Veränderungen über die Zeit (Schuljahre 1 bis 3) und Unterschiede zwischen Mädchen und Jungen (über alle drei Schuljahre zusammengefasst) dargestellt. Kinder im ersten Schuljahr haben in der Schule weniger Interaktionspartner auf dem Schulhof als in den darauffolgenden Schuljahren, und Jungen sind in der Schule sozial aktiver als Mädchen.

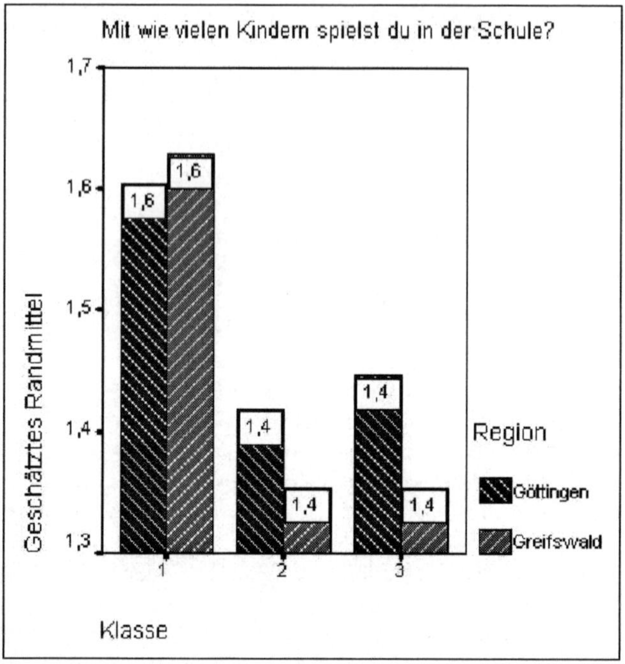

Abbildung 5.27
Innersubjekteffekt: *$F(2, 572) = 20.26$, $p < .0001$*
Anmerkung. *$n = 290$. Die dreistufige Skala hatte folgende Ausprägungen: 1 = mit vielen, 2 = mit wenigen, 3 = allein.*

Die soziale Isolation in der Schule ist insgesamt gering. Der prozentuale Anteil von Kindern, die angeben, in der Schule „allein" zu spielen, beträgt in drei Schuljahren jeweils 7%, 2,4% und 2,4%.

5.4.3.2 Aktivitäten nach der Schule

In der Tabelle 5.25 sind die 12 Aktivitäten und ihre Nennhäufigkeit zu den drei Messzeitpunkten aufgeführt. Es wurden zeitliche Veränderungen für jede Aktivität geprüft. Es zeigen sich bei acht von zwölf Aktivitäten signifikante Effekte (67%). Das bedeutet, dass Kinder in ihren Beschäftigungen direkt nach der Schule (genauer: nachdem sie die Schularbeiten erledigt haben) nicht vollständig festgelegt sind. Die zeitlichen Veränderungen zeigen seltener einen

Tab. 5.25: Aktivitäten nach der Schule im zeitlichen Verlauf: Prozentuale Häufigkeiten

Aktivitäten	Klasse 1	Klasse 2	Klasse 3	Q statistic	p <
1 lese Bücher und Comics	25,8%	34,1%	40,5%	17,50	.001
2 sehe fern	53,2%	41,5%	47,8%	11,51	.005
3 spiele	71,2%	72,6%	65,9%	3,80	ns
4 zeichne und schneide Papier aus	40,5%	43,5%	27,1%	22,93	.001
5 nehme an etwas teil	30,4%	44,1%	38,3%	14,83	.002
6 helfe zu Hause mit	52,5%	56,9%	47,8%	5,42	.07
7 mache Schularbeiten	91,6%	93,0%	91,3%	< 1	ns
8 besuche Familie und Verwandte	32,8%	37,1%	18,7%	31,58	.001
9 bin allein zu Hause	26,1%	27,1%	24,7%	< 1	ns
10 spiele ein Musikinstrument	19,1%	34,1%	25,8%	26,52	.001
11 höre Radio oder Tonband	54,5%	59,9%	55,9%	2,20	ns
12 werde betreut	34,4%	28,4%	22,8%	10,51	.006

Anmerkung: n = 299. Q statistic = Cochrans Q.

monoton fallenden (z.B. „lese Bücher und Comics“) oder monoton steigenden, sondern häufiger einen „kurvigen“ Verlauf (z.B. „sehe fern“, „spiele ein Musikinstrument“). Anforderungen an das Schulkind („mache Schularbeiten“) und Aktivitäten zur Entspannung („spiele“, „höre Radio oder Tonband“) werden sehr häufig genannt und bleiben über die Zeit hinweg konstant. Die Betreuungssituation („werde betreut“) bleibt ebenfalls unverändert.
In der Tabelle 5.26 findet sich eine Aufstellung über die Rangfolge der Aktivitäten in den ersten drei Schuljahren. Es zeigt sich, dass die ersten fünf Aktivitäten - Schularbeiten machen, spielen, Radio/Tonband hören, zu Hause mithelfen und (außer in der Klasse 2) fernsehen - über die drei Zeitpunkte hinweg konstant sind. Obwohl eine Entspannungsphase nach der Schule notwendig und gesünder wäre, ziehen es die meisten Kinder vor, unmittelbar nach Schulschluss die Hausaufgaben zu erledigen und erst dann auf "Freizeit" umzuschalten.

5.4.3.3 Soziale Aktivitäten zu Hause

In der Abbildung 5.28 sind die Ergebnisse veranschaulicht. Die sozialen Aktivitäten zu Hause ändern sich mit der Zeit nicht. Es zeigten sich auch keine regionalen Unterschiede. Die soziale Isolation zu Hause ist stärker ausgeprägt als die soziale Isolation in der Schule (s.o.). Der prozentuale Anteil von Kin-

Tab. 5.26: Rangfolgen der Aktivitäten im zeitlichen Verlauf: Prozentuale Häufigkeiten

Rang	Klasse 1	f	Klasse 2	f	Klasse 3	f
1	7 mache Schularbeiten	91,6%	7 mache Schularbeiten	93,0%	7 mache Schularbeiten	91,3%
2	3 spiele	71,2%	3 spiele	72,6%	3 spiele	65,9%
3	11 höre Radio oder Tonband	54,5%	11 höre Radio oder Tonband	59,9%	11 höre Radio oder Tonband	55,9%
4	2 sehe fern	53,2%	6 helfe zu Hause mit	56,9%	2 sehe fern	47,8%
5	6 helfe zu Hause mit	52,5%	5 nehme an etwas teil	44,1%	6 helfe zu Hause mit	47,8%
6	4 zeichne und schneide Papier aus	40,5%	4 zeichne und schneide Papier aus	43,5%	1 lese Bücher und Comics	40,5%
7	12 werde betreut	34,4%	2 sehe fern	41,5%	5 nehme an etwas teil	38,3%
8	8 besuche Familie und Verwandte	32,8%	8 besuche Familie und Verwandte	37,1%	4 zeichne und schneide Papier aus	27,1%
9	5 nehme an etwas teil	30,4%	1 lese Bücher und Comics	34,1%	10 spiele ein Musikinstrument	25,8%
10	9 bin allein zu Hause	26,1%	10 spiele ein Musikinstrument	34,1%	9 bin allein zu Hause	24,7%
11	1 lese Bücher und Comics	25,8%	12 werde betreut	28,4%	12 werde betreut	22,8%
12	10 spiele ein Musikinstrument	19,1%	9 bin allein zu Hause	27,1%	8 besuche Familie und Verwandte	18,7%

Anmerkung. N = 299. *f* = prozentuale Häufigkeit.

dern, die angeben, zu Hause „allein“ zu spielen, bleibt in etwa konstant und beträgt in drei Schuljahren jeweils 17,3%, 18,7% und 14,8%.

5.4.3.4 Fernsehkonsum

In Anlehnung an das Konzept von Havighurst bezeichnen Hoppe-Graf und Kim (2002) die Medienkompetenz als eine *Entwicklungsaufgabe* für die mittlere Kindheit, vergleichbar dem Erwerb der Kulturtechniken oder dem Erlernen der Geschlechtsrolle. In der modernen Mediengesellschaft steht jedes Kind (und jeder Jugendliche) vor der Aufgabe, Fähigkeiten und Fertigkeiten für den Umgang mit Hörmedien (Radio und Tonträger), audiovisuellen Medien (Fernsehen und Video) und Computer (Internet) zu entwickeln.

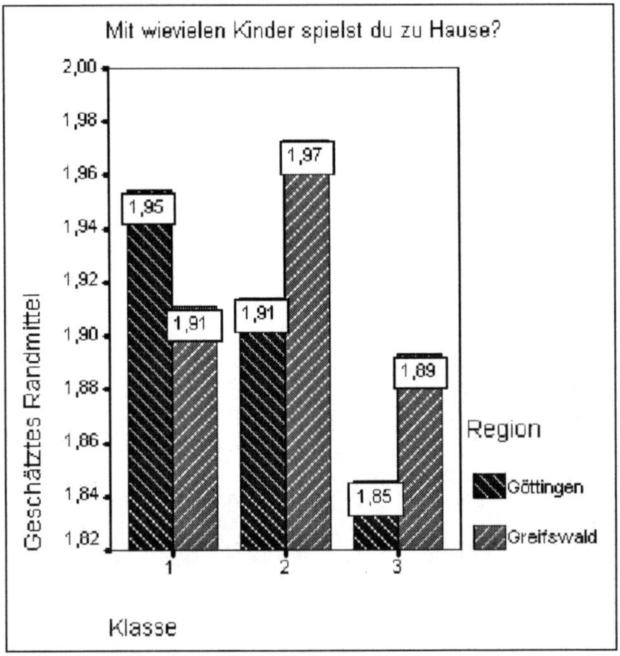

Abbildung 5.28
Anmerkung. n = 287. Die dreistufige Skala hatte folgende Ausprägungen: 1 = mit vielen, 2 = mit wenigen, 3 = allein.

Das Befindlichkeitsprofil enthält u.a. eine Frage zur Quantität des Fernsehkonsums und zu den beliebtesten Aktivitäten nach der Schule, zu denen auch das Fernsehen als Auswahlmöglichkeit gehört. Außerdem schätzen die Kinder beim Bilderwahlverfahren auch das Fernsehen als beliebte oder weniger beliebte Tätigkeit ein (vgl. Tabelle 5.27).
Unsere Ergebnisse zeigen, dass die Kinder mit zunehmendem Alter einen geringeren Fernsehkonsum angeben (siehe Abbildung 5.29). Sie sehen täglich weniger Sendungen. Wahrscheinlich dauern die von ihnen gesehenen Sendungen aber länger. Aus Tabelle 5.25 und Tabelle 5.26 geht hervor, dass fast die Hälfte der Kinder nach der Schule sich vor den Fernseher setzt, und aus Tabelle 5.27 (s.u.) kann abgeleitet werden, dass Fernsehen zu den Aktivitäten mit mittlerer Präferenz gehört.

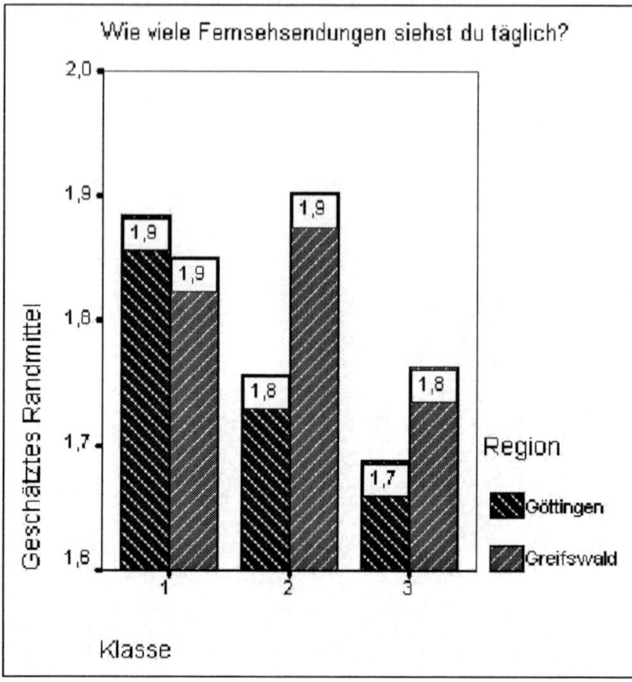

Abbildung 5.29
***Innersubjekteffekt**: F(2, 570) = 3,99, p < .02*
Anmerkung. n = 287. Die dreistufige Skala hatte die Ausprägungen "1" = ein bis zwei Sendungen, "2" = drei bis vier Sendungen und "3" = mehr als vier Sendungen.

5.4.3.5 Soziale Aktivitäten im Freien

Es zeigte sich ein bedeutsamer Geschlechtsunterschied (Jungen spielen länger draußen als Mädchen) und eine zeitliche Veränderung (Kinder halten sich mit zunehmendem Alter länger draußen auf). Die Interpretation dieser additiven Effekte wird allerdings durch ein Zusammenwirken dieser Faktoren eingeschränkt: Während in der ersten Klasse die Kinder aus Westdeutschland länger draußen spielen, dreht sich dieses Verhältnis in der dritten Klasse um (vgl. Abbildung 5.30).

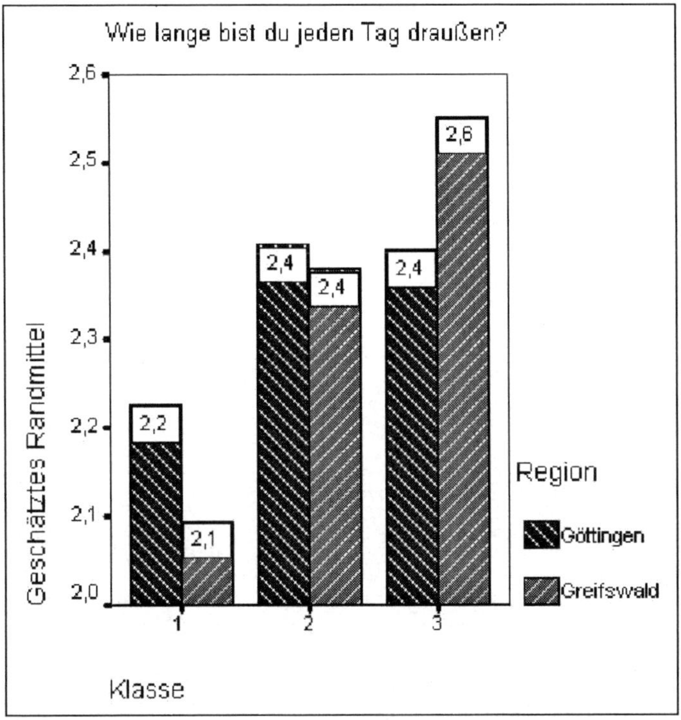

Abbildung 5.30: Wie lange bist du jeden Tag draußen?" Geschätzte Randmittel der signifikanten Effekte
***Innersubjekteffekt**: F(2, 582) = 19,72, p < .0001*
***Klasse x Region:** F(2, 582) = 3,73, p < .03*
***Anmerkung**. n = 293. Die Skala hat die Ausprägungen "1" = wenig (0 bis 1 h), "2" = lange (1 bis 2 h) und "3" = sehr lange (mehr als 2h).*

5.4.4 Entwicklung von Aktivitätspräferenzen

Im Bilderwahlverfahren sollten die Kinder ihre Präferenzen für 30 Aktivitäten angeben. In Tabelle 5.27 sind die Ergebnisse für die Klassen 1 bis 3 aufgeführt. In dem von uns untersuchten Zeitraum von zwei Jahren (Ende 1. bis Ende 3. Schuljahr) zählten zu den bevorzugtesten Aktivitäten „Mit anderen spielen", „in Urlaub fahren", „Baden" und „in der Familie sein", die zu allen drei Zeitpunkten die höchsten Ränge aufwiesen. Diese Befunde betonen das oben Gesagte, dass nämlich insbesondere *Aktivitäten in sozialen Beziehungen* für

Tab. 5.27: Rangfolgen der Präferenzen für Tätigkeiten in den drei Grundschuljahren

Rang	Klasse 1	M	SD	Klasse 2	M	SD	Klasse 3	M	SD
1	Mit anderen spielen	1,09	0,33	Mit anderen spielen	1,09	0,31	In Urlaub fahren	1,09	0,35
2	In Urlaub fahren	1,10	0,36	Baden	1,09	0,32	Mit anderen spielen	1,12	0,34
3	Baden	1,14	0,40	In Urlaub fahren	1,12	0,40	In der Familie sein	1,18	0,43
4	In der Familie sein	1,15	0,40	In der Familie sein	1,15	0,38	Sport treiben	1,21	0,46
5	Klettern, Schaukeln	1,20	0,45	Radfahren	1,19	0,46	Baden	1,24	0,51
6	Radfahren	1,24	0,51	Sport treiben	1,20	0,48	Radfahren	1,26	0,51
7	Malen	1,25	0,52	Malen	1,26	0,49	Malen	1,31	0,52
8	Sport treiben	1,34	0,61	Klettern, Schaukeln	1,26	0,52	Toben	1,31	0,53
9	Essen	1,39	0,57	Ball spielen	1,30	0,53	Klettern, Schaukeln	1,33	0,57
10	Toben	1,39	0,66	Toben	1,39	0,65	Ball spielen	1,39	0,63
11	Ball spielen	1,43	0,68	Essen	1,45	0,59	Computer spielen	1,39	0,63
12	Computer spielen	1,47	0,74	Computer spielen	1,46	0,70	Lesen	1,46	0,60
13	Fernsehen	1,48	0,63	Lesen	1,49	0,67	Essen	1,53	0,56
14	Basteln	1,53	0,66	Basteln	1,50	0,63	Fernsehen	1,59	0,59
15	Lesen	1,54	0,70	Blumen gießen	1,53	0,73	Basteln	1,64	0,62
16	Blumen gießen	1,55	0,74	Einkaufen	1,58	0,74	Rechnen	1,66	0,74
17	Schreiben	1,56	0,72	Rechnen	1,60	0,75	Einkaufen	1,72	0,79
18	Rechnen	1,57	0,72	zu Hause helfen	1,61	0,68	zu Hause helfen	1,75	0,70
19	zu Hause helfen	1,61	0,73	Puzzlen	1,67	0,72	Puzzlen	1,79	0,69
20	Einkaufen	1,63	0,77	Fernsehen	1,71	0,68	Blumen gießen	1,83	0,77
21	Zähneputzen	1,72	0,78	Schreiben	1,72	0,76	Schlafen	1,83	0,79
22	Puzzlen	1,75	0,75	Schlafen	1,76	0,76	Waschen	1,87	0,72
23	Waschen	1,81	0,77	Waschen	1,81	0,79	Schreiben	1,90	0,71
24	Schlafen	1,83	0,79	Zähneputzen	1,90	0,79	Zähneputzen	1,94	0,77
25	Mit Baust. spielen	1,87	0,78	Singen	1,91	0,79	Singen	2,00	0,78
26	Kämmen	1,91	0,82	Kämmen	1,91	0,80	Kämmen	2,03	0,80
27	Mit Autos spielen	1,99	0,84	Mit Autos spielen	1,98	0,82	Mit Autos spielen	2,21	0,75
28	Singen	2,10	0,84	Mit Baust. spielen	2,06	0,78	Mit Baust. spielen	2,26	0,74
29	Mit Puppen spielen	2,17	0,85	Mit Puppen spielen	2,37	0,81	Mit Puppen spielen	2,59	0,64
30	Aufstehen	2,26	0,81	Aufstehen	2,43	0,73	Aufstehen	2,61	0,65

Anmerkungen. $288 \leq n \leq 299$. Baust. = Bausteine. Die dreistufige Skala hatte die Ausprägungen "1" = gerne, "2" = manchmal, "3" = gar nicht gerne.

Kinder einen sehr hohen Stellenwert haben und von ihnen *intrinsisch* angestrebt werden. Sie tragen zu positivem Selbstwertgefühl, Selbstvertrauen, Selbstsicherheit bei und wirken sich auf die Bildung eines starken Kohärenzgefühls aus (siehe Kapitel 2.6).
Zu den unbeliebtesten Tätigkeiten zählte eindeutig das Aufstehen, das zu allen drei Befragungszeitpunkten den letzten Platz belegte. Weitere eher ungeliebte Beschäftigungen sind mit Autos, Puppen oder Bausteinen zu spielen, Hygienemaßnahmen (Zähneputzen, Waschen, Kämmen, Schlafen), Singen und - im zweiten und dritten Schuljahr - das Schreiben.
Für jeden Messzeitpunkt wurde ein individueller Summenscore ermittelt, der mindestens 30 und höchstens 90 Punkte umfasste. Je geringer dieser Wert, umso positiver ist die Einstellung der Kinder zu den dreißig Aktivitäten insgesamt (vgl. Abbildung 5.31).

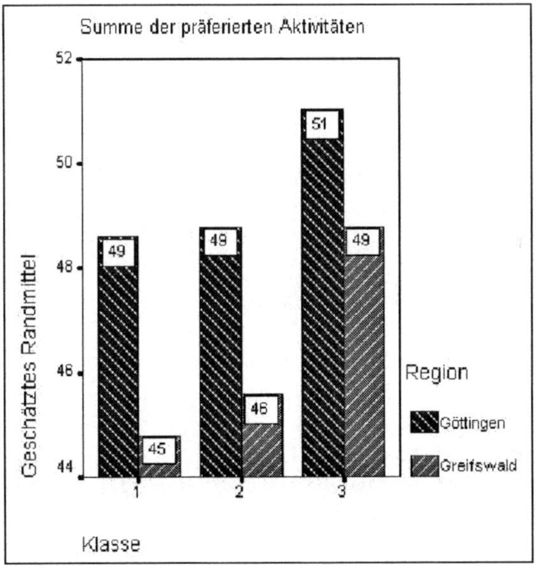

Abb. 5.31: Bilderwahlverfahren - Summe der Tätigkeiten: Geschätzte Randmittel der signifikanten Effekte
Innersubjekteffet: *$F(2, 518) = 27{,}98$, $p < .0001$*
Zwischensubjekteffekt (Region): *$F(1, 259) = 24{,}78$, $p < .0001$*
Anmerkung. $n = 261$. Die dreistufige Skala für die 30 Aktivitäten hatte die Ausprägungen "1" = gerne, "2" = manchmal, "3" = gar nicht gerne. Der Punktwert variiert zwischen 30 und 90.

Eine Varianzanalyse ergab zwei signifikante Hauptwirkungen. Die erste besagt, dass die wahrgenommene Attraktivität der 30 Tätigkeiten mit dem dritten Schuljahr abnimmt. Das kann als eine Folge der mit dem Alter fortschreitenden Kanalisierung der Interessen interpretiert werden (siehe Kapitel 5.5 über die Rolle von Geschlechtsstereotypen), aber auch als Ausdruck eines Selbstwertverlustes. Letztere Interpretation wird gestützt durch den aufgewiesenen regionalen Unterschied: Göttinger führen im Vergleich zu Greifswalder Kinder *weniger* Aktivitäten *gerne* aus. Das bedeutet, Greifswalder Kinder trauen sich über die Zeitspanne von zwei Jahren mehr zu.

Zusammenfassend kann gesagt werden, dass auch unsere Ergebnisse die sozialen Beziehungen der Kinder untereinander als eine das Selbstgefühl determinierende Variable unterstreichen. Besonders durch den sozialen Spiegel – die Rückmeldungen Gleichaltriger – wird das Selbstwertgefühl der Kinder beeinflusst. Kinder suchen von sich aus soziale Aktivitäten auf, um dem Bedürfnis nach Anerkennung und Akzeptanz gerecht werden zu können. Die sozialen Kompetenzen der Kinder sind unterschiedlich entwickelt, so unterscheiden sich zum Beispiel Jungen und Mädchen deutlich in der Art und Weise der Auseinandersetzung untereinander, zum Beispiel in den Mitteln, die sie zur Erreichung sozialer Akzeptanz einsetzen. Dieser Prozess der sozialen Differenzierung ist mit dem Grundschulalter natürlich nicht abgeschlossen: Die Autonomiebestrebungen werden bis in die Adoleszenz hinein weiter ausgestaltet.

5.5 Geschlecht und Befindlichkeit

Kinder lernen schon sehr früh ihre *Geschlechtsrollen.* Mit dem Begriff der Geschlechtsrolle werden Verhaltensweisen, Einstellungen, Fähigkeiten, Interessen etc. bezeichnet, die in einem gesellschaftlichen Umfeld für Männer oder Frauen als gesellschaftlich angemessen betrachtet, erwartet oder vorgeschrieben werden. Geschlechtsrollenstereotypen sind international verbreitet. Williams und Best (1990) konnten zeigen, dass in 24 verschiedenen Staaten die Merkmale „Schwachheit", „Zartheit", „Verständnis" und „Güte" den Frauen und „Aggression", „Kraft", „Grausamkeit" und „Grobheit" den Männern zugeschrieben wurden. Diese Stereotype geben Eltern ihren Kindern weiter.

Kinder im Schulalter sind allgemein bemüht, sich rollenkonform zu verhalten. Sie sind darauf ausgerichtet, allgemeingültige Regeln zu finden, nach denen sie sich orientieren können. Dies gilt besonders für jüngere Kinder. Das bedeutet, dass Kinder dazu neigen, sich stark unter Druck setzen, um mit der gesellschaftlich vorgeschriebenen Geschlechtsrolle konform zu gehen. Erwachsene nehmen diese intrinsischen Bestrebungen häufig mit Kopfschütteln oder Schmunzeln zur Kenntnis (Rossmann 1996, S. 106). Im Folgenden soll nun die Entwicklung der Geschlechtsidentität bis zum Schulalter näher betrachtet werden.

5.5.1 Entwicklung der Geschlechtsidentität

Bis zum Ende des zweiten Lebensjahres sind Kinder in der Lage, Männer und Frauen zu unterscheiden. Sie haben auch eine Vorstellung davon entwickelt, welche Objekte und Verhaltensweisen „männlich" und „weiblich" sind, allerdings nur in Grundzügen. O'Brien und Huston (1985) konnten eine Bevorzugung geschlechtstypischer Spielzeuge in dieser Altersgruppe aufweisen. Geschlechtsdifferenzierungen bilden sich erst gegen Ende der Kindheit aus (Trautner 2002).

Im Alter zwischen drei und sechs Jahren lässt sich zeigen, dass die Bedeutung der Geschlechterkategorien beträchtlich zunimmt (Ruble & Martin 1998; Trautner 1992). Kinder erkennen immer deutlicher die *Unveränderlichkeit* ihrer Geschlechtszugehörigkeit. Da Kinder gemäß ihrer kognitiven Entwicklung Objekte nach Ähnlichkeit und Unterschiedlichkeit einordnen, bieten sich die Geschlechterkategorien als Ordnungsmerkmal besonders an. Der Wissenserwerb und die Wissenserweiterung über Mädchen und Jungen, Männer und Frauen erfolgt über *Stereotypisierungen* (z.B. Eckes 1997). Mädchen und Jungen in diesem Alter unterscheiden sich *nicht* in der Entwicklung der Geschlechtsstereotypen, und auch deren Inhalte sind durchaus vergleichbar (Trautner 2002). Es lässt sich eine positive Voreingenommenheit der Eigengruppe *(ingroup bias)* nachweisen: „Gute" Eigenschaften werden eher der eigenen Geschlechtsgruppe zugeschrieben, unabhängig davon, ob diese Merkmale dem Geschlechtsstereotyp entsprechen.

Ähnlich wie beim Erwachsenen, jedoch weniger differenziert, erfolgt die kindliche soziale Wahrnehmung über Kategorienbildung, Nutzung kognitiver Schemata und Stereotypisierungen. Der Wahrnehmungsprozess kann durch die beiden charakteristischen Merkmale der Selektion und Inferenz beschrieben werden. *Selektion* bedeutet, dass von allen verfügbaren Reizen nur ein kleiner Teil beachtet und verarbeitet wird. So lernen Kinder, bestimmte Handlungen anderer Personen als „typisch weiblich" oder „typisch männlich" als informativ zu bevorzugen, andere dagegen als belanglos zu missachten. *Inferenz* bedeutet, dass Kinder über das Gesehene und Gehörte hinausgehen und auf weitere, unbeobachtete oder noch nicht beobachtete Merkmale des Wahrnehmungsobjekts (hier: die Person) schlussfolgern. Kognitive Schemata sind sehr leicht zu aktivieren. Best, Williams, Cloud et al. (1977) konnten aufweisen, dass bereits 5-jährige Kinder in der Lage waren, Geschlechtsstereotype – in Übereinstimmung zu stereotypen Vorstellungen Erwachsener – zu reproduzieren: Jungen wurden als „stark, aggressiv, unordentlich, grausam, grob, ehrgeizig und überheblich" eingeschätzt, Mädchen als „gefühlsbetont, sanftmütig, weichherzig, liebevoll und schwach". Diese Stereotype waren bei 11-jährigen Kindern noch ausgeprägter und stimmten noch deutlicher mit denen Erwachsener überein.

Kinder wissen also bereits in der Vorschule, wie sich ein „typisches Mädchen" oder ein „typischer Junge" zu verhalten hat. Die emotionale Befindlichkeit wird sehr stark durch „Verstöße" gegen stereotype Objekte (z.B. Spielsachen), Verhaltensweisen (Raufen) oder Merkmale (Kleidung) beeinträchtigt. So ist es für einen Jungen eher unvorstellbar, dass seine Mutter ihm ein Kleid anzieht: Der Junge würde sich mit Händen und Füßen dagegen wehren, weil Kleider etwas für Mädchen sind und Jungen so etwas nicht tragen! Er würde die missbilligende Reaktion seiner Geschlechtsgenossen fürchten.

Im Vorschulalter beginnen Kinder, gleichgeschlechtliche Interaktionspartner zu bevorzugen, wohl auch weil damit starke Gemeinsamkeiten in den Interessen, Aktivitäten und Einstellungen verbunden sind. Mädchen- und Jungengruppen entwickeln unterschiedliche Spielkulturen (Maccoby 1998). Jungen bauen stärker Dominanzhierarchien auf. Ein wichtiges Spielthema für Jungen ist daher die Sicherung des eigenen sozialen Status. Mädchen fühlen sich durch ein solches Gehabe der Jungen in ihrer Befindlichkeit beeinträchtigt: Sie empfinden die Jungen als zu grob und „gemein" und erfahren beständig, dass Jungen sich durch sie (durch Mädchen) nicht beeinflussen lassen.

Im Alter von sieben bis elf Jahren werden die Geschlechtsstereotype im Zuge der kognitiven Differenzierung immer flexibler gehandhabt. Katz und Ksansak (1994) zufolge steigt die Akzeptanz geschlechtsuntypischer Aktivitäten während der mittleren Kindheit an. Andere Untersuchungen belegen das Gegenteil (Serbin, Powlishta & Gulko 1993; Signorella, Bigler & Liben 1993): Die Präferenz für geschlechtshomogene Spielgruppen (gleichgeschlechtlicher Interaktionspartner) und die negative Bewertung von anderen Kindern, die sich geschlechtsabweichend verhalten, scheint sich zu erhalten bzw. sogar verstärkt zu werden (Ruble & Martin 1998). Mädchen und Jungen entwickeln und differenzieren ein Selbstkonzept eigener Weiblichkeit/Männlichkeit aus, das für die *personale Identität* eine zentrale Stellung einnimmt. Mit der Geschlechtsidentifikation sind eine Vielzahl von geschlechtsbezogenen Erwartungen oder Normen der sozialen Umwelt verbunden, die verhaltens- und erlebnisbestimmend sind. Die Gesellschaft stellt eine Vielzahl an Möglichkei-

ten zur Verfügung, das „Mädchen"- oder „Junge"-sein auszugestalten: Freizeitangebote, Tätigkeiten in der Familie, Berufe, Kleidung, Spielsachen.
Maccoby (1998, dt. 2000) spricht von zwei unterschiedlichen Kulturen von Mädchen und Jungen: Jungen sind wilder; sie toben und kämpfen mehr und verhalten sich aggressiver. Jungen scheinen sich permanent die Frage zu stellen, wer der stärkere sei. "Schon im Kindergarten und in der Vorschule sind die Jungen darauf bedacht, von ihren männlichen Spielgefährten nicht als ‚Schwächlinge' angesehen zu werden" (S. 54). Jungen sind ichbezogener in sozialen Umgangsweisen, sie erteilen mehr Befehle, geben mehr an und schreien häufiger herum. Mädchen dagegen sind in ihrem Spielverhalten (Mutter-Kind-Spiele) und sozialen Umgangsformen kooperativer orientiert und verhalten sich aggressiv auf eine eher indirekte Art und Weise (Zeigen von Ausgrenzung, z.B. „Ich bin nicht mehr deine Freundin").
Der Identifikationsprozess mit dem eigenen Geschlecht scheint in der Tat für Mädchen und Jungen unterschiedlich zu verlaufen. Boldizar (1991; vgl. Plumb & Cowan 1984) konnte zeigen, dass Mädchen *androgyner* sind als Jungen: Jungen scheinen sich in der Schulzeit stärker mit typisch männlichen Attributen und Verhaltensweisen zu identifizieren, während für Mädchen die Identifizierung mit weiblichen Eigenschaften und Verhaltensweisen abnimmt und jene mit männlichen Verhaltensweisen zunimmt. Maccoby (2000) spricht gar von Zurückweisung der Mädchen durch die Jungen: Schon im Vorschulalter legten sie Wert darauf, sich nicht mit Spielsachen und Aktivitäten zu beschäftigen, die als mädchenhaft gelten; sie "scheinen vor allem für ein männliches Publikum zu spielen" (S. 70). Jungen grenzen sich ebenfalls stärker gegenüber der Erwachsenenwelt ab und zeigen eine stärkere Peer-Orientierung als Mädchen.
Diese Befunde lassen sich so interpretieren, dass Mädchen in der Ausgestaltung ihrer Geschlechtsrolle flexibler sind: Das weibliche Stereotyp ist weniger festgelegt. So werden Jungen stärker für geschlechtsabweichendes Verhalten bestraft als Mädchen (vgl. Eckes 1996). Eine Alternativerklärung besteht darin, dass das weibliche Geschlecht inattraktiv ist und von Mädchen zunehmend gemieden wird *(„boy is beautiful")*. Eine weitere Erklärungsmöglichkeit besteht darin, dass Kinder hauptsächlich von Frauen sozialisiert werden und auf diese Weise mehr über die weibliche Geschlechtsrolle erfahren.

> *„Dies ist möglicherweise einer der Gründe für die bei einschlägigen Untersuchungen immer wieder feststellbare Tatsache, dass für die Kinder offenbar die männliche Rolle enger und stereotyper definiert ist. Einerseits kann angenommen werden, dass Knaben durch den Mangel an gleichgeschlechtlichen Modellen im*

> *Vergleich zu Mädchen in Bezug auf ihre Möglichkeiten zur Geschlechtsrollenidentifikation benachteiligt sind, zum anderen werden Knaben auch heute immer noch für ein von der Geschlechtsrolle abweichendes Verhalten eher getadelt als Mädchen. Während ein knabenhaft agierendes Mädchen im Vorschulalter einfach als ‚Wildfang' betrachtet wird, erntet ein Knabe, der sich nicht der männlichen Rolle entsprechend zu verhalten weiß, oft deutlich negative Rückmeldung von Erwachsenen und Gleichaltrigen." (Rossmann 1996, S. 107).*

Es gibt nur wenige wissenschaftliche Arbeiten zur geschlechtsspezifischen Befindlichkeit bzw. zu geschlechtsspezifischen Differenzen des Selbstbildes im Kindesalter. Berk (1997) fasst wesentliche Geschlechtsunterschiede im Fähigkeits- und Persönlichkeitsbereich zusammen, die in Tabelle 5.28 exemplarisch dargestellt sind.

Tiedemann und Faber (1994) untersuchten in einer Längsschnittstudie Mädchen und Jungen zu ihrem Leistungskonzept in Mathematik. Im Ergebnis stellte sich heraus, dass Mädchen ihre mathematischen Leistungen geringer einschätzten, obwohl sie objektiv mit den Jungen übereinstimmten. Eine Untersuchung von Baldering (1993) brachte hervor, dass 75% der Kinder im Grundschulalter über ein positives Selbstkonzept verfügen. Betrachtet man dieses Ergebnis, kann man davon ausgehen, dass sich die meisten Kinder in dieser Zeit wohlfühlen. Ein geschlechterspezifischer Unterschied hinsichtlich des Körperselbst (die physische Attraktivität) und des Leistungsselbst (Fähigkeiten und Fertigkeiten in verschiedenen Leistungsbereichen) war nicht festzustellen. Jedoch konnten signifikante Unterschiede zwischen Mädchen und Jungen bezüglich des sozialen Selbstkonzeptes (u.a. Durchsetzungsvermögen und Selbstbehauptung) gezeigt werden. Jungen stellten sich als durchsetzungsfähiger, sicherer in sozialen Beziehungen und kontaktfreudiger dar. Weiterhin gaben sie an, keine Scheu davor zu haben, Fehler zu begehen.

Petillon (1993) stellte in seinen Untersuchungen fest, dass "für die Kinder in den ersten beiden Grundschuljahren der Umgang mit den Mitschülern ein 'großes Thema' ist" (S. 72).

Am Schulanfang ist das Kennenlernen von neuen Mitschülern zentrales Thema. Die Kinder berichteten vor allem von ihren Bemühungen um einen Sitznachbarn und einen Freund / eine Freundin. Im Verlaufe der ersten beiden Schuljahre konnte ein zunehmendes Interesse an weiteren, über dyadische Beziehungen hinausgehenden Sozialkontakten festgestellt werden. Bei diesem Thema entstand der Eindruck, "es existieren zwei verschiedenartige soziale Welten, die die Geschlechter trennen" (Petillon 1993, S. 72).

Tab. 5.28: Geschlechterunterschiede im Fähigkeits- und Persönlichkeitsbereich

Bereich	**Geschlechtsunterschied**
Verbale Fähigkeiten	Die Sprachentwicklung verläuft bei Mädchen schneller, und sie lesen und schreiben während der gesamten Schulzeit besser als Jungen.
Räumliche Vorstellung	Von Beginn der Schulzeit an schneiden Jungen bei den meisten räumlichen Aufgaben besser als Mädchen ab. Dieser Unterschied bleibt bis ins Erwachsenenalter bestehen.
Mathematische Fähigkeiten	Vom späteren Schulalter an schneiden Jungen in Mathematiktests besser ab als Mädchen. Der Unterschied ist besonders krass bei hochbegabten Kindern und Jugendlichen.
Schulleistungen	Besonders in den ersten Schuljahren werden Mädchen besser benotet als Jungen. Sie erreichen die besseren Schulabschlüsse.
Leistungsmotivation	Die Unterschiede sind bereichsspezifisch: Jungen haben in „jungentypischen" Bereichen (z.B. Mathematik, Sport, handwerkliche Tätigkeiten), Mädchen in „mädchentypischen" Bereichen (z.B. Sprachen, künstlerische Tätigkeiten) höhere Ansprüche und Erwartungen.
Emotionale Sensibilität	Mädchen gehen sensibler mit emotionalen Signalen um und schätzen sich selbst als feinfühliger ein.
Ängstlichkeit	Praktisch von Geburt an sind Mädchen ängstlicher als Jungen. Sie haben in der Schule mehr Angst vor Misserfolgen und strengen sich mehr an, um sie zu vermeiden. Jungen sind risikofreudiger und haben deshalb häufiger Unfälle und Verletzungen.
Gehorsam und Abhängigkeit	Mädchen sind empfänglicher für Anordnungen von Erwachsenen oder Gleichaltrigen. Sie suchen häufiger Hilfe. Jungen sind dominanter und selbstsicherer.
Körperliche Aktivität	Jungen sind körperlich aktiver als Mädchen.
Aggression und Gewalt	Jungen zeigen mehr Aggressionen als Mädchen. Mit zunehmendem Alter lösen Jungen ihre Konflikte häufiger mit direkter Gewalt, während Mädchen indirekte Formen bevorzugen. Jungen haben häufiger Verhaltensstörungen und treten häufiger kriminell in Erscheinung.
Entwicklungsprobleme	Fast alle Entwicklungsprobleme (z.B. Lese-Rechtschreib-Störungen, Sprachfehler, Hyperaktivität) sind bei Jungen häufiger.

Anmerkung. Diese Tabelle ist Tücke (1999, S. 227) entnommen, der sich an Berk (1997, S. 527) orientiert hat.

Bei Jungen geht es darum, sich einen hohen Rang in der Gruppe zu "erkämpfen". Das geschieht auf der Grundlage von Aggression und Gewalt. Körperliches Durchsetzungsvermögen ist gefragt! Wer dabei erfolglos ist, leidet unter Angst vor den Starken und Wut über die schmerzliche Niederlage.

Mädchen suchen nach einem Kreis von Mitschülerinnen, von denen sie anerkannt und gemocht werden. Erfolglose Mädchen berichten über Isolation und ungerechte Behandlung. Mädchen haben Angst vor einem möglichen Ausschluss und vor öffentlicher Diskriminierung. Sie sind wütend und eifersüchtig wegen erfahrener Zurückweisung.
75% der Jungengeschichten sind im Bereich des Raufens und Kämpfens angesiedelt. 85% der Problemgeschichten der Mädchen handeln von Beschimpfungen, Diskriminierungen, Ausschluss. Nur wenige Geschichten handeln von Interaktionen zwischen Jungen und Mädchen.
Diese unterschiedlichen Formen der Interaktionen haben auch Auswirkungen auf das Gesundheitsverhalten und bedeuten vor allem bei Jungen ein hohes gesundheitliches Risiko, da sie ihr soziales Ansehen in der Gruppe häufig durch gesundheitsschädigendes Verhalten zu erreichen versuchen (z.B. durch riskantes Verhalten im Straßenverkehr und bei sportlichen Wettkämpfen, später auch durch Rauchen und Trinken).
Die Unfallhäufigkeit ist bei Jungen höher als bei den Mädchen. Obwohl sich Jungen bei der Quantität des Rauchens und Trinkens von Alkohol kaum noch von den Mädchen unterscheiden, gibt es diesen Unterschied jedoch in der Qualität: Jungen greifen zu "harten" Tabakprodukten, trinken Bier und Spirituosen, Mädchen Wein und Sekt. Auch beim Konsum illegaler Drogen gilt: je härter die Droge, desto höher der Jungenanteil (vgl. Kolip 2002).
Kolip (2002) fordert deshalb, dass bei künftigen Gesundheitsförderprogrammen die unterschiedlichen Ressourcen der Jungen und Mädchen berücksichtigt werden müssen. Sie schlägt dazu drei Wege vor:

1. Geschlechtssensible Präventions- und Gesundheitsförderprogramme entwickeln.
2. Das Geschlechterverhältnis selbst in das Zentrum der Präventionsbemühungen stellen.
3. Das Konzept des Gender Meanstreamings konsequent in der Gesundheitsförderung umsetzen, d.h. jedes Vorhaben daraufhin überprüfen, welchen Beitrag es zum Abbau geschlechtlicher Ungleichheit leistet.

5.5.2 Emotionale Befindlichkeit von Mädchen und Jungen in der Grundschule

In unserer Längsschnittuntersuchung an Greifswalder und Göttinger Grundschulen untersuchten wir die subjektive Einschätzung der emotionalen Grundbefindlichkeit. In der Tabelle 5.29 sind die absoluten und prozentualen Häufigkeiten der fünfstufigen Gesichterskala mit den Ausprägungen „froh“,

Tab. 5.29: Emotionale Befindlichkeit von Grundschülerinnen und Grundschülern im Verlauf der ersten drei Schuljahre

	Klasse 1		Klasse 2		Klasse 3	
Wie fühlst du dich meistens?	**Junge**	**Mädchen**	**Junge**	**Mädchen**	**Junge**	**Mädchen**
... froh	80,1	81,6	75,7	81,0	77,4	81,5
... traurig	0,0	3,7	3,7	3,7	2,9	2,5
... müde	11,8	11,0	16,2	12,9	18,2	14,2
... sauer	4,4	0,6	5,1	1,8	2,2	2,5
... wütend	2,2	0,6	5,9	1,8	2,2	0,6

Anmerkung. Prozentuale Häufigkeiten. N = 136 Jungen und 163 Mädchen. Fettgedruckte Werte in einer Zeile unterscheiden sich signifikant ($p < .05$ via Fishers exakter Test).

„traurig", „müde", „sauer" und „wütend" angegeben. Es wurden jene Kinder in die Auswertung einbezogen, die eine der fünf Optionen angaben. Die als „fehlend" aufgeführten Fälle gaben jeweils zwei emotionale Zustände an.
In unserer Längsschnittstudie konnten wir keine gravierenden Geschlechtsunterschiede in der habituellen Befindlichkeit aufzeigen. Lediglich im ersten Schuljahr gaben Mädchen häufiger das Attribut „traurig" und Jungen häufiger das Attribut „sauer" an. Diese Befunde sind allerdings zu relativieren, da negative Befindlichkeiten (traurig, wütend, sauer, müde) von nur sehr wenigen Kindern angegeben wurden. Etwa vier Fünftel der befragten Mädchen und Jungen sind erfreulicherweise meistens froh.
Bedenklich stimmt, dass 11 bis 18 Prozent der befragten Jungen und Mädchen meistens müde sind. Die Folgen des Schlafmangels bekommen vor allem Lehrer zu spüren: Müde Kinder haben Konzentrationsschwierigkeiten, sind reizbarer und zappeliger. Müde Grundschüler sind nicht etwa am Gähnen zu erkennen, sondern fallen eher durch Überaktivität auf – sie sind reizhungrig und auf jede Art von Selbststimulation aus.

5.5.3 Befindlichkeiten im Schulsetting

Wie schon in Kapitel 4 ausgeführt, fragten wir in unserer Längsschnittstudie nach Befindlichkeiten in Schule, Klasse und auf dem Schulhof. In Abbildung 5.32 sind die geschlechtsspezifischen Ergebnisse graphisch veranschaulicht (siehe auch Abbildung 5.9).

Die Befindlichkeit in der Klasse blieb über die drei Schuljahre konstant, und beide Geschlechter fühlten sich zu allen Zeitpunkten gleich wohl. Bedeutsame

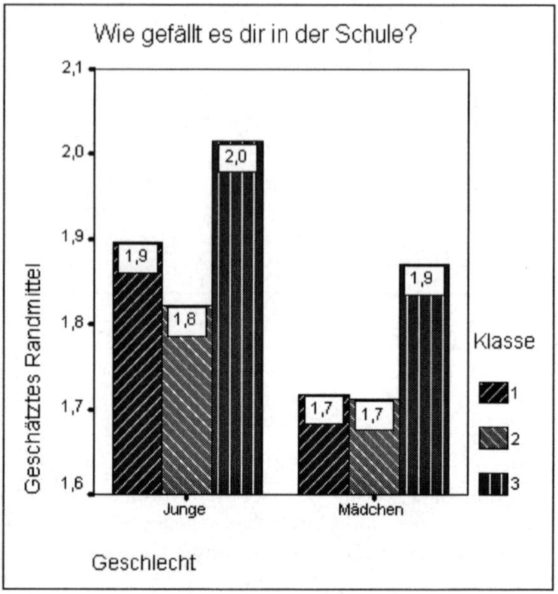

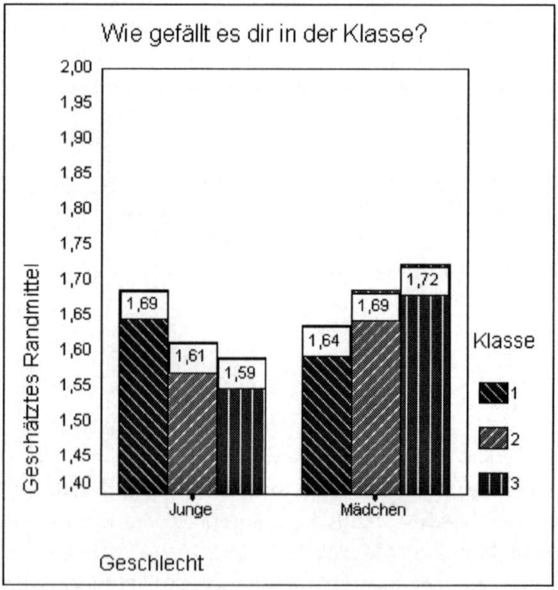

Abbildung 5.32: (Fortsetzung nächste Seite)

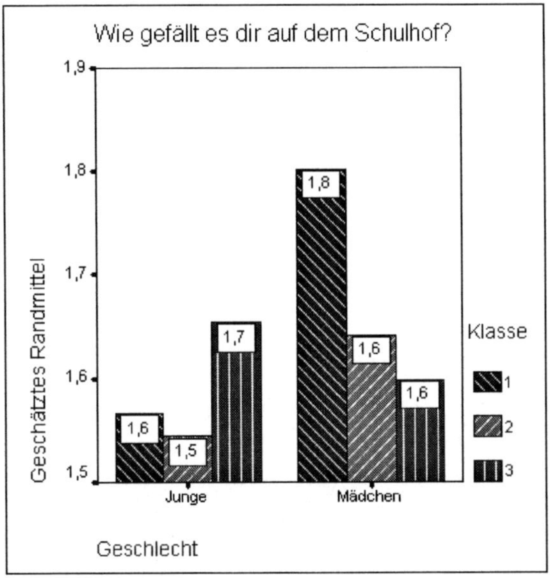

Abbildung 5.32: Fortsetzung

Geschlechtsunterschiede zeigten sich in der Schulzufriedenheit: Mädchen zeigten in allen drei Schuljahren eine positivere Einstellung zur Schule. Gleichzeitig nahm die positive Haltung zur Schule vom ersten bis zum dritten Schuljahr ab.
Die Befindlichkeit auf dem Schulhof zu den drei Zeitpunkten hing vom Geschlecht ab. Gerade Mädchen im ersten Schuljahr fühlten sich verunsichert. Diese Verunsicherung legt sich aber im Laufe der folgenden Schuljahre.

5.5.4 Geschlechtsunterschiede in der subjektiven Einschätzung von Alltagsaktivitäten

In unserer Längsschnittuntersuchung an Greifswalder und Göttinger Grundschulen fragten wir nach den Aktivitäten nach der Schule. In der Tabelle 5.30 ist die Verteilung der prozentualen Häufigkeiten für Jungen und Mädchen über die drei Messzeitpunkte hinweg aufgeführt. Geschlechtsunterschiede ließen sich für vier der zwölf Aktivitäten aufweisen (33,3%). In drei Fällen ließen sich diese Unterschiede für mehr als einen Messzeitpunkt zeigen. Jun-

Tab. 5.30: Aktivitäten nach der Schule: Geschlechtsunterschiede: Prozentuale Häufigkeiten

	Klasse 1		Klasse 2		Klasse 3	
	Jungen	**Mädchen**	**Jungen**	**Mädchen**	**Jungen**	**Mädchen**
1. lese Bücher und Comics	22,80%	28,20%	30,10%	37,40%	**32,10%**	**47,50%**
2. sehe fern	56,60%	50,30%	**47,80%**	**36,20%**	**56,90%**	**40,10%**
3. spiele	71,30%	71,20%	71,30%	73,60%	66,40%	65,40%
4. zeichne und schneide Papier aus	**33,10%**	**46,60%**	**35,30%**	**50,30%**	**18,20%**	**34,60%**
5. nehme an etwas teil	33,80%	27,60%	47,80%	41,10%	41,60%	35,40%
6. helfe zu Hause mit	52,20%	52,80%	55,10%	58,30%	45,30%	50,00%
7. mache Schularbeiten	93,40%	90,20%	95,60%	90,80%	89,80%	92,60%
8. besuche Familie und Verwandte	32,40%	33,10%	41,20%	33,70%	19,70%	17,90%
9. bin allein zu Hause	25,00%	27,00%	24,30%	29,40%	25,50%	24,10%
10. spiele ein Musikinstrument	**11,00%**	**25,80%**	**20,60%**	**45,40%**	**17,50%**	**32,70%**
11. höre Radio oder Tonband	53,70%	55,20%	58,80%	60,70%	60,60%	51,90%
12. werde betreut	33,10%	35,60%	28,70%	28,20%	20,40%	24,80%

Anmerkung. n = 136 Jungen und n = 163 Mädchen. Mehrfachantworten waren möglich. Signifikante Geschlechtsunterschiede zu einem Messzeitpunkt sind durch fettgedruckte Prozentwerte gekennzeichnet ($p < .05$ via χ^2-Test).

gen und Mädchen unterscheiden sich im Fernsehkonsum (Jungen sehen häufiger fern im zweiten und dritten Schuljahr) sowie in Bastel- und musikalischen Aktivitäten (Mädchen zeigen sich konstant kreativer). Im dritten Schuljahr lesen Mädchen häufiger (Bücher und Comics).

Wir fragten auch nach täglichen Aktivitäten im Freien („Wie lange bist du jeden Tag draußen?"). Aus Abbildung 5.33 geht hervor, das Eltern ihre Kinder mit zunehmenden Alter länger draußen spielen lassen. Vor allem bei Erstklässlern wird das Spielen im Freien von Seiten der Eltern stark kontrolliert. Im zweiten und dritten Schuljahr werden die Kinder selbständiger in der außerhäuslichen Aktivität. Es wird auch deutlich, dass unabhängig vom Alter Jungen eigenen Angaben zufolge länger draußen spielen als Mädchen. Bezüge zur Befindlichkeit in den drei Altersstufen konnten wir nicht feststellen.

Wir fragten die Kinder auch nach der Anzahl ihrer Interaktionspartner in der Schule und zu Hause. In Abbildung 5.34 sind die geschlechtsspezifischen Unterschiede veranschaulicht. Die Anzahl der Interaktionspartner *in der Schule* steigt mit zunehmendem Alter (bereits im zweiten Schuljahr) an. Interessant ist, dass Jungen angeben, sie spielten in der Schule mit mehr Kindern als Mädchen. Dagegen spielen Mädchen zu Beginn der Grundschulzeit *zu Hause* eher mit wenigen Interaktionspartnern.

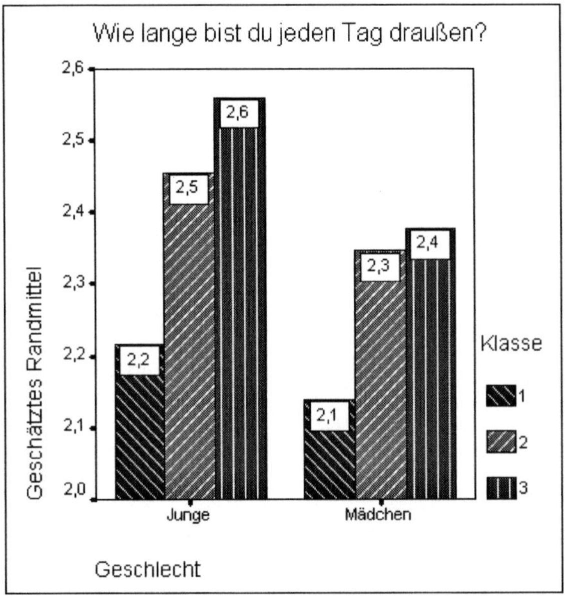

Abbildung 5.33
Anmerkung. n = 134 Jungen und 159 Mädchen.
Skala: 1 = 0 - 1 h; 2 = 1 - 2 h; 3 = mehr als 2 h.

5.5.5 Geschlechtsunterschiede in Aktivitätspräferenzen

In unserer Studie setzten wir auch das Bilderwahlverfahren ein (siehe im Kapitel 4.3.2), mit welchem Kinder ihre Präferenzen für 30 Aktivitäten angeben konnten. Aus Tabelle 5.31 geht deutlich hervor, dass bereits im 1. Schuljahr ausgeprägte Unterschiede in der Bevorzugung geschlechtsstereotyper Tätigkeiten vorhanden sind, die sich in den folgenden Grundschuljahren fortsetzen: In dem von uns untersuchten Zeitraum von zwei Jahren (Ende 1. bis Ende 3. Schuljahr) spielen Mädchen *kontinuierlich* lieber mit Puppen, singen lieber und mögen das Kämmen mehr, während Jungen *kontinuierlich* lieber mit Autos, Bausteinen und Computer spielen, lieber rechnen, toben, und Sport treiben.
In der ersten Klasse weisen 16 Aktivitäten (53%), in der zweiten Klasse 14 (47%) und in dritten Klasse sogar 21 (70%) (fast) signifikante Geschlechtsdifferenzen auf. Das ist als ein Beleg dafür zu werten, dass Kinder mit zunehmendem Alter (9 und 10 Jahren) geschlechtsstereotype Verhaltensweisen und

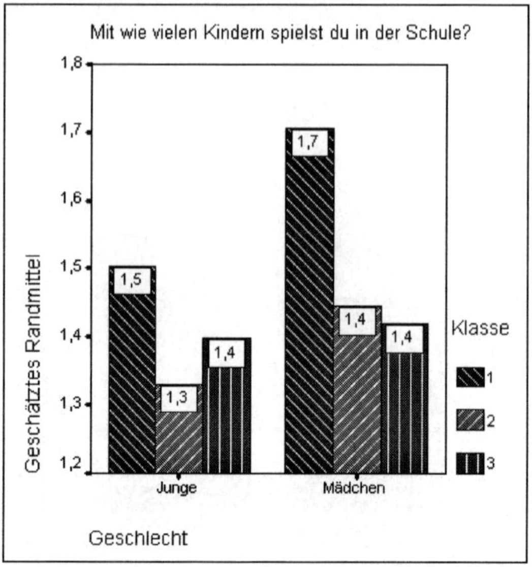

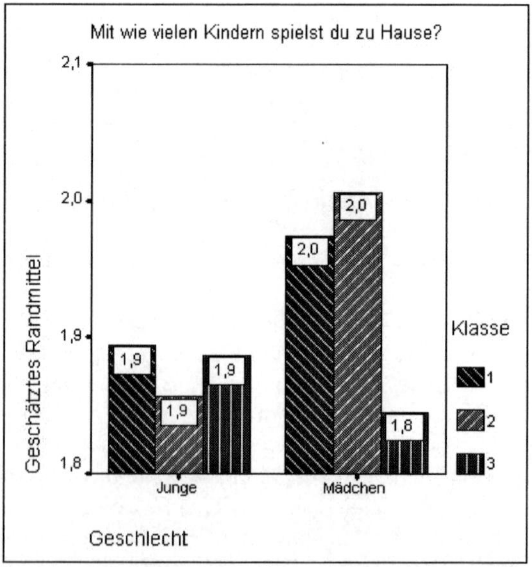

Abbildung 5.34
Anmerkung. N = 133 bzw. 132 Jungen und 157 bzw. 155 Mädchen.
Skala: 1 = mit vielen, 2 = mit wenigen; 3 = allein.

Tab. 5.31: Geschlechtsunterschiede in Aktivitätspräferenzen

Tätigkeiten		Klasse 1			Klasse 2			Klasse 3		
		♂	♀	Gesamt	♂	♀	Gesamt	♂	♀	Gesamt
1. Basteln	M	**1,63**	**1,41**	1,51	1,54	1,45	1,49	**1,74**	**1,54**	1,63
2. Fernsehen	M	1,43	1,52	1,48	**1,61**	**1,80**	1,71	1,49	1,69	1,59
3. Singen	M	**2,31**	**1,91**	2,10	**2,09**	**1,76**	1,91	**2,17**	**1,87**	2,01
4. Radfahren	M	1,23	1,24	1,24	1,16	1,21	1,19	1,23	1,29	1,26
5. Baden	M	1,16	1,14	1,15	1,09	1,10	1,10	1,26	1,23	1,24
6. Schlafen	M	1,77	1,86	1,82	1,74	1,78	1,76	*1,75*	*1,92*	1,84
7. Aufstehen	M	**2,13**	**2,39**	2,27	2,37	2,47	2,43	2,57	2,64	2,61
8. Essen	M	1,35	1,43	1,39	1,39	1,51	1,46	**1,43**	**1,63**	1,53
9. Zähneputzen	M	1,66	1,76	1,72	1,89	1,90	1,90	1,88	1,99	1,93
10. Waschen	M	1,78	1,83	1,81	1,83	1,78	1,80	**1,78**	**1,95**	1,87
11. Kämmen	M	**2,15**	**1,72**	1,92	**2,08**	**1,76**	1,91	**2,27**	**1,83**	2,04
12. Einkaufen	M	1,59	1,68	1,63	1,53	1,59	1,56	1,76	1,69	1,73
13. Zu Hause helfen	M	*1,70*	*1,53*	1,61	1,65	1,58	1,61	1,78	1,73	1,75
14. Blumen gießen	M	**1,77**	**1,38**	1,56	1,56	1,52	1,54	**1,96**	**1,73**	1,84
15. Ball spielen	M	**1,16**	**1,66**	1,43	**1,12**	**1,44**	1,29	**1,20**	**1,57**	1,40
16. Malen	M	**1,35**	**1,17**	1,25	1,30	1,22	1,26	**1,43**	**1,21**	1,32
17. Klettern, Schaukeln	M	1,22	1,17	1,19	1,30	1,22	1,26	**1,40**	**1,25**	1,32
18. Mit Puppen spielen	M	**2,80**	**1,63**	2,17	**2,88**	**1,96**	2,38	**2,93**	**2,31**	2,60
19. Mit Autos spielen	M	**1,45**	**2,45**	1,99	**1,52**	**2,36**	1,97	**1,75**	**2,61**	2,21
20. Sport treiben	M	**1,27**	**1,42**	1,35	*1,14*	*1,24*	1,19	**1,14**	**1,28**	1,21
21. Lesen	M	1,59	1,52	1,55	**1,64**	**1,37**	1,49	**1,65**	**1,31**	1,47
22. Rechnen	M	**1,45**	**1,66**	1,56	**1,46**	**1,75**	1,62	**1,50**	**1,80**	1,66
23. Schreiben	M	1,55	1,57	1,56	1,78	1,68	1,72	**2,06**	**1,77**	1,91
24. Mit anderen spielen	M	*1,13*	*1,05*	1,09	1,07	1,11	1,09	1,13	1,12	1,12
25. In der Familie sein	M	1,17	1,11	1,14	1,14	1,17	1,16	1,20	1,17	1,19
26. Toben	M	**1,26**	**1,50**	1,39	**1,25**	**1,52**	1,40	**1,23**	**1,39**	1,32
27. Puzzlen	M	1,80	1,71	1,75	**1,77**	**1,57**	1,66	**1,93**	**1,69**	1,80
28. In Urlaub fahren	M	1,09	1,12	1,11	**1,05**	**1,17**	1,12	1,09	1,10	1,09
29. Mit Bausteinen spielen	M	**1,70**	**2,01**	1,87	**1,84**	**2,25**	2,07	**2,04**	**2,45**	2,25
30. Computer spielen	M	**1,28**	**1,64**	1,47	**1,30**	**1,57**	1,45	**1,25**	**1,51**	1,39
	N	**128**	**148**	**276**	**132**	**157**	**289**	**136**	**155**	**291**

Anmerkungen. Die dreistufige Skala hatte die Ausprägungen "1" = gerne, "2" = manchmal, "3" = gar nicht gerne. Geschlechtsunterschiede sind durch Fett- ($p < .05$) und Kursivdruck ($p < .10$) der adjustierten Mittelwerte gekennzeichnet (Tests der univariaten Zwischensubjekteffekte nach einfaktoriellem multivariatem Vergleich).[21]

[21] Die Geschlechtsunterschiede wurden multivariat signifikant, $F(30, 245) = 17.64$ (Klasse 1), $F(30, 258) = 11.65$ (Klasse 2) und $F(30, 260) = 15.07$ (Klasse 3), $ps < .0001$. Die multivariate Varianzaufklärung betrug jeweils 68%, 58% und 64%.

Einstellungen präferieren. Dies hat eine *identitätsbildende Funktion*: Kinder bauen ihr Wohlbefinden und ihr Selbstwertgefühl dadurch auf, indem sie sich *rollenkonformen* Aktivitäten und Beschäftigungen zuwenden. Aus sozialisationstheoretischer Sicht gibt es Belege dafür, dass Jungen und Mädchen für konformes Verhalten positiv und für non-konformes negativ sanktioniert werden. Positive Reaktionen von Erwachsenen und Gleichaltrigen unterstützen die Herausbildung eines Selbstkonzeptes als Mädchen bzw. Junge mit den entsprechenden positiven Bewertungen, die sich schließlich in Selbstbewertungen niederschlagen.
Mädchen und Jungen zeigen deutliche geschlechtsstereotype Präferenzen für die Kulturtechniken des Lesens, Rechnens und Schreibens. Im dritten Schuljahr sind die Unterschiede in allen drei schulischen Lernbereichen festzustellen, wobei Jungen das Rechnen und Mädchen das Lesen und Schreiben vorziehen. Im technischen Bereich (mit Computer, Autos, Bausteinen spielen) und im bewegungsbezogenen Bereich (Sport treiben, Ball spielen, toben) zeigen sich Jungen ebenfalls interessierter. Das Gleiche gilt für den Medienbereich (Fernsehen, Computer). Mädchen interessieren sich dagegen stärker für den künstlerischen Bereich (basteln, singen, malen, puzzlen) und für den häuslich-ästhetischen Bereich (Blumen gießen)
Werden die 30 Aktivitäten zu einem Summenindex verrechnet (vgl. Abbildung 5.31 in Kapitel 5.4.4), zeigt sich ein Entwicklungseffekt, aber kein Geschlechtseffekt (siehe Abbildung 5.35). Das bedeutet, dass Jungen und Mädchen jeweils geschlechtsrollenkonform aus ihren Aktivitäten ihr Selbstwertgefühl, Selbstvertrauen und Selbstsicherheit speisen, dass aber mit zunehmendem Alter viele Aktivitäten an Freude verlieren (siehe die Diskussion in Kapitel 5.4.4).

5.5.6 Ergebnisse aus den Gesundheitsstunden des Gesundheitsförderprojektes

Im Gesundheitsförderprogramm "Ich bin Ich - Gesundheit fördern durch Selbstwertstärkung" wird im dritten Schuljahr ein Gesundheitstag zum Thema "Ich bin ein Mädchen ... Ich bin ein Junge" durchgeführt.

Die Lernziele für diesen Tag sind:

- Thematisierung unterschiedlicher Einstellungen und Wertvorstellungen zum Thema Geschlecht;
- Gemeinsamkeiten zwischen Jungen und Mädchen erkennen;

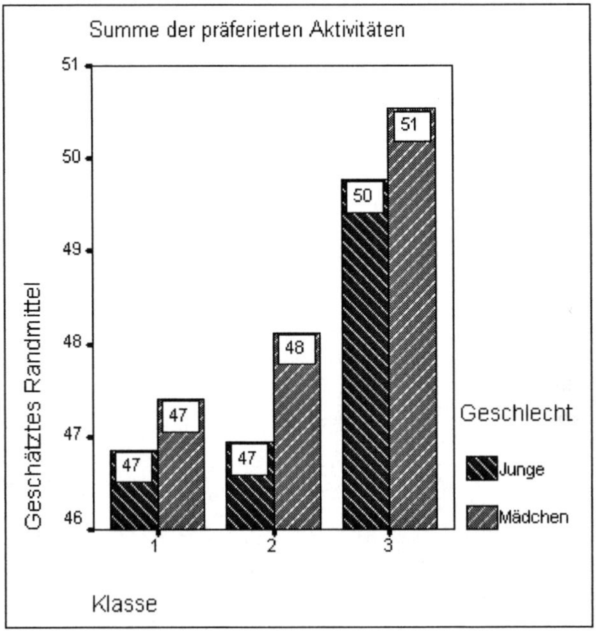

Abbildung 5.35
Innersubjekteffet: *F(2, 518) = 26.45, p < .0001*
Anmerkung. n = 261. Die dreistufige Skala für die 30 Aktivitäten hatte die Ausprägungen "1" = gerne, "2" = manchmal, "3" = gar nicht gerne. Der Punktwert variiert zwischen 30 und 90.

- Bewusst machen, dass stereotype Erwartungen nicht unbedingt erfüllt werden müssen, und erkennen, dass individuelle Qualitäten entscheidender sind als Rollenklischees;
- Reflexion darüber, welchen Einfluss das Geschlecht auf das, was jemand kann und gerne tun möchte, hat;
- Lernen, sich gegenseitig zu akzeptieren.

In der Entspannungsübung, mit der die Stunde beginnt, lernen die Kinder Seepferdchen kennen und deren Besonderheit, dass die Männchen für die Brutpflege zuständig sind.
Im Anschluss daran wird in geschlechtshomogenen Kleingruppen gearbeitet. In den Mädchen- und Jungengruppen wird ein Würfelspiel (siehe Abbildung 5.36) durchgeführt. Hierbei assoziieren die Kinder zu den Begriffen *Junge,*

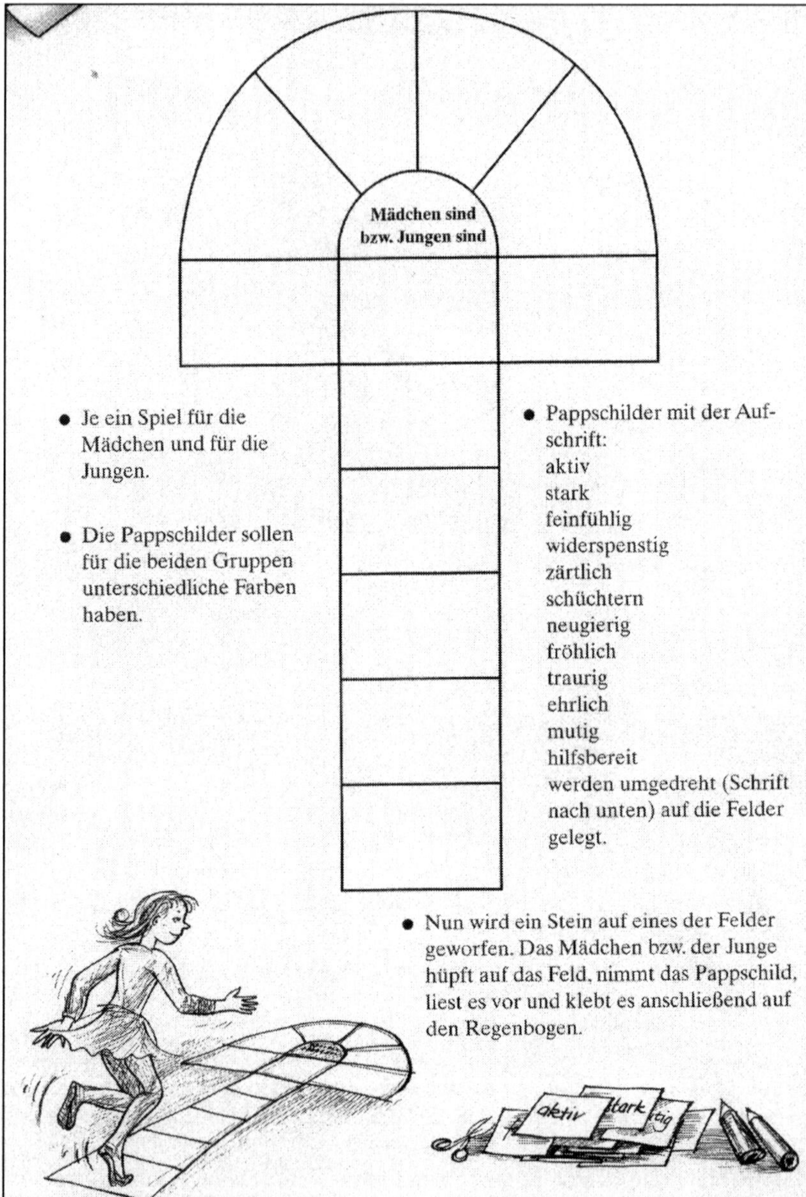

Abb. 5.36: Das Hüpfspiel

Mädchen, Frau, Mann, Ich selbst, meine beste Freundin/mein bester Freund. Die Geschlechterstereotype, die dabei genannt werden, bilden die Grundlage für das folgende Gespräch, in dem es um Gemeinsamkeiten und Unterschiede von Jungen und Mädchen / Männern und Frauen geht. Es wird herausgearbeitet, welche unterschiedlichen Behandlungen die Jungen und Mädchen durch ihre Umwelt erleben und welche alternativen Denk- und Handlungsweisen sie kennen. Sie sammeln Beispiele von Männern und Frauen oder Mädchen und Jungen, die "anders sind".

Anschließend sollen die Kinder darüber nachdenken, warum sie gerne ein Junge bzw. ein Mädchen sind. Dazu erhält jedes Kind eine Karteikarte mit dem Satzanfang "Ich bin gerne ein Mädchen, weil..." bzw. "Ich bin gerne ein Junge, weil...". Die Kinder ergänzen den Satz und befestigen die Karteikarte an einem Luftballon. Die Luftballons werden an einem Regenbogen, den sie gemeinsam basteln, aufgehängt.

In dem folgenden Hüpfspiel (s. Abbildung 5.36) und auch in dem abschließenden Lied "Starke Kinder" von Rolf Zuckowski werden die Kinder auf die Gemeinsamkeiten von Jungen und Mädchen aufmerksam gemacht.

Die Erfahrungen, die bisher bei der Durchführung dieser Stunde gesammelt werden konnten, belegen, dass die Kinder in diesem Alter gefestigte stereotype Vorstellungen haben und dass dieses Thema viel öfter mit den Kindern besprochen werden müsste. Denn es ist im Schulalltag ein immanentes Problem und auch nicht selten Ausgangspunkt ernsthafter Konflikte.

Winkelmann (1998) hat in ihrer Arbeit zum Thema "Geschlechterstereotype und Geschlechtsidentität in der Grundschule" diesen Gesundheitstag in zehn Schulklassen begleitet und die einzelnen Übungen ausgewertet.

In zwei Schulklassen wurden Videoaufnahmen gemacht, so dass auch die Diskussionen der Kinder dokumentiert sind. So gab es zum Beispiel beim Würfelspiel folgende Sequenz:

Jungengruppe

J1 würfelt Mädchen.

Alle rufen begeistert: *Mädchen* (Junge 3 wirft jubelnd die Arme in die Luft).

J1: *Sind immer - oder sind meistens zickig.*

Die anderen lachen, wiederholen *sind zickig.*

J1: *Ja, ist doch so. Du sollst dir mal ein Beispiel an Tanja nehmen, was meinst du, wie zickig die ist.*

J3 zeigt der Gruppenleiterin seinen Arm: *Hier guck mal, das ist alles von Tanja.*

Mädchengruppe
M3 würfelt Junge
M3: *Also die Jungs...*
M2: *sind ziemlich doof*
M3: *suchen sich immer die stärksten Mädchen raus. André mag die stärksten, also Tanja. Und dann sagt er immer, er hätte sie besiegt, aber er besiegt Tanja nicht.*

In der Tabelle 5.32 sind die Äußerungen aus einer Schulklasse des gegenwärtigen Projektes zusammengestellt.

Tab. 5.32: Aussagen von Mädchen und Jungen beim Würfelspiel

	Aussagen von Mädchen	**Aussagen von Jungen**
Mädchen sind	besser und schöner als Jungen	manchmal ganz schön dumm
	mutig, stark, schlau	nervig
	können gut malen	stören immer
	ziehen coole Sachen an	blöd, zickig
	schminken sich	machen alles kaputt
	manchmal albern	vergesslich
	sind nicht so anstrengend wie Jungen	haben Ohrringe
Jungen	sind gemein	ältere Jungen geben an
	geben an	können sich gut mit Mädchen kloppen
	sind nervig	können gut klettern
	in Jungen kann man sich verlieben	spielen Fußball
	hassen pink	sind stark
Frauen	sind meistens schön	behandeln Kinder wie Babys
	ziehen Schlaghosen an	sind zu fürsorglich
	sind lieb	vergessen das meiste
		wollen immer etwas Sicheres
Männer	sind meistens größer als Frauen	sind sehr sportlich
	lieben Frauen	find ich gut
	sehen eklig aus	haben kurze Haare
	finden sich zu toll	sind manchmal Faulpelze
	haben ein Rad ab	
	machen Gartenarbeit	
	haben einen Bart	

Bei der "Luftballonübung" wurden die folgenden Aussagen gemacht (siehe Tabelle 5.33). Einige davon (vor allem die zu den sportlichen Aktivitäten) auch mehrmals.

Tab. 5.33: Ergebnisse einer schriftlichen Befragung: „Ich bin gerne ein Mädchen/Junge, weil ...“

Ich bin gerne ein Mädchen, weil	**Ich bin gerne ein Junge, weil...**
• ich so tolle Freundinnen habe • ich so lange Haare habe • es für Mädchen so tolle Spielsachen gibt • ich mich als Mädchen wohlfühle • ich sonst nicht ich wäre • sich meine Eltern zwei Mädchen gewünscht haben • ich gerne turne und spiele • ich gerne reite • ich gerne schwimme und Inliner fahre • ich gerne male und bastle • ich Kinder kriegen will • man dann manche Jungen verehren kann • ich mich schminken und Kleider tragen kann • ich sexy in meinem weißen Minirock aussehe • Mädchen netter, schlauer und fleißiger sind als Jungen; Mädchen mögen keinen Krieg, Jungen sind zu blöd dazu, um schlau zu sein • Mädchen meistens lange Haare haben und besser malen können • ich besser, eleganter, schöner und schlauer bin	• ich ein Junge werden wollte • Jungen gut sind • Jungen schneller sind, Mädchen sind nervig • ich stärker bin • ich so stark wie mein Papa werden möchte • ich die Schule hasse • ich einen Penis habe, mit dem ich überall hinzielen kann • Jungen sich besser wehren können • Jungen mehr Mut haben • ich gerne mit der Eisenbahn spiele • Jungen gut klettern können • ich gerne Fahrrad fahre • ich gut Handball spielen, schwimmen, kämpfen, gut treffen und springen kann • ich Fußball spielen kann und gerne beim Fußball zuschaue • es so viele Fußballvereine gibt und man dann nicht so leicht ausgeschlossen werden kann und weil ich viel über Fußball weiß

Die Auswirkungen geschlechtshierarchischer Arbeitsteilung in unserer Gesellschaft sowie der normativen Rollenerwartungen, die an die Kinder herangetragen werden, sind in den Vorstellungen, die Grundschulkinder von Männern und Frauen, Mädchen und Jungen haben, gut erkennbar. Besonders bei der Beschreibung von Männern und Frauen konnten die geschlechterstereotypen Vorstellungen nachgewiesen werden (Winkelmann 1998, S. 120). In den Selbstbeschreibungen stehen bei den Jungen die sportlichen Aktivitäten im Vordergrund, Mädchen achten mehr auf ihr Äußeres (Mä 14%, Ju 3%).

Aber auch für die Mädchen spielt Sport eine große Rolle - in diesem Bereich scheinen sie sich den Jungen angenähert zu haben. Bei den Jungen konnte keine Annäherung an traditionell weibliche Bereiche gefunden werden.
Außerdem fiel eine starke Abgrenzung der Mädchen von den Jungen und der Jungen von den Mädchen auf, wobei Mädchen sich häufiger als Jungen negativ vom anderen Geschlecht abgrenzten.
Insgesamt entstand der Eindruck, dass Jungen und Mädchen in den einbezogenen Schulen eher gegeneinander als miteinander agieren.
Die Identitätsentwicklung ist abhängig von den Anforderungen und Reaktionen der Umwelt. Auf Grund der Höherbewertung "männlicher" Tätigkeiten und Eigenschaften geraten die Mädchen in einen Konflikt: Sie sollen zwar in Bereiche gehen, die traditionell eher den Jungen gehören, aber trotzdem "weiblich" bleiben. Aber auch für die Jungen sind die Geschlechtsrollenerwartungen problematisch: Die von ihnen erwartete Präsentation von Stärke und Unabhängigkeit kann zum Verlust von Sensibilität für sich selbst und andere führen. Die Förderung der Ich-Stärke ist wichtig für beide Geschlechter: Nur selbstwertstarke Mädchen und Jungen können sich den normativen Rollenerwartungen entziehen und eine Identität jenseits von Geschlechterstereotypen entwickeln.

6. Erhaltung und Förderung des Selbstwertgefühls von Kindern

6.1 Notwendigkeit und Chance von Gesundheitsförderung in der Schule

Das 21. Jahrhundert, das eben erst begonnnen hat, ist trotz aller Fortschritte der Medizin und der vielfältigen Möglichkeiten medizinischer Hilfen nicht frei von Krankheit und Leid. Von der Zielstellung der WHO, "Gesundheit für alle" (WHO 1984) zu schaffen, sind wir noch weit entfernt. Im Vergleich zum vergangenen Jahrhundert hat sich jedoch die Art der Erkrankungen verändert. Infektionskrankheiten haben deutlich abgenommen, chronische Erkrankungen und psychische Störungen dagegen zugenommen. Die meisten der heutigen Krankheiten sind auf unangemessenen Umgang mit den körperlichen und psychischen Ressourcen zurückzuführen. Chronische Krankheiten entwickeln sich allmählich, können dann aber nach Ausbruch meist nicht mehr vollständig geheilt werden (z.B. Allergien). Auch die psychischen Störungen entstehen nach jahrelangen Fehlanpassungen bzw. Überforderungen, ihre Auswirkungen sind oftmals erst nach einer langen Latenzzeit spürbar. Schlaf- und Essstörungen, psychosomatische Erkrankungen, Erschöpfungszustände, Depressionen und Ängste, wachsende Selbstmordzahlen, steigender Drogenkonsum, Vandalismus, Körperverletzungen und kriminelle Handlungen treten immer häufiger auch schon bei Kindern auf. So wird berichtet, dass "etwa 20% aller Kinder und Jugendlichen klinisch bedeutsame Auffälligkeiten wie Ängste, Depressionen und vor allem aggressives Verhalten, oppositionelles Trotzverhalten und hyperkinetische Störungen (pathologische Steigerung der Motorik mit zum Teil unwillkürlichen Bewegungen) aufweisen" (Heinrichs, Saßmann u.a. 2002, S. 170). Der WHO-Gesundheitsbericht für das Jahr 2001 stellt fest, dass die Länder lange das Ausmaß von psychischen Gesundheitsproblemen negiert haben. "Das Ausmaß der volkswirtschaftlichen Belastung durch psychische Störungen wird weitgehend ignoriert und meist ist man sich nicht bewusst, dass es moderne Interventionsmöglichkeiten gibt" (WHO 2001, S. 12).
Obwohl sich immer mehr die Erkenntnis durchsetzt, dass Hilfe so früh als möglich einsetzen muss, dass Prävention zur Verhinderung von Erkrankungen

und Gesundheitsförderung zur Stärkung von Gesundheitsfaktoren der richtige Weg sind, werden nach wie vor viel zu wenig präventive Maßnahmen ergriffen. Die Krankenkassen können nur einen geringen Prozentsatz ihrer Leistungen dafür verwenden. Aber auch staatliche und kommunale Einrichtungen haben diese Aufgabe bisher vernachlässigt, so dass die Initiativen gegenwärtig vorwiegend von freien Trägern, Vereinen und Selbsthilfegruppen sowie Forschungsprojekten ausgehen.
Gesundheitsförderung kann und sollte in der Zukunft Aufgabe der Schule sein. Denn Schule ist zum einen ein bedeutsamer Stressfaktor für Kinder, trägt also zur Entstehung von Krankheiten bei und Schule ist zum anderen auch der Ort, der zu einem gesundheitsförderlichen Lebensraum werden kann, wo gesundheitsfördernde Maßnahmen alle erreichen können.

Schule als Stressfaktor

1. Lernen ohne Freude und Lernen aus Angst machen krank. Lernen bei Lärm und schlechter Luft, Lernen mit „ausgebrannten" Lehrerinnen und Lehrern, Lernen unter Konkurrenzdruck und Mobbing der Schüler und Schülerinnen untereinander sind in höchstem Maße belastend. Es ist sicherlich nicht zu übersehen, dass der Stressor „Schule" gegenwärtig eher gesundheitsschädigend ist. Die von Schülern und Schülerinnen am häufigsten genannten Probleme stehen im Zusammenhang mit der Schule und Schulleistungen.
Ein großer Teil der Heranwachsenden fühlt sich in der Schule nicht wohl. In einer Untersuchung von Czerwenka, Nölle u.a. (1990) äußerten sich 72% der Schülerinnen und Schüler negativ über ihr Wohlbefinden in der Schule.
Das Erleben von Schule ist für die dort Lernenden oft zwiespältig und wird mit zunehmender Klassenstufe immer augenfälliger: Einerseits haben Schule und die erreichten Ergebnisse einen hohen Stellenwert für die Lebenskarriere, andererseits aber wissen die Jugendlichen, dass die Anstrengungen sich wenig lohnen, da die Berufschancen gering sind. Hinzu kommt, dass die Lehrinhalte nur als wenig sinnvoll erlebt werden, die Diskrepanzen zur eigenen Lebenswelt sind groß, der Nutzen des Gelernten nicht einsichtig. Insbesondere deutsche Kinder haben generell größere Schwierigkeiten als die Kinder der meisten anderen an der PISA-Studie[22] beteiligten Nationen, Zusammenhänge zwischen dem, was sie gelernt haben, und ihren eigenen Erfahrungen herzustellen. "Die

[22] "Program for International Student Assessment": eine internationale Vergleichsuntersuchung zum Leistungs- und Kompetenzstand von Schülern in bestimmten Bereichen. An PISA waren 32 Länder beteiligt.

Schule erscheint als ein Block, der nichts mit dem sonstigen Leben zu tun hat" (Reisch 2002, S. 9).

2. Die Kinder kommen bereits mit erheblichen Entwicklungsunterschieden zur Schule.
Die Erkenntnis, dass die Grundlagen für die Nutzung individueller Fähigkeiten sehr früh gelegt werden, also lange vor Schuleintritt, ist nicht neu, hat aber gerade in Deutschland zu keinen bildungspolitischen Konsequenzen geführt. Es wird zu wenig getan für die frühkindliche Bildung der Kinder, der Staat hält sich da weitgehend heraus und überlässt das den Familien, die aber wiederum ganz unterschiedliche Voraussetzungen dafür haben. Es ist nicht allein das unterschiedliche Bildungsniveau der Eltern, sondern es sind eben auch die kulturellen und ökonomischen Bedingungen, die die Bildungschancen der Kinder beeinflussen.
"Wenn Neugierde, Selbständigkeit, aber eben auch Sprach- und Wahrnehmungsfähigkeit nicht früh genug eingeübt sind, ist es später zu spät: Das Gehirn kappt die nichttrainierten Nervenzellen-Verbindungen unwiderrufbar" (Reisch 2002, S. 11).
Medizinische und psychologische Untersuchungen können das sehr gut belegen. In den Längsschnittuntersuchungen von Breuer und Weuffen (2003) konnte nachgewiesen werden, dass Kinder, deren Wahrnehmungsleistungen vor der Einschulung nicht altersgerecht entwickelt waren, den Schritt zum Erlernen der Kulturtechniken Lesen und Schreiben nur unter größten Schwierigkeiten vollziehen konnten und noch im achten Schuljahr deutlich schlechtere Schulleistungen als die anderen Kinder aufwiesen.
Die Ergebnisse der schulärztlichen Untersuchung der Greifswalder Schulanfänger/innen des Jahres 1995 zeigen, dass bestimmte Erkrankungen und Auffälligkeiten bei Vorschulkindern häufig auftreten und den Schulstart ebenfalls erschweren können (vgl. Abbildung 6.1). Die Rückstände in der sprachlichen Entwicklung sind für die betroffenen Kinder immer ein schwerwiegendes Handicap, weil sie den Schulstart erheblich beeinträchtigen. Noch folgenschwerer ist dies bei Migrantenkindern, die oft kaum Deutsch können, wenn sie die Schule beginnen. Obwohl das seit langem bekannt ist, ist vor PISA nichts und danach nur wenig getan worden, um auf administrativem Wege (z.B. durch verpflichtenden Deutschunterricht im Vorschulalter) Abhilfe zu schaffen.

3. Schule selbst scheint gegenwärtig eher gesundheitsschädigend zu sein. Der WHO-Gesundheitsbericht 2001 weist eine zunehmende Zahl psychischer Erkrankungen im Kindesalter aus. Schreckensberichte gibt es außerdem über den körperlichen Zustand.

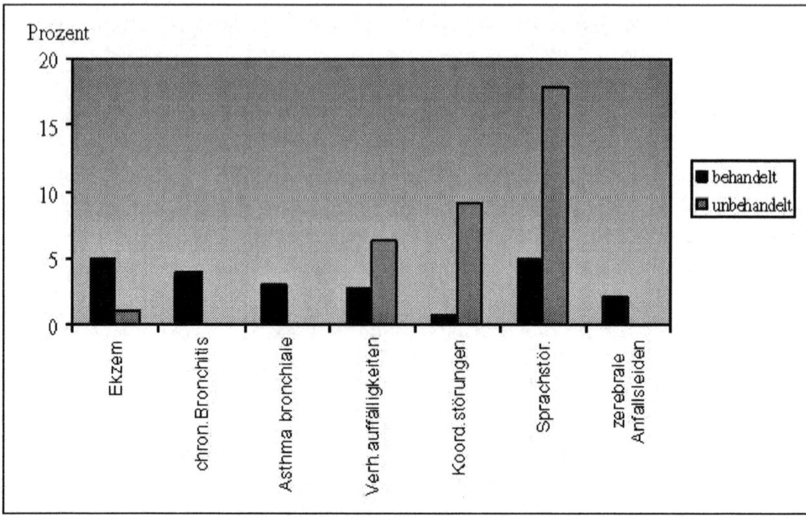

Abb. 6.1: Häufigkeit von Erkrankungen von Greifswalder Schulanfänger/innen (n = 694)

Die Studie „Health Behaviour in School-Aged Children - a WHO Cross National Survey" - Teil eines internationalen Forschungsverbundes, der von der WHO unterstützt wird - hat erbracht, dass von den befragten 6341 deutschen Kindern und Jugendlichen 10,2% ziemlich unglücklich sind (schlechtes Wohlbefinden), 6,7% ihren Gesundheitszustand als sehr schlecht bewerten und 18% angeben, öfters in der Woche gereizt bzw. schlecht gelaunt zu sein (Palentien, Klocke & Hurrelmann 1999). Die Studie hat die soziale Lage der Befragten mit berücksichtigt und konnte so zeigen, dass vor allem Kinder aus armen Familien ihren Gesundheitszustand schlecht einschätzen, sich nicht wohlfühlen, über Einsamkeit, Hilflosigkeit und wenig Selbstvertrauen berichten. Bei jenen Kindern und Jugendlichen, die der unteren sozialen Schicht angehören, ist das psychosoziale Wohlbefinden (nach eigener Einschätzung) demnach deutlich schlechter (2,5fach).
Die PISA-Studie (2002) hat Ähnliches offenbart: In keinem anderen mit Deutschland vergleichbarem Land ist der Zusammenhang zwischen Testergebnis und sozialer Herkunft so eng wie in Deutschland. Das bedeutet, dass in Deutschland Bildungschancen vom sozialen Status der Eltern abhängen, d.h. Kinder aus armen Familien haben aus ökonomischen Gründen weniger Chancen als andere Kinder, ihre Fähigkeiten zu entwickeln.

4. Während die meisten Kinder vor Beginn ihrer Schulzeit mit Zuversicht und Selbstvertrauen diese neue Anforderung erwarten, Schule also eher als Herausforderung ("ich werde nun auch ein Schulkind werden") definieren, ändert sich das nach Schuleintritt relativ schnell. Für nicht wenige Kinder bringt Schule leidvolle Erfahrungen, nämlich für jene, die "aus der Norm fallen", sowohl für diejenigen, die schon viel mehr können, als erwartet wird, als auch für die Kinder mit Entwicklungsrückständen (zum Beispiel sprachlichen Defiziten).
Der Schuleintritt labilisiert das normalerweise positive Selbstwertgefühl, wobei sich schon in relativ kurzer Zeit Veränderungen ergeben können.
Diese Veränderungen geschehen in Abhängigkeit von den Erfolgen bzw. Misserfolgen beim Lernen. Noch genauer muss eigentlich gesagt werden: in Abhängigkeit von den Reaktionen der Bezugspersonen, die durch ihre Bewertungen den Erfolg oder Misserfolg als solchen definieren.
Die Kinder selbst können zunächst noch gar nicht erkennen, welcher Grad von Bewältigung der Aufgabe ein Erfolg, welcher ein Misserfolg ist. Sie erleben es über die Reaktionen der Erwachsenen (vgl. hierzu auch Kapitel 5.3).

5. In der Schule sind die komplizierten sozialen Netzwerke der Gesellschaft vorweggenommen.
Die Kinder geraten in vielfältige Konfliktsituationen, für deren Bewältigung ihnen noch die nötigen Kompetenzen fehlen. Die Akzeptanz durch Mitschüler und Lehrer ist eine für die Erhaltung des positiven Selbstwertes notwendige Voraussetzung. Wenn das Gefühl des Angenommenseins und des Dazugehörens in der Kindergruppe sowie des Geliebtwerdens in der Familie in Gefahr gerät, dann werden Kinder alles nur Mögliche tun, um diese Gefahr abzuwenden. Das heißt, sie müssen die belastende Situation bewältigen, und "sich etwas einfallen lassen". Die Herausbildung entsprechender Kompetenzen zur Konfliktlösung ist jedoch nicht oder noch nicht Lernziel, so dass sie diese spontan entwickeln müssen (zum Beispiel nach Vorbildern aus der Erwachsenenwelt und dem TV).
Das sind dann meist Bewältigungsstrategien, die nicht gesundheitsförderlich sind, sondern eher den Stress verstärken.
Das Stresserleben von Drittklässlern haben wir mit dem Stressfragebogen von Lohaus et al. (1996) gemessen. Immerhin haben 40% der Kinder unserer Population ein hohes Stresserleben bekundet. Das allein ist aber noch nicht alarmierend, da wir davon ausgehen müssen, dass Schule ein Stressfaktor ist und bleiben wird. Wenn wir uns aber die von den Kindern angegebenen Symptome anschauen, wird klar, dass sie nicht die nötigen Bewältigungsstrategien besitzen, um mit diesem Stress umgehen zu können (vgl. Kapitel 5.1).
Und erst hier wird das wirkliche Problem deutlich: Es kann nicht darum gehen,

Schule stressfrei zu machen (alle Versuche in diese Richtung sind ebenso fehl geschlagen wie die Angst erzeugende Schule), sondern es müssen die notwendigen Life Skills (Lebenskompetenzen) entwickelt werden, um die Kinder für die Risiken des Lebens zu wappnen.

Schule als gesundheitsfördernder Lebensraum

Schule ist über viele Jahre Lebensraum der Kinder. Neben intellektuellen Kompetenzen sollten und könnten dort auch psychosoziale Kompetenzen zielgerichtet und systematisch erworben werden. In den Curricula sind sie bisher nicht eindeutig als Lernziel definiert. Die WHO hat fünf Gruppen von "Life Skills" vorgeschlagen (s. Tab. 6.1).

Alle Kinder gehen zur Schule, Gesundheitsförderung in diesem Setting kann langfristig und umfassend durchgeführt werden, sie kann in früher Kindheit beginnen und in kreativer Partnerschaft von Lehrer/innen und Eltern erfolgen.

Damit Schule zu einem gesundheitsförderlichen Lern- und Lebensraum werden kann, sind viele Teilschritte zu gehen: von der Umgestaltung der Institution über die Qualifizierung der Lehrkräfte und Reformierung des Unterrichts bis hin zu bildungspolitischen und berufspolitischen Konsequenzen. Es ist falsch, wenn angenommen wird, dass man Inhalte langfristig verändern kann, wenn die alten Strukturen bestehen bleiben. Obwohl PISA eindeutig nachgewiesen hat, dass es günstig für die Lernergebnisse ist, wenn die Lernenden möglichst lange ohne Selektion lernen können, wenn Schüler mit unterschiedlichen Voraussetzungen und Entwicklungsniveaus sich gegenseitig fördern können, wird in Deutschland vorrangig über die Verschärfung der Kontrollen, über früheren Lernbeginn, über "neuen Wein in alten Schläuchen" diskutiert.

Sicherlich ist es eine sehr komplexe Aufgabe, der Ausgrenzung, Isolierung, Vereinsamung mit all ihren langfristigen Auswirkungen entgegenzuwirken. Maßnahmen müssen auf verschiedenen Ebenen ansetzen. So muss unbedingt über strukturelle und inhaltliche Fragen der schulischen Bildung diskutiert werden (die frühe Selektion lässt gerade den Migrationskindern wenig Zeit zur Angleichung ihrer Leistungen an die der deutschen Kinder, das unterentwickelte Vorschulsystem benachteiligt die sozial schwachen Familien usw.).

Die Schule wird immer mehr aufgefordert sein, als ein wichtiges Lebensfeld der Heranwachsenden die Kompetenzen ihrer Schüler und Schülerinnen zur Bewältigung ihrer Lebenssituation zu entwickeln und zu fördern. Das wirft die Frage auf, welche Kompetenzen notwendig bzw. hilfreich sind, um die Belastungen bewältigen zu können und ein positives Selbstwertgefühl, das wir als wichtigste Ressource für subjektives Wohlbefinden bezeichnen, zu fördern. Es

sind vor allem psychosoziale Kompetenzen, deren Erwerb bisher nicht erklärtes Ziel des schulischen Lernens ist.
Psychosoziale Kompetenzen müssen ebenso zielgerichtet ausgebildet werden wie intellektuelle Kompetenzen, und damit ist es auch eine Aufgabe der Schule. Da daran nicht nur punktuell gearbeitet werden sollte, wurde von den Autoren ein Programm zur Gesundheitsförderung für alle vier Grundschuljahre konzipiert. Wichtig ist, dass es die Möglichkeit bietet, mit allen Kindern – der gesamten Schulklasse – kontinuierlich an der Entwicklung und Erhaltung ihrer Gesundheit zu arbeiten. Auch wenn dieser salutogenetische Ansatz – Förderung von Gesundheitsfaktoren – nicht bei allen Kindern den gewünschten Effekt erbringen kann, ist anzunehmen, dass durch Förderung kein Schaden entsteht und zumindest eine Sensibilisierung des Umfeldes (Schule und Familie) zu erwarten ist.
Das Grundschulalter ist für die Implementierung von Programmen zur Gesundheitsförderung besonders geeignet, weil die Entwicklung moralischer, emotionaler und sozialer Fähigkeiten („life skills") zu diesem Zeitpunkt präventiven Charakter hat und geeignete Strategien zur Stressbewältigung erworben werden können.
Wenn junge Menschen durchschnittlich 15.000 Stunden ihres Lebens in der Schule verbringen und das in der Regel für jedes Mädchen und jeden Jungen zutrifft, dann bietet sich damit auch die einzigartige Möglichkeit, mit Programmen zur Gesundheitsförderung tatsächlich alle zu erreichen. Außerdem können solche Programme langfristig und komplex sein, sie können in früher Kindheit beginnen und in fester Partnerschaft von Lehrer/innen und Eltern erfolgen.
Wird Gesundheitsförderung nicht als Bearbeitung von Einzelproblemen verstanden, z.B. Verhinderung und Einschränkung von Nikotinmissbrauch, sondern als Möglichkeit, Kinder zu befähigen, mit Risiken, Problemen, Krisen und auch täglichen Anforderungen kompetent umgehen zu können, Kontrolle über ihr eigenes Handeln zu erlernen und das Bewusstsein des eigenen Wertes zu stärken, dann entspricht das den Zielen von Bildung und Erziehung. Gesundheitsförderung ist dann nichts Zusätzliches oder Schulfremdes, sondern vielmehr ein integrativer Bestandteil des Lernens und Lebens in der Schule.
Solche psychosozialen Kompetenzen zu entwickeln – an dieser Aufgabe wird Schule nicht vorbeigehen können. Wichtig ist zu beachten, dass diese Kompetenzen ebenso zielgerichtet ausgebildet werden müssen wie intellektuelle Kompetenzen. Gegenwärtig wird das in verschiedenen Einzelprojekten erprobt.
Auch Lehrende sind Teil dieses Lebensraumes. Sie erleben täglich und unmittelbar die Konsequenzen verfehlter Bildungspolitik und nicht bewältigter Reali-

tät des Zusammenlebens und -lernens unterschiedlicher Kulturen in einem oft viel zu engen Klassenzimmer und werden dann noch zum Sündenbock der Nation gemacht, wenn Schüler "durchdrehen" und sich und andere umbringen (wie in einem Gymnasium in Erfurt geschehen), wenn Schüler in Deutschland weniger können als die in Skandinavien (s. PISA).
Gesundheitsförderlich ist die deutsche Art zu lehren und zu lernen nicht. Deutsche Schulen brauchen eine Runderneuerung, eine umfassende "Gesundheitsreform". Gesundheitserziehung sollte an jeder Schule immanentes Prinzip der Interaktion sein und vor allem der Gesundheitsförderung dienen. Die Maßnahmen zur Gesundheitsförderung, die im System Schule durchgeführt werden, können recht unterschiedlich sein, müssen Schritt für Schritt gegangen werden, sollten aber die Gesunde Schule - einen Lebensraum, in dem sich alle Beteiligten wohl fühlen - anstreben.
Gesundheitsförderprogramme sind ein Schritt auf diesem Wege, sie entspringen der Notwendigkeit des Handelns, der Nachweis ihrer Effektivität wird die nächsten Schritte nach sich ziehen.

6.2 Gesundheitspädagogik: Erziehung zu Lebensfertigkeiten

Aus einer salutogenetischen Perspektive betrachtet ist die wesentliche Aufgabe der Gesundheitserziehung und Gesundheitsförderung die Entwicklung eines hohen Kohärenzgefühls. Kinder sollen lernen, dass sie erfolgreich mit äußeren und inneren Anforderungen der Umwelt umgehen können. Aus einer Entwicklungsperspektive ist gerade die Stärkung des Kohärenzgefühls in der Kindheit besonders wichtig für die darauf folgende Adoleszenz und für das Erwachsenenalter. Nach der Vorstellung Antonovskys ist die Ausbildung des Kohärenzgefühls mit dem frühen Erwachsenenalter abgeschlossen, d.h. sie wird als eine stabile Disposition angesehen, die nur schwer veränderbar ist. Die Stärke des Kohärenzgefühls über die Lebensspanne hängt demnach sehr stark mit Lebenserfahrungen in der Kindheit zusammen und zeigt die Relevanz von Erziehungsprozessen.
Lebensfertigkeiten sind nach WHO definiert als "Kompetenzen und Fähigkeiten zur Anpassung und zu positivem Handeln, welche es Individuen ermöglichen, mit den Anforderungen und Herausforderungen des Lebens wirksam umzugehen" (WHO 1998, S. 6). Der Begriff Lebensfertigkeiten bezieht sich auf Fertigkeiten, die die psychosoziale Kompetenz erhöhen. Diese basalen Fertigkeiten (*generic type of skills*) beinhalten Entscheidungsfähigkeit, Problem-

lösen, Selbstbewusstheit, Emotionsregulierung und kommunikative Kompetenzen.

Die folgenden Definitionen von Lebensfertigkeiten unterstreichen die Bedeutung psychosozialer Kompetenzen für Lebensfertigkeiten (zitiert nach WHO 1994, S. 1):

- *'Life skills are ... to carry out effective interpersonal relationships and social role responsibilities, and to make choices and resolve conflicts without resorting to actions that will harm oneself or others.'* Maurice J Elias, Rutgers University, USA, author of "Social Decision Making and Life Skills Development."
- *'Those skills needed by an individual to operate effectively in society in an active and constructive way....'* Edward de Bono (author of the CoRT Thinking Programme and leading writer on the teaching of thinking);
- *'Personal and social skills required for young people to function confidently and competently with themselves, with other people, and with the wider community.'* TACADE, UK, author of "Skills for the Primary School Child."

Lebensfertigkeiten sind individuelle Fähigkeiten und Potentiale, die hilfreich sind für die Förderung des psychischen Wohlbefindens von Kindern in ihrem Alltag. Damit Kinder erfolgreich solche Fähigkeiten erlernen und anwenden können, müssen sie auf eine kindgerechte und aktivitätsorientierte Art und Weise vermittelt und geübt werden. Die Methodologie muss auf die Bedürfnisse, kognitiven Strukturen und bisherigen Erfahrungen aufbauen. Die Erziehung zu Lebensfertigkeit zielt auf eine Stärkung der kindlichen Autonomie und auf die Verantwortungsübernahme dafür, was Kinder tun. In Tabelle 6.1 sind die grundlegenden Bereiche der Lebensfertigkeiten dargestellt.

Die Herausbildung basaler Lebensfertigkeiten in der Schule kann nur gelingen, wenn die Kinder aktiv in einen dynamischen Lehr- und Lernprozess eingebunden werden. Didaktische Modelle wie kooperatives Lernen, partizipative Aktivitäten und erfahrungsgebundenes Lernen (Lernen durch aktive Partizipation)

Tab. 6.1: Basale Lebensfertigkeiten (WHO 1994)

Entscheidungen treffen	Problemlösen (einschließlich Zielsetzung)
Kreatives Denken	Kritisches Denken (einschließlich Werteklärung)
Kommunikation	Interpersonale Fähigkeiten (einschl. Selbstsicherheit)
Selbstbewusstheit	Empathie
Emotionsbewältigung	Stressbewältigung

können genutzt werden. Zur Umsetzung bieten sich an: Arbeiten in Gruppen, Brainstorming, Rollenspiele, spielerische Aktivitäten und Diskussionen. Die Entwicklung von basalen Lebensfertigkeiten geschieht sowohl im Kontext sozialer Problemstellungen (wie z.B. zwischenmenschliche Beziehungen, das Lernen über soziale Einflussprozesse auf das Verhalten und Lernen über Rechte und Pflichten) als auch im Kontext von Gesundheitsproblemen.

6.3 Gesundheitsprogramme: Ergebnisse und Probleme

In den vergangenen Jahren sind verschiedene Programme zur Gesundheitsförderung im Kindesalter, die die Gesundheit der Heranwachsenden im Sinne der WHO und der Salutogenese fördern wollen, entwickelt worden. Während frühere Konzepte häufig auf einer Mischung von Aufklärung und Abschreckung basierten, setzen neuere Konzepte nicht länger auf das Vermeiden von Risikofaktoren, sondern auf die Förderung und Stärkung psychosozialer Kompetenzen, die einen geeigneten Umgang mit Risikofaktoren ermöglichen.
Heinrichs u.a (2002) geben einen Überblick über internationale schulische Präventionsprojekte, die im Sinne der American Psychological Association als effektiv befunden wurden. "Demnach gilt eine Präventionsmaßnahme als empirisch bewährt, wenn sie sich in mindestens zwei von unabhängigen Forschungsgruppen durchgeführten Kontrollgruppen-Studien gegenüber einer alternativen Präventionsmaßnahme oder einem Placebo-Training als überlegen herausgestellt hat." (S. 179)

6.3.1 Promoting Alternative Thinking Strategies (PATHS) – Förderung alternativer Denkstrategien (WEGE)

PATHS ist ein Programm zur Prävention von Aggressionen und Verhaltensstörungen durch die Entwicklung und Förderung von emotionalen Kompetenzen im Grundschulalter. Weitere Ziele des Programmes sind die Verbesserung der Lernatmosphäre im Klassenzimmer und die Förderung von prosozialem Verhalten der Kinder untereinander. Das Programm wurde Anfang der 80er Jahre ursprünglich für taube Kinder entwickelt, später aber auch für den "normalen" Schulunterricht und den Unterricht mit lernbehinderten oder verhaltensauffälligen Kindern angepasst. Es soll den Kindern helfen, Emotionen zu erkennen und zu beschreiben, Selbstkontrolle, Sozialkompetenz und interpersonelles Problemlösen zu erlernen sowie positive Peerbeziehungen zu führen.

PATHS basiert auf fünf verschiedenen theoretischen Konzepten:
1. dem „Affective-Behavioral-Cognitive-Dynamic Model of Development" (Kinder erfahren und reagieren auf Emotionen, bevor sie lernen sie zu verbalisieren und ihr Verhalten zu kontrollieren - Selbstkontrolle muss noch gelernt werden (Greenberg & Kusché 1993, S. 7ff)
2. dem „Eco-Behavioral Systems Model" (Schulprogramme, die eine gute Schulatmosphäre in den Mittelpunkt stellen, zeigen die besten Erfolge)
3. dem „Neurobiology and Brain Structuralisation/Organisation Model" (Das Verständnis und Management von Gefühlen und Verhaltensweisen funktioniert durch die Kommunikation verschiedener Regionen innerhalb des Gehirns)
4. dem „Psycho-Dynamic Education Model", welches entwickelt wurde, um Entwicklungswachstum und Geistesgesundheit zu fördern und emotionalen Stress zu verhindern
5. und dem „Emotional Awareness Model" (Sozialisation der Kinder geschieht durch Diskussionen über Gefühle mit Erwachsenen, die sie stützen und respektieren).

Das Programm wird von speziell ausgebildeten Lehrern dreimal in der Woche für mindestens 20-30 Minuten über einen Zeitraum von fünf Jahren durchgeführt. Der Lehrplan besteht aus insgesamt 131 Lektionen, die in drei Haupteinheiten und eine Ergänzungseinheit eingeteilt sind:
In der ersten Einheit sollen die Kinder auf das Programm vorbereitet werden und die Selbstkontrolle der Kinder gefördert werden (12 Lektionen). Selbstkontrolle ermöglicht das Erkennen eigener Probleme und stellt so einen ersten Schritt zur Problemlösung dar (Greenberg & Kusché 1993, S. 53).
Die zweite Einheit beschäftigt sich mit Gefühlen und Empathie (56 Lektionen). Hier sollen die Kinder erkennen, dass alle Gefühle, die sie erleben, in Ordnung sind, es aber darauf ankommt, wie man mit ihnen umgeht (Greenberg & Kusché 1993, S. 62).
In der dritten Einheit soll interpersonelles Problemlösen gelernt werden (33 Lektionen).
In einer Ergänzungseinheit von 30 Lektionen, die auf die drei Haupteinheiten aufgeteilt werden können, sollen bereits durchgeführte Lektionen vertieft und die Selbstachtung sowie die zwischenmenschlichen Beziehungen der Kinder gefördert werden.
Damit auch außerhalb der Schule eine gesundheitsförderliche Atmosphäre geschaffen wird, enthält das Programm Elternbriefe und Aktivitäten für Zuhause (Greenberg 2002).

Die Wirksamkeit von PATHS wurde in verschiedenen Studien bewiesen. Sowohl im regulären Unterricht als auch bei „Problemkindern" und tauben Kindern war bereits nach einem Jahr der Durchführung eine Verbessung der Problemlösefähigkeiten und der Sozialkompetenzen erkennbar. Die am Programm teilnehmenden Kinder zeigten mehr Einfühlungsvermögen und Hilfsbereitschaft als andere Kinder. Sie versuchten Probleme und Konflikte nicht aggressiv, sondern prosozial zu lösen (Greenberg 2002).

6.3.2 Child Development Project (CDP)

Das 1981 vom U.S. Center for Substance Abuse Prevention entwickelte Child Development Project - auch bekannt unter dem Namen „Promising Safe, Disciplined and Drug-Free Schools Program" - hat das Ziel, Grundschulen zu einer verantwortungsvollen Gemeinschaft von Schülern zu verhelfen, die die Schüler in ihrer intellektuellen, sozialen, und ethischen Entwicklung unterstützt. Auf diese Weise soll zum einen das prosoziale Verhalten der Kinder, das sich sowohl in ihren Einstellungen als auch in ihrem Verhalten, der Akzeptanz und Fürsorge anderen gegenüber zeigt, zum anderen die Lernmotivation der Kinder gestärkt werden. Ferner soll es zur Prävention von Alkohol- und Drogenkonsum sowie zu gewaltbereitem Verhalten dienen.
Das Programm besteht aus fünf Schwerpunkten:

1. Die Kunst des Lesens:
Die Kinder sollen nicht nur das Lesen an sich lernen, sondern auch den Sinn des Gelesenen verstehen. Sowohl die Bücher als auch die Übungen und Anweisungen der Lehrer sind darauf ausgerichtet, die Kinder zum Nachdenken anzuregen. Die Lehrkräfte leiten die Kinder dazu an, sich eine eigene Meinung über ein Buch zu bilden und diese mit Mitschülern zu diskutieren.

2. Gemeinschaftliches Lernen im Klassenzimmer:
Die Kinder sollen lernen auf eine faire, sorgfältige und verantwortungsvolle Art gemeinsam zu lernen und sich gegenseitig zu helfen.

3. Disziplin entwickeln:
Die Schüler sollen respektvolle und disziplinierte Beziehungen zueinander entwickeln. Streit soll durch problemlösende Annäherungen der Kinder und nicht durch Bestrafung oder Gewalt gelöst werden.

4. Einbeziehung der Eltern:
Das Programm bietet zwei Möglichkeiten für eine Beteiligung der Eltern. Zum einen werden gemeinsame Aktivitäten mit den Eltern angeboten, zum anderen haben Eltern die Möglichkeit in ein „Schulkoordinationsteam" einzutreten und gemeinsam mit den Lehrern verschiedene Schulaktivitäten vorzubereiten.

5. Aktivitäten in der Schule:
Das Schulkoordinationsteam organisiert verschiedene Aktivitäten, an denen Kinder, Eltern und Lehrer gleichberechtigt teilnehmen.
Der Ablauf des Curriculums ist in zwei Phasen unterteilt. In der ersten Phase soll ein Zusammengehörigkeitsgefühl in der Schule und der Klassengemeinschaft entwickelt werden, während in der zweiten Phase die Entwicklung von schulischen (fließend lesen können) und sozialen Kompetenzen im Vordergrund steht. Die Unterrichtsvorschläge sollen beliebig in den laufenden Unterricht eingebaut werden. Die Programmlaufzeit beträgt drei Jahre (Phase 1 = 1 Jahr, Phase 2 = 2 Jahre).
In den vergangenen Jahren wurden bisher drei separate Studien über CDP durchgeführt. Obwohl die Prävention von Alkohol und Drogen nicht das wichtigste Ziel dieses Programms war, haben verschiedene Studien ergeben, dass der Alkoholkonsum bei Kindern der fünften und sechsten Klasse, die zuvor an CDP teilgenommen hatten, von 48% auf 37% gesunken ist. Ähnliche Erfolge zeigten sich auch beim Zigaretten- und Drogenkonsum. Im Vergleich zu anderen Schülern griffen nur noch 17% anstatt 25% dieser Schüler zur Zigarette und 5% statt 7% zu anderen Drogen (U.S. Departement of Health and Human Services 2002).
Weiterhin konnten positive Resultate im Sozialverhalten festgestellt werden. Programmteilnehmer zeigten deutliche Fortschritte im Bereich der Empathie und Akzeptanz sowie dem sozialen Problemlösen (Development Studies Center 2002).
In einer der drei Studien zeigten ehemalige Programmteilnehmer bessere Lesefähigkeiten und Mathematikkenntnisse als Vergleichskinder (NW Regional Educational Laboratory 2002).
Aufgrund seines umfassenden Erfolges ist CDP im Buch für sichere und drogenfreie Schulen, dem „Applying Effective Strategies" aufgeführt.

6.3.3 *Faustlos (Second Step)*

Faustlos ist ein Curriculum, das entwickelt wurde, um impulsives und aggressives Verhalten von Kindern zu reduzieren, indem es ihre sozialen Kompetenzen erhöht. (Cierpka 2002, S. 7). Es liegt sowohl für die Grundschule (1.-3. Klasse) als auch für den Kindergarten vor: Beide Versionen basieren auf dem amerikanischen Konzept „Second Step“ und werden in den USA seit vielen Jahren erfolgreich angewendet. "Faustlos" geht davon aus, dass aggressives und gewaltbereites Verhalten vor allem aus einem Mangel an sozialen Kompetenzen entsteht, so dass eine konstruktive Form der Problem- und Konfliktbewältigung nicht möglich ist. Aus diesem Grund vermittelt "Faustlos" alters- und entwicklungsadäquate prosoziale Kenntnisse und Fähigkeiten in den Bereichen Empathie, Impulskontrolle und dem Umgang mit Ärger und Wut (Cierpka 2002, S. 7). Empathie scheint für die Kontrolle von aggressivem Verhalten unerlässlich zu sein. Empathische Menschen sind fähig, „eigene aggressive Tendenzen zu unterdrücken, weil die Wahrnehmung von Schmerz und Unglück bei anderen Menschen auch bei ihnen selbst Reaktionen des Unbehagens und des Mitleids zur Folge hat“ (Cierpka 2002, S. 12). Da Empathie weder eine Tugend noch eine angeborene, geschlechtsspezifische Charaktereigenschaft ist, hat "Faustlos" sich das Ziel gesetzt, diese Fähigkeit bei den Kindern zu entwickeln und zu fördern.

Zur Impulskontrolle in der Arbeit mit impulsiven und aggressiven Kindern haben sich zwei Strategien bewährt: Interpersonelles kognitives Problemlösen und das Training sozialer Verhaltensfertigkeiten. „Problemlösen erfolgt durch die Vermittlung systematischer Gedankenschritte, die in sozialen Situationen angewandt werden. Das Training sozialer Verhaltensfertigkeiten vermittelt Verhaltensweisen wie ‘sich entschuldigen’ oder ‘mitmachen’, die in verschiedenen sozialen Situationen angewendet werden können“ (Cierpka 2002, S. 12).

Zum besseren Umgang mit Ärger und Wut lernen die Kinder Beruhigungstechniken und positive Selbstverstärkung. „Dabei sollen Emotionen nicht unter den Teppich gekehrt, sondern die Ursachen des Ärgers konstruktiv angegangen werden“ (Cierpka 2002, S. 33). Auf diese Weise sollen Wutanfälle verhindert und das Nachdenken über den Anlass für ihren Ärger gefördert werden.

Unterrichtet werden die aufeinander aufbauenden Lektionen (28 für den Kindergarten, 51 für die Grundschule) von Lehrkräften, die zuvor an einer entsprechenden Fortbildung teilgenommen haben. Pro Klassenstufe werden jeweils Lektionen aus allen drei Einheiten (Empathietraining, Impulskontrolle, Umgang mit Ärger und Wut) durchgeführt. Dabei werden Konfliktsituationen dargestellt, besprochen, im Rollenspiel vertieft und schließlich auf Situationen in Schule und Familie übertragen (Cierpka 2002, S. 16ff).

Die Effektivität von "Faustlos" wurde in mehreren Studien belegt. In einer dpa-Meldung vom 27.05.02 heißt es beispielsweise: „Erziehungsprogramm gegen Gewalt an Schulen erfolgreich“. Laut der Mitteilung hatten rund 1000 Schüler aus 14 verschiedenen Grundschulen an dem Projekt „Faustlos" teilgenommen und wurden nach der Durchführung mit 7 Schulen ohne spezielles Programm verglichen. Dabei habe sich gezeigt, dass durch "Faustlos" nicht nur Aggressionen, sondern auch Ängste und Depressionen bei den Kindern abgebaut wurden. Weiterhin hätten scheue Kinder an Zuversicht gewonnen - nicht nur in der Schule, sondern auch Zuhause, wie eine Befragung der Eltern ergab (Faustlos 2004).

6.3.4 *Klasse 2000*

„Klasse 2000" ist das in Deutschland wohl verbreitetste Programm zur Gesundheitsförderung und Suchtvorbeugung an Grundschulen. „Im Schuljahr 2001/2002 nahmen bundesweit mehr als 115.000 Schüler aus rund 4700 Klassen teil" (Kraus, Duprée & Bölcskei 2002, S. 44). Das Programm beginnt in der ersten Klasse und begleitet die Kinder während ihrer gesamten Grundschulzeit. Die Idee und das Konzept von Klasse 2000 wurden 1991 am Institut für Präventive Pneumologie des Klinikums Nürnberg von einem Expertengremium aus Pädagogik, Medizin, Psychologie, Ernährung und Sport entwickelt. Durch frühzeitige Förderung einer positiven Gesundheitseinstellung und Stärkung der allgemeinen Lebenskompetenz soll den Kindern zu einer gesunden und suchtfreien Entwicklung verholfen werden (Institut für präventive Pneumologie 1999, S. 8ff.). Elementare Bausteine und Inhalte des Unterrichtskonzeptes sind die Entwicklung eines positiven Körperbewusstseins und Gesundheitsbegriffs, die Stärkung der sozialen Kompetenzen und des Selbstwertgefühls sowie die Schulung eines kritischen Umgangs mit Genussmitteln und Alltagsdrogen, damit die Kinder in Verführungssituationen standhaft bleiben. Ein weiteres Ziel liegt in der Schaffung eines gesundheitsförderlichen Umfeldes (Hollederer & Bölcskei 2000, S. 241f).

Durch spielerisches und handlungsorientiertes Lernen sollen die Kinder mit den Funktionen ihres Körpers, wie der Atmung und der Herz-Kreislauffunktion, vertraut gemacht werden. Wichtige Bestandteile des Gesundheitsunterrichts sind Bewegung und Entspannung, Erfahrung der Sinne, Soziales Lernen und Ernährung.

In der ersten und zweiten Klasse sollen Entspannungsverfahren eingeübt und Wissen über den eigenen Körper vermittelt werden. Die dritte und vierte Klasse stellt die Einübung sozialer Kompetenzen in den Mittelpunkt.

Pro Schuljahr werden etwa zehn Gesundheitsstunden von den Lehrkräften abgehalten. Zusätzlich werden ein- bis dreimal im Schuljahr spezielle Aktionen und Übungen durch besonders geschultes Fachpersonal, sogenannte Gesund-

heitsförderer, durchgeführt. „Die Gesundheitsförderer verleihen durch ihr spezielles Wissen der Thematik eine große Glaubwürdigkeit bei den Kindern" (Institut für präventive Pneumologie 1999, S. 8).
Ein Treffen vor Beginn des Schuljahres und jährliche Nachtreffen dienen zur Fortbildung der Gesundheitsförderer.
Sowohl die Lehrkräfte als auch die Gesundheitsförderer gestalten die Stunden mit Hilfe von altersgerecht ausgearbeiteten Unterrichtsvorschlägen.
Durch Elternabende, Elternbriefe, Informationsveranstaltungen und eine jährlich erscheinende Projektzeitung werden die Familien der teilnehmenden Schüler und Schülerinnen über das Projekt informiert und in die gesundheitsfördernde Arbeit integriert. „Das Programm strebt eine enge Zusammenarbeit zwischen Eltern, Schule und Gesundheitsförderern sowie die Einbindung des schulischen Umfeldes an" (Institut für präventive Pneumologie 1999, S. 9).
Finanziert wird das Programm über Patenschaften für einzelne Klassen. Eine Patenschaft beträgt etwa 225 Euro pro Klasse und Schuljahr. Häufig werden sie von Lions Clubs, Krankenkassen, Rotary Clubs, Instituten, Firmen, aber auch Privatpersonen getragen.
Um den Erfolg des Programms zu überprüfen, werden am Ende des Schuljahres bei Schülern, Eltern und Lehrern aus Klasse 2000- und Kontrollklassen, die nicht am Förderprogramm teilgenommen haben, schriftliche Befragungen durchgeführt. Hierbei sollen die Einstellungen, das Wissen und das Verhalten für die in der Suchtprävention relevanten Themen (Wohlbefinden, Entspannung, Ernährung, Bewegung), sowie der Zigarettenkonsum der Kinder evaluiert werden (Bölcskei, Hörmann u.a. 1997, S. 85).
Die Ergebnisse dieser Untersuchungen beweisen den Erfolg von Klasse 2000. Während in den vierten Jahrgangsstufen der Klasse 2000-Teilnehmer „nur" 25,2% der Kinder angaben, Zigaretten geraucht zu haben, waren es in den Kontrollklassen durchschnittlich 32% der Kinder. „Klasse 2000-Kinder haben zu einem bedeutenden Anteil gelernt „nein" zu sagen und der Versuchung des blauen Dunstes zu widerstehen" (Institut für präventive Pneumologie 1999, S. 12).
Da das Programm nicht nur auf die Prävention von Rauchen ausgerichtet ist, ist auch in anderen Lebensbereichen, wie bei Alkoholgenuss, Tablettenmissbrauch und Essstörungen, mit Erfolgen zu rechnen.
Es ist außerdem davon auszugehen, dass die Klasse 2000-Kinder auch nach der Grundschule seltener zur Zigarette greifen als andere Kinder, denn „je später Kinder ihre erste Raucherfahrung machen, umso geringer ist die Wahrscheinlichkeit, dass sie zu Gewohnheitsrauchern werden und dies als Erwachsene bleiben" (Institut für präventive Pneumologie 1999, S. 12).

6.3.5 Fit Kids - Fitte Kinder, Fittes Kaufbeuren

„Fit Kids" ist eine Ergänzung des Programms von Klasse 2000. Es wurde für die fünfte und sechste Jahrgangsstufe entwickelt. Ziel dieser Erweiterung ist, durch eine Steigerung des Gesundheitsbewusstseins der Kinder, den Beginn des Rauchens zu verzögern oder ganz zu verhüten. „Dieses Projekt wird in Zusammenarbeit mit den Schulen, den Eltern und der Stadt Kaufbeuren unter der Federführung des Institutes für Präventive Pneumologie am Klinikum Nürnberg durchgeführt" (Knie 1999/2000, S. 2).
Das erweiterte Programm besteht aus drei Kapiteln und wird von zuvor geschulten Lehrern durchgeführt:
Das erste Kapitel „Kinder stark machen" beschäftigt sich mit verschiedenen Schutzfaktoren für Kinder. Ein besonderer Schwerpunkt liegt auf der Stärkung des Selbstbewusstseins, dem Erkennen eigener Ressourcen und der Wahrnehmung und Erklärung von Gefühlszuständen.
Das zweite Kapitel „Nichtrauchen bestärken" thematisiert die Einflussfaktoren, die eine Rolle bei der Suchtentwicklung spielen (Gleichaltrige, Medien). Hier steht vor allem der Zigarettenkonsum im Vordergrund.
In Kapitel drei „Meine Heimatstadt" sollen die Unterrichtsvorschläge auf den Alltag bezogen werden (Bölcskei, Hollederer & Ueltzen 1999/2000, S. 3).
Die Reihenfolge der Unterrichtsvorschläge kann beliebig variiert werden. Es ist jedoch wichtig, dass aus allen drei Kapiteln Unterrichtseinheiten durchgeführt werden. Die wichtigsten Einheiten stehen am Anfang der jeweiligen Kapitel und können durch die übrigen beliebig ergänzt werden.
Anhand von Hausaufgaben sollen die Kinder sich weiterhin mit den behandelten Themen beschäftigen und auch die Eltern einbeziehen. Weiterhin werden die Eltern über das Programm und seine Inhalte in Form von Elternbriefen, Elternabenden und einer Projektzeitung informiert.

6.3.6 Bleib locker

Das Programm „Bleib locker" ist ein am Lehrstuhl für Pädagogische Psychologie und Gesundheitspsychologie der Berliner Humboldt-Universität entwickeltes Stresspräventionstraining für Kinder im Grundschulalter. Das Modell, das auf der Stresstheorie von Lazarus basiert, soll Kindern helfen, mit aktuellen Belastungssituationen besser umgehen zu können und sie gleichzeitig auf zukünftige Anforderungssituationen vorbereiten (Klein-Heßling & Lohaus 1998, S. 7). Nach dieser Theorie resultiert Stress nicht ausschließlich aus äußeren, auf das Individuum einwirkenden Reizen, sondern ist in hohem Maße

abhängig von der Art und Weise, wie Umweltereignisse vom Individuum wahrgenommen und bewertet werden. Es wird zwischen primären und sekundären sowie Neubewertungen unterschieden:
In der primären Bewertung kann ein Reiz als irrelevant, positiv oder stressbezogen (Schaden/Verlust, Bedrohung, Herausforderung) eingeschätzt werden. In einer sekundären Bewertung werden außerdem die eigenen, zur Verfügung stehenden Bewältigungsressourcen abgeschätzt. Für eine effektive Stressbewältigung wird ein breites Spektrum verfügbarer Copingstrategien benötigt. Wird eine Situation primär als stressbezogen, sekundär jedoch bewältigbar erlebt, dann kann eine Anforderung als Herausforderung neu bewertet und positiv eingeschätzt werden. „In den Neubewertungen kommt es zu einer Veränderung der primären und sekundären Bewertung aufgrund von Hinweisen aus der Umwelt oder Rückmeldungen über das eigene Verhalten" (Klein-Heßling & Lohaus 1998, S. 9). Diese Erkenntnis beweist, dass Stress nicht ausschließlich negativ belegt ist, sondern stark von der Bewertung einer Person abhängig ist.
Im diesem Sinne ist die Förderung von Stressbewältigungskompetenzen das wichtigste Ziel dieses Stresspräventionsprogramms. Es werden folgende Teilziele und Inhalte des Trainings formuliert:

- Wahrnehmungsschulung für Stresssymptome und potentielle Stresssituationen
- Kennenlernen eines kindgerechten Stressmodells
- Erproben und Bewerten unterschiedlicher emotionsregulierender und problemorientierter Stressbewältigungsstrategien (Entspannen, soziale Unterstützung suchen, Problemlösen, über Stress reden, Spielen)
- Erarbeiten von Maßnahmen zur Entlastung und Unterstützung der Kinder an Elternabenden (Klein-Heßling & Lohaus 1998, S. 13ff).

Die Umsetzung des Programms erfolgt durch geschulte Gruppenleiter/innen in acht Trainingssitzungen von jeweils 90 Minuten, die in wöchentlichen Abständen stattfinden. Die Gruppengröße sollte acht Kinder nicht überschreiten. Zielgruppe des Trainings sind vor allem Kinder, die akut unter Stress leiden oder in Zukunft von diesem Programm profitieren könnten. Die Teilnahme ist abhängig von der Anmeldung durch die Eltern. In den ersten Stunden sollen die Kinder lernen, Stresssituationen und Stressreaktionen wahrzunehmen und ihnen mit angemessenen Bewältigungsstrategien zu begegnen. Danach werden die verschiedenen Copingstrategien in Rollenspielen und verhaltensbezogenen Hausaufgaben praktisch erprobt.
Weiterhin soll das Umfeld der Kinder so gestaltet werden, dass die Kinder durch Anforderungen herausgefordert, aber nicht überfordert werden. Des-

halb werden an einem Elterninformationsabend und zwei begleitenden Elternabenden mit den Eltern Möglichkeiten besprochen, wie sie ihren Kindern bei der Realisierung eines effektiven Stressverhaltens helfen können und wie sie selbst dazu beitragen können das Stresserleben ihrer Kinder zu reduzieren.
In einer Evaluationsstudie im Rahmen einer Diplomarbeit schilderten sowohl die Kinder selbst als auch die Eltern folgende Trainingswirkungen:

- Die Kinder lernen, Stresssymptome und potentielle Stresssituationen zu erkennen;
- Sie schätzen potentielle Stresssituationen weniger belastend ein, weil sie über vielfältige Bewältigungsstrategien zur Stressreduktion verfügen (www.bdp-gus.de/gp/massnahmen1/bleib-locker.htm).

6.3.7 Fit und stark fürs Leben

Auf dem „Life-Skills"-Ansatz der WHO aufbauend ist „Fit und stark fürs Leben" ein Unterrichtsprogramm zur Prävention von Gewalt, Aggressionen und Sucht. In Zusammenarbeit mit Dänemark wurde es von den Bildungs- und Kultusministerien der Länder Schleswig-Holstein und Mecklenburg-Vorpommern erarbeitet, um Persönlichkeitsförderung zum festen Bestandteil des Lernalltags zu machen und konkrete Unterstützung bei der Umsetzung im Unterricht zu leisten. „Mit Hilfe von Unterrichtseinheiten, die in Form eines Spiralcurriculums jeweils für erste und zweite, dritte und vierte, fünfte und sechste sowie siebte und achte Klassenstufen entwickelt werden, sollen Strukturierungshilfen und methodische Anregungen zur Umsetzung des globalen Zieles 'Persönlichkeitsstärkung' für den Unterrichtsalltag gegeben werden" (Burow, Asshauer & Hanewinkel 1998, S. 4). In Anlehnung an die WHO behandelt das Programm die Lebenskompetenzbereiche Selbstwahrnehmung und Einfühlungsvermögen, Umgang mit Stress und negativen Emotionen, Kommunikation, kritisches und kreatives Denken sowie Problemlösen (Burow, Asshauer & Hanewinkel 1998, S. 26).
Die Umsetzung des Programms erfolgt phasenweise:
In der ersten und zweiten Klasse werden grundlegende soziale Fertigkeiten und Bewältigungsformen spielerisch erprobt und geübt. Die dritte und vierte Klasse dient zur Vertiefung des Gelernten und beinhaltet Übungen, die auf die fortgeschrittene psychosoziale Entwicklung der Kinder angepasst sind. Ab der fünften Klasse beschäftigt sich das Programm konkreter mit dem Tabakkonsum. Es soll verhindert werden, dass sich aus den ersten Rauchversuchen ein gewohnheitsmäßiges Rauchen entwickelt.

Die Unterrichtsvorschläge gliedern sich pro Phase in 20 Unterrichtseinheiten à 60 bis 90 Minuten und sollten möglichst einmal pro Woche durchgeführt werden. Da die Unterrichtsabläufe stark ritualisiert sind, sind sie sehr einprägsam und auch für die Kinder durchschaubar (Kontaktbüro Gewaltprävention 2002).
Jede Unterrichtseinheit wird mit einem Morgenkreis eröffnet, der die Kinder auf das Thema der Stunde vorbereitet. Anschließend folgt ein Entspannungsteil. Nach der Entspannung wird mit unterschiedlichen Medien das Hauptthema der Stunde erarbeitet (Musik, Bewegung, Malen). In einem gemeinsamen Abschluss wird über die Stunde reflektiert.
Die Ergebnisevaluation im Rahmen der Entwicklungs- und Erprobungsphase der ersten beiden Schulklassen zeigte aus der Sicht der Lehrkräfte verschiedene positive Veränderungen im Verhalten der Projektteilnehmer. Den größten Erfolg sahen die Lehrer in der Reduktion von aggressivem Verhalten.
Die Schüler und Schülerinnen selbst berichteten von positiven Projektwirkungen im Zusammenhang mit Schulangst und dem Klassenklima (Burow, Asshauer & Hanewinkel 1998, S. 35f).

6.4 Das Projekt „Ich bin ich - Gesundheit fördern durch Selbstwertstärkung"

Das Gesundheitsförderprogramm „Selbstwert stärken – Gesundheit fördern" ist ein Curriculum zum Erhalt und zur Förderung des Wohlbefindens von Kindern durch die Stärkung ihres Selbstwertgefühls. Es wurde von 1995 bis 1999 am Pädagogischen Seminar der Georg-August-Universität Göttingen und dem Institut für Medizinische Psychologie der Ernst-Moritz-Arndt-Universität Greifswald erprobt und evaluiert, ist mittlerweile publiziert und wird seit dem Jahre 2000 in Grundschulen Niedersachsens, Nordrhein-Westfalens und Mecklenburg-Vorpommerns eingesetzt.
„Die Besonderheit des Projektes besteht darin, dass der Fokus nicht auf dem Vermindern der Risiken des Lebens, sondern auf dem Entwickeln von Kompetenzen im Umgang mit diesen Risiken liegt (Krause u.a. 2000, S. 5)."
Die theoretische Grundlage für dieses Modell ist das Konzept der Salutogenese von Antonovsky (1993, 1997).

6.4.1 Zielstellung und Inhalte

Bei der Erarbeitung des Förderprogrammes und der Bestimmung von Schwerpunkten wurde davon ausgegangen, dass

- die Entwicklung von gesundheitsförderlicher Selbstreflexion und Empathie zur Steigerung des Selbstwertgefühls beiträgt und auf dieser Grundlage auch eher ein Gefühl für andere entstehen kann,
- das Erlernen von Kommunikationsfähigkeiten hilft, Störungen in den zwischenmenschlichen Beziehungen zu erkennen, Konflikte produktiv zu lösen und damit das Wohlbefinden zu erhöhen,
- die Befähigung zum effektiven Umgang mit Stressoren für die Bewältigung von Belastungssituationen kompetent macht und dass letztendlich Belastungen eher als Herausforderung erlebt werden können.

Diese Ziele sind abgeleitet aus dem von der WHO in den 90er Jahren propagierten Ansatz der „Life-Skills-Education", in dem die Förderung der psychischen Gesundheit durch die Entwicklung psychosozialer Kompetenzen als Hauptziel von Gesundheitsförderung erklärt wird. Für die Entwicklung des Förderprogramms ergab sich die Frage, welche Lebenskompetenzen notwendig sind, um mit den alltäglichen Belastungen kompetent umgehen zu können und welche davon im Grundschulalter entwickelt, gefördert und gestärkt werden könnten und sollten.

Jedes der von Antonovsky vermuteten Elemente des Kohärenzgefühls (das Gefühl von Kontrollierbarkeit, Handhabbarkeit und Sinnhaftigkeit) ist sehr komplex und muss noch untersucht werden. Die Beantwortung der Frage, was dieser globalen Orientierung zugrunde liegt, wie sich dieses Gefühl der Zuversicht entwickelt und wie seine Herausbildung gefördert werden kann, steht noch aus.

Relativ gesichert scheint die Erkenntnis zu sein, dass der Selbstwert eine der wesentlichen Voraussetzungen ist, vielleicht die entscheidende interne Ressource überhaupt. Deshalb ist es legitim, die Erhaltung und Stärkung des Selbstwertgefühls zum Schwerpunkt von Gesundheitsförderung im Grundschulalter zu machen.

Schule ist eine neue Lebenswelt für alle Schulanfänger und -anfängerinnen. Gelernt wird in der Auseinandersetzung mit den neuen Anforderungen, die in diesem Teil der Lebenswelt zu bewältigen sind. Und das ist keineswegs nur das, was in den Lehrplänen bzw. Curricula erfasst wird. Gewollt oder ungewollt, zielgerichtet beeinflusst oder nicht – die Kinder lernen zum Beispiel miteinander klarzukommen, Konflikte zu lösen und ihren Selbstwert zu verteidigen. Das geschieht zunächst in Abhängigkeit von den bis zu diesem Zeitpunkt ausgebildeten Kompetenzen und die sind auf jeden Fall unterschiedlich. Benachteiligt könnten zum Beispiel die Kinder aus sozial schwachen Familien, in Armut lebende Kinder oder auch überbehütete Kinder sein. Ohne Hilfe, ohne Kontrolle und Sanktionierung können sich ungehindert vermeintliche „Lösungsstrategien" entwickeln, die in vielen Fällen zu Entwicklungsauffälligkeiten führen. Zu bedenken ist außerdem, dass die Erwachsenenwelt – insbesondere über die Medien – häufig keine gesundheitsförderlichen Lösungen anbietet.

Unsere Ausgangshypothese, dass Vorschulkinder in der Regel ein positives Selbstbild und Selbstwertgefühl haben und damit eine der wichtigsten Widerstandsressourcen besitzen, konnte durch das Ergebnis der Schuleingangsuntersuchung bestätigt werden. Die Umsetzung der Zielstellung, diese günstige Ausgangslage zu erhalten und das Selbstwertgefühl der Kinder weiter zu stärken, wird durch aufeinander aufbauende und dem Alter der Kinder angemessene Gesundheitsstunden angestrebt.

Das Thema des Förderprogrammes „Ich bin Ich – Gesundheit fördern durch Selbstwertstärkung" ist insofern Leitidee, als dass das Besondere und Einmalige der Person eines jeden Kindes bewusst gemacht werden soll und gelernt wird, eigene Schwächen zwar zu erkennen, aber nicht als selbstwertmindernd zu verarbeiten. Das ist insofern schwierig, weil es bis zum heutigen Tag schulischer Alltag ist, besonders die Fehler und Schwächen der Lernenden wahrzunehmen, zu definieren und zu kennzeichnen (bei Diktaten zum Beispiel werden nicht die richtig geschriebenen, sondern die falsch geschriebenen Wörter rot angestrichen). Deshalb wirken sich Misserfolge besonders affektiv auf die weitere Entwicklung des Kindes aus. Verstärkend wirkt hierbei, dass das Erleben eigener Inkompetenz immer im Rahmen des sozialen Beziehungsgefüges „Schulklasse" geschieht. Damit wird eigenes Unvermögen öffentlich gemacht (was ja irrtümlicherweise sogar als pädagogisch effektiv angesehen und bewusst eingesetzt wird), was zu Verlust von Anerkennung und Akzeptanz führt. Jüngere Kinder sind gar nicht in der Lage, die eigenen Fehler und Schwächen relativieren zu können und ihre Stärken dagegenzuhalten. Schnell entsteht so das bekannte Konkurrenzverhalten mit all seinen „ungesunden" Auswüchsen.

Die Entwicklung von Fähigkeiten, angemessen miteinander kommunizieren und Konflikte lösen zu können, ist deshalb ein weiterer wichtiger Zugang zur Selbstwertstärkung. Alle Kinder haben bis zum Schulanfang Strategien zur Konfliktlösung und zum Umgang mit anderen entwickelt. Sowohl in der Familie als auch im Kindergarten oder anderen Spielgruppen konnte das geübt werden. Die meisten Kinder haben in der Familie selbstwertstärkende Botschaften erhalten („Du bist unsere Freude"), verinnerlichte Normen für den Umgang mit anderen wurden bisher an den Reaktionen der Erwachsenen

gemessen, zumindest wurde deren Meinung zu erlebtem Verhalten eingeholt („Der X hat... Das darf er doch nicht?"). Mit dem Schulanfang verändern sich die Kommunikationspartner und vor allem die Kommunikationsinhalte. Die Entwicklung und Förderung von Kommunikationsfähigkeiten und Strategien zur Konfliktlösung werden bisher aber nicht als Lernziele ausgewiesen, so dass die Kinder in Belastungssituationen sich selbst überlassen bleiben und spontane und zufällige „Lösungen" stattfinden. Das erzwungene Zusammensein in der Schulklasse bringt viele Probleme mit sich, die als Übungsfeld zur Ausbildung dieser Fähigkeiten genutzt werden könnten. Im dritten und vierten Schuljahr bietet sich zum Beispiel die Geschlechterproblematik an, weil das Verhalten der Kinder stark durch Geschlechterstereotype beeinflusst wird, was wiederum Auswirkungen auf die Identitätsentwicklung und damit auch auf das Selbstwertgefühl hat. Es ist immerhin sehr bemerkenswert, dass die Mädchen sich in der ersten Untersuchung (Schuleingangsuntersuchung) wohler fühlten als die Jungen, was aber am Ende der Grundschulzeit nicht mehr so eindeutig der Fall war: Zu diesem Zeitpunkt fühlten sie sich in der Tendenz bereits weniger wohl als die Jungen.
Die Erziehung zum effektiven Umgang mit Stressoren kann für die Bewältigung von Belastungssituationen kompetent machen, Belastungen können so eher als Herausforderung erlebt werden. Wenn die Frage, welche Kompetenzen zu entwickeln und zu fördern sind, geklärt ist, muss eine zweite Frage beantwortet werden: Wie und von wem ist diese Aufgabe zu bewältigen? Was heißt effektiver Umgang mit Stressoren? Wenn Schule wegen ihrer Leistungsorientierung und -bewertung und der schwierigen Gestaltung des Zusammenlebens und -lernens von relativ vielen Kindern unter der Bedingung von Konkurrenzdruck ein Stressor ist, dann ist eine die Gesundheit beeinflussende Belastung vorprogrammiert. Zumindest für jene Kinder, die Misserfolge gehäuft erleben und nicht mit ihnen umgehen können, wäre das Erlernen und Üben von geeigneten Strategien notwendig. Sicherlich wird es zukünftig Aufgabe der Lehrer/innen sein, die Entwicklung psychosozialer Kompetenzen zur Gesunderhaltung der Kinder als wesentliches Lernziel anzunehmen und zu realisieren. Dazu wird aber auch begleitende Weiterbildung und Motivierung notwendig sein.
Es wurden fünf Schwerpunkte bestimmt, um die angestrebten Ziele zu erreichen:

1. *Entwicklung und Förderung der Selbstreflexion.* Ziel: Erkennen und Nutzen der eigenen Stärken nach dem Motto: „Ich bin ich – so wie ich bin, bin ich okay".

2. *Gesundheitsförderliche Kommunikation.* Ziel: Entwicklung der Kommunikationsfähigkeit und Üben von Möglichkeiten zur Lösung von Konflikten. Motto. „Jeder ist anders. Ich akzeptiere dich, so wie du bist".
3. *Entwicklung und Förderung von Körpererfahrung und Körperbewusstsein.* Ziel: Entwicklung von Stolz auf den eigenen Körper. Wahrnehmung der eigenen Körpersignale und Achten auf die Körpersignale der anderen. Motto: „Mein Körper ist mein Haus, und dort fühle ich mich wohl."
4. *Gesundheitsförderliche Freizeitgestaltung.* Ziel: Wahrnehmen und Ausüben von Alternativen zu gesundheitsgefährdendem Verhalten, Verhinderung von Sucht-Entwicklung. Lesen statt Fernsehen, Spielen mit Freunden statt Computer u.a. Motto: „Was man alles tun kann, um sich wohl zu fühlen und gesund zu bleiben."
5. *Gesunde Ernährung.* Ziel: Entwicklung von bewusster Stellungnahme zum Ernährungsverhalten. Befähigung zu eigenständigen Entscheidungen. Motto: „Ich entscheide selbst, was ich esse und wie viel ich esse, um gesund zu bleiben."

Für das erste Schuljahr wurden 15 Gesundheitsstunden und für das zweite, dritte und vierte Schuljahr fünf Gesundheitstage mit je drei Stunden entwickelt (vgl. Tabelle 6.2 und Tabelle 6.3).
Wie in der Übersicht zu sehen ist, werden einige Themen von Schuljahr zu Schuljahr fortgeführt. Das Thema „Gefühle" (zugeordnet den Schwerpunkten 1 und 2) zieht sich zum Beispiel durch alle vier Schuljahre:

- Erstes Schuljahr:
  - „Ich bin fröhlich" (1 Stunde im ersten Schuljahr),
  - „Manchmal bin ich traurig, manchmal bin ich froh" (2 Stunden im ersten Schuljahr),
  - „Ich habe Angst" (1 Stunde im ersten Schuljahr),

Tab. 6.2: Themen der Gesundheitsstunden im ersten Schuljahr

1.	Ich stelle mich vor	1.	Manchmal bin ich traurig, manchmal bin ich froh (I)	11.	Ich sehe fern (I)
2.	Ich und mein Körper	2.	Manchmal bin ich traurig, manchmal bin ich froh (II)	12.	Ich habe Angst
3.	Das bin Ich	3.	Ich habe mich erkältet	13.	Ich bewege mich (I)
4.	Ich entspanne mich	4.	Dann geht es mir wieder besser	14.	Ich bewege mich (II)
5.	Ich bin fröhlich	5.	Was ich esse und trinke	15.	Zirkusfest

Tab. 6.3: Themen der Gesundheitstage im zweiten, dritten und vierten Schuljahr

2. Klasse	3. Klasse	4. Klasse
Ich bewege mich (III)	Ich sehe, rieche, höre und fühle	Ich sehe fern (III) Gewalt im Fernsehen
Wir ernähren uns gesund	Ich bin Ich	Ich fühle mich nicht wohl
Manchmal bin ich traurig, froh, wütend oder ängstlich	Wie wir Konflikte lösen	Ich und meine Familie
Wie wir miteinander umgehen	Ich bin ein Junge..., ich bin ein Mädchen	Ich und die Natur
Ich sehe fern (II)	Wie ich mich einen Tag allein verpflege	Bleib gesund! (Abschiedsfest)

- „Manchmal bin ich traurig, wütend oder ängstlich" (1 Gesundheitstag im zweiten Schuljahr),
- „Ich bin Ich" (1 Gesundheitstag im dritten Schuljahr, Konzentration auf Schwerpunkt 1),
- „Ich fühle mich nicht wohl" (1 Gesundheitstag im vierten Schuljahr).

Im ersten Schuljahr wird besonderer Wert auf die Schwerpunkte „Körpererfahrung und Körperbewusstsein", „selbstwertstärkende Selbstreflexion" und „gesundheitsförderliche Interaktion und Kommunikation" gelegt, was an der zu diesen Themen erarbeiteten Anzahl von Stunden nachvollziehbar ist.
Ab dem zweiten Schuljahr werden über das Schuljahr verteilt fünf „Gesundheitstage" zu je drei Unterrichtsstunden durchgeführt. Die Schwerpunkte können so intensiver und komplexer behandelt werden, es bleibt mehr Raum für die gemeinsamen Vorbereitungen, z.B. auch für die verstärkte Einbeziehung der Eltern.
In den Schulen wurde dieses Konzept begrüßt und von allen Beteiligten angenommen. Der Gesundheitstag wurde gewissermaßen zu einem Projekttag.

6.4.2 *Ablauf der Gesundheitstage*

Die konkrete Durchführung gestaltet sich so, dass schon zu Beginn jedes Schuljahres alle Beteiligten die Termine sowie die Vorschläge für die Themen und Inhalte erfahren. Es bleibt somit genügend Zeit für die Sammlung und Verarbeitung von Ideen, zum Beispiel auch für die Einbeziehung der Eltern und anderen Interessierten.

Wichtig ist die Einführung und Einhaltung von Ritualen, die immer in Verbindung mit den Gesundheitsstunden genutzt werden sollten. Nach Möglichkeit sollte ein anderer Raum benutzt werden, zum Beispiel die Aula, Gruppenräume oder Ähnliches. Die Kinder brauchen Platz zum Hinlegen (Entspannungsübung) und genügend Raum, um in Kleingruppen arbeiten zu können.
Folgende Bestandteile gehören zum methodischen Inventar der Gesundheitsstunden:

Begrüßung und Abschied
Die Kinder begrüßen sich mit „Gesundheit" und schicken zur Verabschiedung „das kleine Tschüss" auf die Reise. Zum „kleinen Tschüss" finden sich alle Kinder zu einem Kreis zusammen und fassen sich an den Händen. Ein Kind beginnt mit der Reise und gibt das „kleine Tschüss" mit einem Händedruck an das nächste Kind weiter, dieses gibt es ebenfalls weiter usw., bis es wieder am Ausgangspunkt angekommen ist. Dann sagt dieses Kind laut „Tschüss" und die Stunde ist beendet.

Das Projektlogo
Im Raum hängt ein Projektlogo in Großformat. Am Ende des ersten Schuljahres haben die Kinder dieses Logo als Sticker geschenkt bekommen.

Die Arbeitsmappe
Jedes Kind erhält in der ersten bzw. zweiten Stunde eine Arbeitsmappe (DIN-A3 Format). Alle während der Gesundheitsstunden und -tage angefertigten Produkte werden darin gesammelt. Sie wird in der Schule aufbewahrt, die Eltern können jederzeit Einblick nehmen (z.B. am Elternabend)

Die Entspannungsübung
Die ersten Minuten gehören immer der Entspannungsübung. Die Kinder setzen oder legen sich, wenn sie in den Raum kommen, auf ihre Matten und lernen, sich auf die unterschiedlichste Weise zu entspannen. Die in dem Programm genutzten Verfahren erfordern kein regelmäßiges Training, die wiederholte Durchführung erleichtert den Kindern jedoch das Entspannen. Unterstützend wird während der Entspannungsübung Musik eingesetzt, die das emotionale Erleben verstärken kann.
Nachdem im ersten Schuljahr zunächst Schritt für Schritt in diese Übungen eingeführt wird, gewöhnen sich die Kinder allmählich an Phantasiereisen, die

im ersten Schuljahr aus den vorhandenen zahlreichen Büchern und Anleitungen ausgewählt[23] werden können. Für das zweite bis vierte Schuljahr sind die Entspannungsübungen in den Unterrichtsmaterialien (Krause u.a. 2000, 2001) vorhanden, sie wurden passend zum Thema des Gesundheitstages erarbeitet (vgl. Zimmermann 1997).

Arbeit in Kleingruppen

Damit jedes Kind aktiv werden kann, sich angesprochen fühlt und seine Gefühle, Einstellungen und Wünsche mitteilen kann, wird möglichst viel in Kleingruppen gearbeitet. Ein sinnvoller Wechsel von Klein- und Großgruppe muss bereits bei der Planung bedacht werden. Wie oft und wie lange Kinder in Kleingruppen arbeiten, hängt von der Klassengröße und den Fähigkeiten der Kinder zur selbstständigen Gruppenarbeit ab. Auf jeden Fall ist es eine gute Übung zur Kommunikation der Kinder untereinander.

Selbsterfahrung und Selbstgestaltung

Selbsttun und erfolgreich sein schafft positive Gefühle und stärkt das Selbstwertgefühl. Von positiven Gefühlen begleitetes Lernen unterstützt den Lernerfolg. Das, was man kann, tut man auch gern. Diese psychologischen Zusammenhänge wurden bei den Überlegungen zu den einzelnen Stunden berücksichtigt. Es gibt keine Stunde, in der die Kinder nicht selbst etwas gestalten können. Eine Möglichkeit der Selbstgestaltung sind Rollenspiele, bei denen sich die Kinder spielerisch mit den entsprechenden Themen auseinander setzen können. Das Erleben, dass die eigene Leistung anerkannt wird und zum Gelingen des Vorhabens der Gruppe beiträgt, schafft eine gesundheitsfördernde Atmosphäre in den Interaktionsprozessen.

Zusammenarbeit mit den Eltern

Im Projekt wurde versucht, mit den Eltern häufiger ins Gespräch zu kommen und sie in die Arbeit einzubeziehen. Selbstverständlich war das ein Lernprozess auf beiden Seiten. Die aktive Mitarbeit der Eltern setzt umfassende Informationen über die Zielstellung der Gesundheitsstunden, über deren Organisation und Ablauf voraus.

---

[23] Friebel, V. (1995). *Welche Farbe hat die Stille? Wie Kinder lernen sich zu entspannen.* Stuttgart: TRIAS.
Murdock, M. (1989). *Dann trägt mich eine Wolke.* Freiburg: Bauer.
Müller, E. (1985). *Auf der Silberlichtstraße des Mondes.* Frankfurt am Main: Fischer.
Teml, H. (1991). *Komm mit zum Regenbogen.* Linz: Veritas.

Die Einbeziehung der Familien kann neben der Information Folgendes beinhalten:

- das Angebot zu Einzel- oder Gruppengesprächen,
- thematische Weiterbildungsveranstaltungen und
- Einbeziehung der Eltern in die konkreten Lernprozesse, indem sie z.B. in die Vorbereitungen ihrer Kinder einbezogen werden oder durch von den Kindern angefertigte Materialien neugierig gemacht werden.

Ein wichtiges Ergebnis der Projektarbeit war die Erkenntnis, dass die Zusammenarbeit mit den Eltern besonderer Aufmerksamkeit bedarf. Darum wurde im Jahre 2000 begonnen, Elternseminare zu erarbeiten und zu erproben. Pro Schuljahr werden zwei Elternseminare angeboten, die die Themen der Gesundheitsstunden wieder aufgreifen. Folgende Themen werden in den insgesamt acht Elternseminaren (pro Schuljahr zwei) behandelt:

(1) Was weiß ich über mein Selbstwertgefühl und das meines Kindes?
(2) Wie kann ich das Selbstwertgefühl meines Kindes stärken?
(3) Was mein Kind über seinen Körper weiß und wie wir uns gemeinsam entspannen und bewegen.
(4) Wie kommuniziere ich mit meinem Kind? Einander zuhören und einander verstehen.
(5) Welche Konflikte lösen wir und wie?
(6) Was wir gern gemeinsam tun.
(7) Wenn Kinder sich streiten (Konfliktlösungsmodelle).
(8) Stress in unserer Familie und wie wir damit umgehen.

Die Erfahrungen, die wir bisher aus den Elternseminaren zusammentragen konnten, sind ermutigend. Die angebotene Hilfe wird angenommen, und sie ist notwendig.

6.4.3 Weiterentwicklung und Evaluation

Nach der ersten vierjährigen Projekterprobung wurde das Förderprogramm publiziert (vgl. Krause u.a. 2000 und 2001) und im Jahre 2000 bzw. 2001 in insgesamt 34 Schulklassen der Städte Dortmund und Göttingen von Lehrern/innen der Schuleingangsklassen mit der Einführung von Gesundheitsstunden begonnen. Die während der Erarbeitungsphase entwickelten und erprobten Messinstrumente wurden überarbeitet, so dass sie nunmehr zur Untersuchung des Selbstwertgefühls und der Befindlichkeit von Grundschulkindern zur Verfügung stehen. Die Wirksamkeit des Programmes wird durch die Vergleiche der Selbstwertentwicklung in Versuchs- und Kontrollklassen überprüft.

Die Barmer Ersatzkasse wird diese Phase über vier Jahre (2001 - 2005) finanziell unterstützen. Neue Schwerpunkte während dieser Zeit sind die Qualifizierung der Lehrer/innen für diese Arbeit und die Erarbeitung und Erprobung des o.g. Konzeptes für begleitende Elternarbeit (vgl. Krause, Wiesmann & Hannich 2002).

7. Literatur

Ainsworth, M. D. S., Blehar, M. C., Waters, E. & Wall, S. (1978). *Patterns of attachment. A psychological study of the strange situation.* Hillsdale: Erlbaum.

Alsaker, F. D. (1989). School achievement, perceived competence and global self-esteem. *School Psychology International, 10,* 147-158.

Alsaker, F. D. (2003). *Quälgeister und ihre Opfer. Mobbing unter Kindern - und wie man damit umgeht.* Bern: Huber.

Amato, P. R. & Keith, B. (1991a). Parental Divorce and Adult Well-Being: A Meta-analysis. *Journal of Marriage and the Family, 53,* 43-58.

Amato, P. R. & Keith, B. (1991b). Parental Divorce and the Well-Being of Children: A Meta-analysis. *Psychological Bulletin, 110,* 26-46.

Andrews, F. & Crandrall, R. (1976). The validation of self-reported well-being. *Social Indicators Research, 3,* 1-19.

Antonovsky, A. (1979). *Health, stress, and coping.* San Francisco: Jossey-Bass.

Antonovsky, A. (1987). *Unraveling the mystery of health.* San Francisco: Jossey-Bass.

Antonovsky, A. (1993). Gesundheitsforschung versus Krankheitsforschung. In Franke, A. & Broda, M. (Hrsg.), *Psychosomatische Gesundheit: Versuch einer Abkehr vom Pathogenese-Konzept* (S. 3-14). Tübingen: DGVT-Verlag.

Antonovsky, A. (1997). *Salutogenese. Zur Entmystifizierung der Gesundheit.* Deutsche erweiterte Herausgabe von Alexa Franke. Tübingen: dgvt.

Arbeiterwohlfahrt (AWO Bundesverband e. V.) (Hrsg.) (2000). *AWO-Sozialbericht 2000. Gute Kindheit - Schlechte Kindheit.* Bonn: AWO.

Asendorpf, J. B. & van Aken, M. A. G. (1993). Deutsche Versionen der Selbstkonzeptskalen von Harter. *Zeitschrift für Entwicklungspsychologie und Pädagogische Psychologie, 25,* 64-86.

Auchter, U. M. (1988). *Angst bei Kindern. Eine Untersuchung über verschiedene Angstformen.* Unveröffentlichte Dissertation, Erhard-Karls-Universität Tübingen.

Badura, B. & Pfaff, H. (1989). Streß, ein Modernisierungsrisiko? Micro- und Macroaspekte soziologischer Belastungsforschung im Übergang zur postindustriellen Zivilisation. *Kölner Zeitschrift für Soziologie und Sozialpsychologie, 41,* 644-668.

Bakeman, R. & Gottman, J. M. (1986). *Observing interaction. An introduction to sequential analysis.* Cambridge: Cambridge University Press.

Baldering, D. (1993). *Selbstkonzepte von Kindern im Grundschulalter. Ein Vergleich zwischen psychisch auffälligen Kindern und Kindern der Normalpopulation.* Frankfurt: Peter Lang.

Bandura, A. (1977). *Social learning theory.* Englewood Cliffs, NJ: Prentice Hall.

Baumrind, D. (1978). Parental disciplinary patterns and social competence in children. *Youth and Society, 9,* 239-276.

Beardslee, W. R. (1989). The role of self understanding in resilient individuals: The development of a perspective. *American Journal of Orthopsychiatry, 59,* 266-278.

Becker, P. & Minsel, B. (1986). *Psychologie der seelischen Gesundheit. Bd. 2: Persönlichkeitspsychologische Grundlagen, Bedingungsanalysen und Förderungsmöglichkeiten.* Göttingen: Hogrefe.

Becker, P. (1982). *Psychologie der seelischen Gesundheit. Bd. 1: Theorien, Modelle, Diagnostik.* Göttingen: Hogrefe.

Becker, P. (1992). Seelische Gesundheit als protektive Persönlichkeitseigenschaft. *Zeitschrift für Klinische Psychologie, 21,* 64-75.

Bengel, J., Strittmatter, R. & Willmann, H. (1999). *Was erhält Menschen gesund? - Antonovskys Modell der Salutogenese - Diskussionsstand und Stellenwert,* (4. Auflage). (Forschung und Praxis der Gesundheitsförderung; Band 6). Köln: BZgA.

Bergmann, I. (1987). *Selbstbildveränderungen bei Schülern zwischen dem 9. und 14.* Lebensjahr. Unveröffentlichte Dissertation. Ernst-Moritz-Arndt-Universität Greifswald, Philosophische Fakultät.

Berk, L. (1997). *Child development.* 4th edition. Boston: Allyn and Bacon.

Bertenthal, B. I. & Fisher, K. W. (1978). Development of self-recognition in the infant. *Developmental Psychology, 14,* 44-50.

Best, D., Williams, J., Cloud, J., Davis, S., Robertson, L., Edwards, J., Giles, H. & Fowles, J. (1977). Development of sex-trait stereotypes among young children in the United States, England, and Ireland. *Child Development, 48,* 1375-1384.

Betz, D. & Breuninger, H. (1987). *Teufelskreis Lernstörungen.* Weinheim: Beltz.

Bischof-Köhler, D. (1998). Zusammenhänge zwischen kognitiver, motivationaler und emotionaler Entwicklung in der frühen Kindheit und im Vorschulalter. In H. Keller (Hrsg.), *Lehrbuch Entwicklungspsychologie* (S. 319-376). Bern: Huber.

Bittmann, I. (1981). *Über Selbstkonzepte von Kindern.* Frankfurt: Universität Frankfurt, FB Psych., Dissertation.

Bjorklund, D. F. (1987). How age changes in knowledge base contribute to the development of children's memory: An interpretive review. *Developmental Review, 7,* 93-130.

Bölcskei, P. L., Hollederer, A. & Ueltzen, S. (1999). *Das Präventionsprogramm: „Fit Kids – fitte Kinder, fittes Kaufbeuren!". Unterrichtsvorschläge. 5. Jahrgangsstufe.* Nürnberg: Institut für Präventive Pneumologie. (Verfügbar über: http://archiv.ub.uni-bielefeld.de/disshabi/2001/0051/anhang.pdf [Zugriff: 10.2.2003])

Bölcskei, P.L., Hörmann, A., Hollederer, A., Jordan, S. & Fenzel, H. (1997). Suchtprävention an Schulen – Besondere Aspekte des Nikotinabusus. *Prävention und Rehabilitation. Zeitschrift für umfassende Vorbeugung und Behandlung chronischer Krankheiten, 9,* 82-88.

Boldizar, J. (1991). Assessing sex typing and androgyny in children: The children's sex role inventory. *Developmental Psychology, 27,* 505-515.

Borba, M. (1999). *Parents do make a difference.* San Francisco: Jossey-Bass.

Bos, W. & Tarnai, C. (1989). Entwicklung und Verfahren der Inhaltsanalyse in der empirischen Sozialforschung. In W. Bos & C. Tarnai (Hrsg.), *Angewandte Inhaltsanalyse in Empirischer Pädagogik und Psychologie* (S. 1-13). Münster, New York: Waxmann.

Bowlby, J. (1984). *Bindung.* Frankfurt/Main: Fischer.

Brähler, E., Ernst, R., Hettich, W., Klein, H. & Otten, A. (1995). Körperbeschwerden von Kindern im Alter von 8-15 Jahren. In E. Brähler (Hrsg.), *Körpererleben. Ein subjektiver Ausdruck von Körper und Seele* (S. 253-266). Gießen: Psychosozial Verlag.

Braunbehrens, U. von (1992). Die Begegnung mit dem Scheidungskind. In G. Biermann (Hrsg.), Handbuch der Kinderpsychotherapie, Band V (S. 538 - 546). München: Ernst Reinhardt.

Bremner, G. (1989). Development of spatial awareness in infancy. In A. Slater & G. Bremner (Eds.), *Infant development* (pp. 123-141). Hove: Erlbaum.

Breuer, H. & Weuffen, M. (1996). *Lernschwierigkeiten am Schulanfang: Schuleingangsdiagnostik zur Früherkennung und Frühförderung* (3. unveränderte Auflage). Weinheim & Basel: Beltz.

Breuer, H., Weuffen, M. (2003). *Lernschwierigkeiten am Schulanfang.* Weinheim: Beltz.

Bronfenbrenner, U. (1981). *Die Ökologie der menschlichen Entwicklung.* Stuttgart: Klett-Cotta.

Brooks-Gunn, J. & Lewis, M. (1984). The development of early visual self-recognition. *Development Review, 4,* 215-239.

Brunner, E. J. (1998). Familieninteraktion/Familienerziehung. In D. H. Rost (Hrsg.), *Handwörterbuch Pädagogische Psychologie,* 2. Auflage (S. 172-178). Weinheim: Beltz Psychologie Verlags Union.

Burns, R.B. (1979). *The self-concept. Theory, measurement, development, behaviour.* London: Longman.

Burow F., Aßhauer, M. & Hanewinkel, R. (1998). *Fit und stark fürs Leben.* Leipzig, Stuttgart, Düsseldorf: Ernst Klett Grundschulverlag.

Byrne, B. (1984).The general/academic self-concept nomological network: A review of construct validation research. *Review of Educational Research, 54,* 427-456.

Byrne, B. (1996). *Measuring self-concept across the life-span: Issues and instrumentation.* Washington: American Psychological Association.

Case, R. (1991). Stages in the development of the young child's first sense of self. *Developmental Review, 11,* 210-230.

Chapman, J. W. (1988). Learning disabilities children's self-concept. *Review of Educational Research, 58,* 347–371.

Cierpka, M. (2002). *Faustlos. Ein Curriculum zur Prävention von aggressivem und gewaltbereitem Verhalten bei Kindern der Klassen 1 bis 3.* Göttingen, Bern, Toronto, Seattle: Hogrefe.

Civitan International Research Centre (1995). *Fifth action update.* January, University of Alabama at Birmingham, USA.

Cohen, J. (1960). A coefficient for agreement of nominal scales. *Educational and Psychological Measurement, 20,* 37-46.

Csikszentmihalyi, M. (1985). *Das Flow-Erlebnis.* Stuttgart: Klett-Cotta.

Czerwenka, K., Nölle, K., Pause, G., Schlotthaus, W., Schmidt, H.J. & Tessloff, J. (1990). *Schülerurteile über die Schule. Bericht über eine internationale Untersuchung.* Frankfurt am Main: Peter Lang.

Damon, W. & D. Hart (1982). The development of self-understanding from infancy through adolescence. *Child Development, 53,* 841-864.

Damon, W. & Hart, D. (1988). *Self-understanding in childhood and adolescence.* Cambridge: Cambridge University Press.

De Wolff, M. S. & van Ijzendoorn, M. H. (1997). Sensitivity and attachment: A meta-analysis on parental antecedents of infant attachment. *Child Development, 68,* 571-591.

DeCharms, R. (1968). *Personal causation.* New York: Academic Press.

Deusinger, I. M. (1986). *Die Frankfurter Selbstkonzeptskalen (FSKN).* Göttingen: Hogrefe.

Deusinger, I. M. (1987). Selbstkonzept und Selbstwertgefühl bei psychischen Störungen. In H.-P. Frey & K. Haußer (Hrsg.), *Identität: Entwicklungen psychologischer und soziologischer Forschung* (S. 258-271). Stuttgart: Enke.

Dirks, S., Klein-Heßling, J. & Lohaus, A. (1994). Entwicklung und Evaluation eines Streßbewältigungsprogrammes für das Grundschulalter. *Psychologie in Erziehung und Unterricht, 41*, 180-192.

Dümmler, F. D. (1997). *Kindliche Bewältigungsformen von Scheidung.* Regensburg: Roderer.

Eckes, T. (1996). Linking female and male subtypes to situations: A range-of-situation-fit effect. *Sex Roles, 35*, 401-426.

Eckes, T. (1997). *Geschlechterstereotype.* Pfaffenweiler: Centaurus.

Eder, R.A. (1989). The emergent psychological personologist: The structure and content of 3½-, 5½-, and 7½-years old's concept of themselves and other persons. *Child Development, 60*, 1218-1228.

Einsiedler, W. (1988). Schulanfang und Persönlichkeitsentwicklung. *Grundschule, 20*, 20-23.

Elicker, J., Englund, M. & Sroufe, L. A. (1992). Predicting peer competence and peer relationships in childhood from early parent-child relationships. In R. Parke & G. Ladd (Eds.), *Family-peer relationships: Models of linkage* (pp. 77-106). Hillsdale, NJ: Erlbaum.

Engel, G. H. (1976). *Psychisches Verhalten in Gesundheit und Krankheit.* Bern: Huber.

Engelbert, A. (1993). Wandel der Familie – Gefährdung für Kinder? In G. Graeßner, C. Mauntel, & E. Püttbach (Hrsg.), *Gefährdungen von Kindern. Problemfelder und präventive Ansätze im Kinderschutz* (S. 59-80). Opladen: Leske & Budrich.

Entwisle, D. R., Alexander, K. L., Pallas, A. M. & Cadigan, D. (1987). The emergent academic self-image of first graders: Its response to social structure. *Child Development, 58*, 1190–1206.

Epstein, S. (1984). Entwurf einer integrativen Persönlichkeitstheorie. In S. H. Filipp (Hrsg.), *Selbstkonzept-Forschung: Probleme, Befunde, Perspektiven.* 1. Auflage (S. 15-45). Stuttgart: Klett.

Epstein, S. (1993). Entwurf einer integrativen Persönlichkeitstheorie. In S.-H. Filipp (Hrsg.), *Selbstkonzept-Forschung: Probleme, Befunde, Perspektiven.* 3. Auflage (S. 15-45). Stuttgart: Klett-Cotta.

Erikson, E. H. (1950). *Childhood and Society.* New York: Norton.

Erikson, E. H. (1959). Growth and crises of the healthy personality. *Psychological Issues, 1*, 50-100.

Esser, G., Ihle, W., Schmidt, M. H. & Blanz, B. (2000). Der Verlauf psychischer Störungen vom Kindes- zum Erwachsenenalter. *Zeitschrift für Klinische Psychologie und Psychotherapie, 29*, 276-283.

Faßbender, C. (1993). *Auditory grouping and segregation processes in infancy.* Norderstedt: Kaste.

Faustlos (2004). Was ist Faustlos? (Verfügbar über: http://www.faustlos.de [Zugriff: 30.3.2004]).

Felger-Pärsch, A. (1995). Untersuchungen zum Stand der Entwicklung von Selbstkonzepten bei Schülern der Primarstufe (Klasse 4) - Eine Erkundungsstudie. *Potsdamer Studien zur Grundschulforschung,* Heft 5. Potsdam: Universität Potsdam.

Filipp, S.-H. & Frey, P. (1988). Das Selbst. In K. Immelmann, K. R. Scherer, C. Vogel & P. Schmoock (Hrsg.). *Psychobiologie. Grundlagen des Verhaltens* (S. 415-454). Stuttgart: Fischer.

Filipp, S.-H. (1980). Entwicklung von Selbstkonzepten. *Zeitschrift für Entwicklungspsychologie und Pädagogische Psychologie, 12,* 105-125.

Filipp, S.-H. (1990). Ein allgemeines Modell für die Analyse kritischer Lebensereignisse. In Filipp, S.-H. (Hrsg.), *Kritische Lebensereignisse.* 2. Auflage (S. 3-52). München: Psychologie Verlags-Union.

Fivush, R. (1993). Developmental perspectives on autobiographical recall. In G. S. Goodman & B. L. Bottoms (Eds.), *Child victims, child witnesses: Understanding and improving testimony* (pp. 1-24). London: Guilford Press.

Flammer, A. (1996). *Entwicklungstheorien: Psychologische Theorien der menschlichen Entwicklung.* 2. vollständig überarbeitete Auflage. Bern: Huber.

Flammer, A. & Alsaker, F. D. (2002). *Entwicklungspsychologie der Adoleszenz: die Erschließung innerer und äußerer Welten im Jugendalter.* Bern: Huber.

Fthenakis, W., Niesel, R. & Kunze, H.R. (1982). *Ehescheidung - Konsequenzen für Eltern und Kinder.* München: Urban & Schwarzenberg.

Fuhrer, U., Marx, A., Holländer, A. & Möbes, J. (2000). Selbstbildentwicklung in Kindheit und Jugend. In W. Greve (Hrsg.), *Psychologie des Selbst* (S. 39-57). Weinheim: Psychologie Verlags Union.

Gallup, G. G. (1970). Chimpanzees: Self-recognition. *Science, 167,* 86-87.

Gesang, M. (2003). *Das Phänomen Angst. Eine Analyse zum Verständnis und Einverständnis von Angst.* Unveröffentlichte Magisterarbeit, Georg-August-Universität Göttingen, Sozialwissenschaftliche Fakultät.

GEW (2002). PISA ... und was in Deutschland anders ist. Ergebnisse, Analysen. Konsequenzen. (Verfügbar über: http://www.gew.de/standpunkt/aschlagzeilen/schule/pisa/texte/pisa_broschuere.pdf. [Zugriff: 23.3.2004].

Greenberg, M. T. & Kusché, C. A. (1993). *Promoting social and emotional development in deaf children. The PATHS project.* Seattle and London: University of Wahington Press.

Greenberg, M. T. (2002). Middle Childhood Projects. (Verfügbar über: http://www.prevention.psu.edu/projects/middle.html/ [Zugriff: 30.3.2004]).

Greve, W. (2000). Die Psychologie des Selbst - Konturen eines Forschungsthemas. In W. Greve (Hrsg.), *Psychologie des Selbst* (S. 15-36). Weinheim: Psychologie Verlags Union.

Grimm, H. (1995). Sprachentwicklung – allgemeintheoretisch und differentiell betrachtet. In R. Oerter & L. Montada (Hrsg.), *Entwicklungspsychologie* (S. 705-757). Weinheim: Psychologie Verlags Union.

Händschke, A. (1988). *Die Entwicklung des schul-und lernbezogenen Selbstbildes von Klasse 4 bis 10.* Diplomarbeit, Sektion Erziehungswissenschaften. Greifswald: Ernst-Moritz-Arndt-Universität (unveröff.).

Hansford, B. C. & Hattie, J. A. (1982). The relationship between self and achievement / performance measures. *Review of Educational Research, 52,* 123-142.

Häring, S. (2003). *Abwertung und Unterdrückung von Gefühlen im männlichen Sozialisationsprozess. Eine empirische Untersuchung zum emotionsstereotypen Verhalten von Jungen im Grundschulalter.* Unveröffentlichte Magisterarbeit, Georg-August-Universität Göttingen, Sozialwissenschaftliche Fakultät.

Harter, S. (1985). Competence as a dimension of self-evaluation: Toward a comprehensive model of self-worth. In R .L. Leahy (Ed.), *The development of self* (pp. 55-150). New York: Academic Press.

Harter, S. (1990). Self and identity development. In S. Feldman & G. R. Elliot (Eds.), *At the threshold: The developing adolescent* (pp. 205-239). Newbury Park: Sage.

Harter, S. (1998). The development of self-representations. In W. Damon (Ed.), *Handbook of child psychology.* Volume 3 (pp. 553-617). New York: Wiley.

Hartup, W. (1996). The company they keep: Friendships and their developmental significance. *Child Development, 67,* 1-13.

Hartup, W. & Stevens, N. (1997). Friendships and adaptation in the life course. *Psychological Bulletin, 121,* 355-370.

Hartup, W., French, D., Laursen, B., Johnston, M. & Ogawa, J. (1993). Conflict and friendship relations in middle childhood: Behavior in a closed-field situation. *Child Development, 64,* 445-454.

Haußer, K. (1982). Forschungsinteraktion und Forschungskonzeption. In G. L. Huber (Hrsg.), *Verbale Daten: Eine Einführung in die Grundlagen und Methoden der Erhebung und Auswertung* (S. 61-78). Weinheim: Beltz.

Haußer, K. (1995). *Identitätspsychologie.* Berlin, Heidelberg, New York: Springer.

Heckhausen, H. (1963/64). Entwurf einer Psychologie des Spielens. *Psychologische Forschung, 27,* 225-243.

Heckhausen, H. (1972). Die Interaktion der Sozialisationsvariablen in der Genese des Leistungsmotivs. In C. F. Graumann (Hg.), *Handbuch der Psychologie* (Band 7/2, S. 955-1019). Göttingen: Hogrefe).

Heinrichs, N., Saßmann, H., Hahlweg, K. & Perrez, M. (2002). Prävention kindlicher Verhaltensstörungen. *Psychologische Rundschau, 53,* 170-183.

Heitmeyer, W., Buhse, H., Liebe-Freund, J., Möller, K., Müller, J., Ritz, H., Siller, G. & Vossen, J. (1992). *Die Bielefelder Rechtsextremismus-Studie. Erste Langzeituntersuchung zur politischen Sozialisation männlicher Jugendlicher.* Weinheim: Juventa.

Helmke, A. & van Aken, M. A. G. (1995). The causal ordering of academic achievement and self-concept of ability during elementary school - a longitudinal study. *Journal of Educational Psychology, 87,* 624-637.

Helmke, A. (1991). Entwicklung des Fähigkeitsselbstbildes vom Kindergarten bis zur dritten Klasse. In R. Pekrun & H. Fend (Hrsg.), *Schule und Persönlichkeitsentwicklung* (S. 83-99). Stuttgart: Enke.

Helmke, A. (1992). *Selbstvertauen und schulische Leistungen.* Göttingen: Hogrefe.

Hetherington, E. M. (1993). An overview of the Virginia longitudinal study of divorce and remarriage with a focus on early adolescence. *Journal of Family Psychology, 7,* 39-56.

Heuwinkel, D. (1998). Familie im Jahr 2010. Gesellschaftliche "Megatrends" und Bedingungen für Familien. In Landesinstitut für Schule und Weiterbildung (Hrsg.), *(K)einen Plan von Familie. Qualitätsprofil der Familienbildung im Rahmen der Jugendplanung* (S. 9-28). Bönen: Kettler.

Hollederer, A. & Bölcskei, P.L. (2000). Von der "Pädagogik des erhobenen Zeigefingers" zur schulischen Gesundheitsförderung. *PÄD Forum, 6,* 238-245.

Holsti, O. R. (1969). *Content analysis for the social sciences and humanities.* Reading/Mass.: Addison-Wesley.

Hopf, C., Rieker, P. & Sanden-Martens, M. (1995). *Familie und Rechtsextremismus: Familiale Sozialisation und rechtsextremistische Orientierung junger Männer.* Weinheim: Juventa.

Hoppe-Graf, S. & Kim, H.-O. (2002). Die Bedeutung der Medien für die Entwicklung von Kindern und Jugendlichen. In R. Oerter & L. Montada (Hrsg.), *Entwicklungspsychologie.* 5. Auflage (S. 907-922). Weinheim: Beltz.

Houston, B. K. (1987). Stress and coping. In C. R. Snyder & C. E. Ford (Eds.), *Coping. with negative life events* (pp. 373-299). New York: Plenum.

Howe, M. L. & Courage, M. L. (1993). On resolving the enigma of infantile amnesia. *Psychological Bulletin, 113,* 305-326.

Howe, M. L. & Courage, M. L. (1997). The emergence and early development of autobiographical memory. *Psychological Review, 104,* 499-523.

Huber, G. L. (1989). Qualität versus Quantität in der Inhaltsanalyse. In W. Bos & C. Tarnai (Hrsg.), *Angewandte Inhaltsanalyse in Empirischer Pädagogik und Psychologie* (S. 1-13). Münster, New York: Waxmann.

Hubert, L. (1977). Kappa revisited. *Psychological Bulletin, 84,* 289-297.

Hurrelmann, K. (1991). *Sozialisation und Gesundheit. Somatische, psychische und soziale Riskikofaktoren im Lebenslauf.* 2. Auflage. München: Juventa.

Hurrelmann, K. (1994). *Familienstreß, Schulstreß, Freizeitstreß. Gesundheitsförderung für Kinder und Jugendliche.* 2. Auflage. Weinheim, Basel: Beltz.

Hurrelmann, K. & Laaser, U. (Hrsg.) (1993). *Gesundheitswissenschaften. Handbuch für Lehre, Forschung und Praxis.* Weinheim, Basel: Beltz.

Ihle, W. & Esser, G. (2002). Epidemiologie psychischer Störungen im Kindes- und Jugendalter: Prävalenz, Verlauf, Komorbidität und Geschlechtsunterschiede. *Psychologische Rundschau, 53,* 159-169.

Institut für präventive Pneumologie (1999). *Klasse 2000. Ein Projekt zur Gesundheitsförderung und Suchtvorbeugung in Grundschulen.* Nürnberg: Institut für Präventive Pneumologie.

Jaede, W. (1993). Trennungs- und Scheidungsberatung in Erziehungsberatungsstellen unter besonderer Berücksichtigung kindlicher Entwicklungskriterien. *Praxis Kinderpsychologie und Kinderpsychiatrie, 42,* 42-49.

Jäger, R. S. (Hrsg.). (1988). *Psychologische Diagnostik – Ein Lehrbuch.* München, Weinheim: Psychologie Verlags Union.

James, W. (1890): *The principles of psychology.* New York: Holt, Rinehart and Winston.

Jerusalem, M. & Schwarzer, R. (1991). Entwicklung von Selbstkonzepten in verschiedenen Lernumwelten. In R. Pekrun & H. Fend (Hrsg.), *Schule und Persönlichkeitsentwicklung* (S. 115-131). Stuttgart: Enke.

Jopt, U.-J. (1987). Schulische Tüchtigkeitserziehung und Identitätsentwicklung - eine Gratwanderung. In H.-P. Frey & K. Hausser (Hrsg.), *Identität* (S. 58-70). Stuttgart: Enke.

Jopt, U.-J. (1997). Scheidungskinder – Problemkinder? *Pädagogik, 7,* 17-20.

Kanning, U. (2000). *Selbstwertmanagement. Die Psychologie des selbstwertdienlichen Verhaltens.* Göttingen: Hogrefe.

Karmiloff-Smith, A. (1985). Language and cognitive processes from a developmental perspective. *Language and Cognitive Processes, 1,* 61-85

Karmiloff-Smith, A. (1992). *Beyond modularity. A developmental perspective on cognitive science.* Cambridge, MA: MIT Press.

Katz, P. A. & Ksansak, K. R. (1994). Developmental aspects of gender role flexibility and traditionality in middle childhood and adolescence. *Developmental Psychology, 30,* 272-282.

Keller, H. (2000). Sozial-emotionale Grundlagen des Spracherwerbs. In H. Grimm (Hrsg.), *Enzyklopädie der Psychologie C3: Sprache. Band Sprachentwicklung.* Göttingen: Hogrefe.

Keller, H. (Hrsg.). (1997). *Handbuch der Kleinkindforschung.* 2. Auflage. Göttingen: Huber.

Kennedy, B. & Sears, W. (1999). *Attachment parenting: Instinctive care for your baby and your young child.* New York: Pocket Books.

Klein-Heßling, J. & Lohaus, A. (1995). Streßbewältigung im Kindesalter: Modifikation und Evaluation einer Präventionsmaßnahme. *Kindheit und Entwicklung, 4,* 240-247.

Klein-Heßling, J. & Lohaus, A. (1998). *Bleib locker. Ein Stresspräventionsprogramm für Kinder im Grundschulalter.* Göttingen, Bern, Toronto: Hogrefe.

Knöfel, A. (1990). *Selbstbildveränderungen beim Übergang vom Kindergarten zur Schule.* Unveröffentlichte Dissertation, Ernst-Moritz-Arndt-Universität Greifswald, Philosophische Fakultät.

Kolip, P. (2002). Geschlechtsspezifisches Risikoverhalten im Jugendalter. *Bundesgesundheitsblatt-Gesundheitsforschung-Gesundheitsschutz, 45,* 885-888.

König, R. (Hrsg.) (1973). *Handbuch der empirischen Sozialforschung. Bd. 1: Geschichte und Grundprobleme der empirischen Sozialforschung.* Stuttgart: Enke

Kontaktbüro Gewaltprävention (2002). Angebote in den Ländern zur Gewaltprävention. (Verfügbar über http://www.bildungsserver.de/zeigen.html [Zugriff: 30.3. 2004]).

Krapp, A. (1997). Selbstkonzept und Leistung – Dynamik ihres Zusammenspiels. In F. Weinert & A. Helmke (Hrsg.), *Entwicklung im Grundschulalter* (S. 323–339). Weinheim: PVU.

Kraus, D., Duprée, T. & Bölcskei, P. L. (2002). Erfahrungen mit dem Gesundheitsförderprogramm Klasse 2000. *Prävention, 2,* 44-47.

Krause, Ch. (1985). *Zur Genese des Selbstbildes im Kindes- und Jugendalter.* Unveröffentlichte Habilitationsschrift. Ernst-Moritz-Arndt-Universität Greifswald, Philosophische Fakultät.

Krause, Ch. (1987). Zur Genese des Selbstbildes bei 9-13jährigen Schülern. *Psychologie für die Praxis, Ergänzungsheft,* 57-65.

Krause, Ch. (1989a): Das Selbstbild des Vorschulkindes und seine Funktion in der Handlungsregulation. *Psychologische Praxis,* Berlin, *7,* 253-260.

Krause, Ch. (1989b). Zur Genese des Selbstbildes im Kindes- und Jugendalter - Ergebnisse und Probleme einer Längsschnittuntersuchung. *Erziehungswis-*

senschaftliche Forschung. Ernst-Moritz-Arndt-Universität Greifswald, Heft 13, S. 5-29.

Krause, Ch. (1990). Das emotionale Grunderlebnis Schule – eine Determinante für Lern- und Lebenserfolg. In P. Richter (Hrsg.), *Beiträge aus der Arbeit der Erziehungsberatungsstelle Greifswald, 9,* 14 – 26.

Krause, Ch. (1996). *Wie uns die Kinder sehen. Die Erwachsenen im Urteil der Kinder und Jugendlichen - Eine Längsschnittstudie.* Frankfurt a.M., Berlin: Peter Lang.

Krause, Ch. (1997). Die Entwicklung des schul- und lernbezogenen Selbstbildes in den ersten Schuljahren. Sein Einfluß auf die psychische Gesundheit junger Schülerinnen und Schüler. In K. Ruoho, & M. Steffen (Hrsg.), Pädagogische Prophylaxe – Aspekte, Perspektiven, Möglichkeiten. *University of Joensuu, Bulletins of the Faculty of Education, 66,* 95-119.

Krause, Ch. (1998): Ich bin Ich. Gesundheitsförderung durch Selbstwertstärkung. Bericht über ein Projekt zur Gesundheitsförderung in Grundschulen. *Göttinger Beiträge zur erziehungswissenschaftlichen Forschung, Nr. 15,* Pädagogisches Seminar der Georg-August-Universität Göttingen.

Krause, Ch., Hannich, H.-J., Stückle, C., Widmer, C., Rohde, Ç. & Wiesmann, U. (2000). *Selbstwert stärken – Gesundheit fördern. Unterrichtsvorschläge für das 1. und 2. Schuljahr.* Donauwörth: Auer-Verlag.

Krause, Ch. & Stückle, Ch. (2001). Wie können wir das Selbstwertgefühl von Kindern – trotz Teilleistungsschwäche – erhalten und stärken? In G. Schulte-Körne (Hrsg. in Zusammenarbeit mit dem Bundesverband Legasthenie e.V.), *Legasthenie: erkennen, verstehen, fördern.* Bochum: Winkler.

Krause, Ch. & Müller-Benedict, V. (1997). Ergebnisse und Probleme qualitativer Datenanalysen im Kontext eines Programmes zur Gesundheitsförderung. *Empirische Pädagogik, 11* (1), 31-61.

Krause, Ch., Müller-Benedict, V. & Wiesmann, U. (2000a). Kleine Kinder, große Datenmengen. Möglichkeiten der Verbindung von qualitativen und quantitativen Methoden zur Analyse von Selbstaussagen [60 Absätze]. *Forum Qualitative Sozialforschung / Forum: Qualitative Research [On-line Journal],* 1 (2). (Verfügbar über: http://www.qualitative-research.net/fqs-texte/2-00/2-00krauseetal-d.htm [Zugriff: 2. Mai 2003]).

Krause, Ch., Müller-Benedict, V. & Wiesmann, U. (2000b). Small Children—Big Data. Possible Links Between Qualitative and Quantitative Methods in the Analysis of Self-Reports [60 Paragraphs]. *Forum Qualitative Sozialforschung / Forum: Qualitative Social Research [On-line Journal], 1*(2). (Available at: http://www.qualitative-research.net/fqs-texte/2-00/2-00krauseetal-e.htm# g21 [Date of access: May 2nd, 2003]).

Krause, Ch., Wiesmann, U., & Hannich, H.-J. (2002). „Ich bin ich - Gesundheit fördern durch Selbstwertstärkung". Ein Projekt zur Ressourcenstärkung von Grundschulkindern. In U. Walter, M. Drupp & F. W. Schwarz (Hrsg.), *Prävention durch Krankenkassen. Zielgruppen, Zugangswege, Wirksamkeit und Wirtschaftlichkeit* (S. 173-184). Weinheim und München: Juventa.

Krause, Ch., Wiesmann, U., Stückle, C. & Widmer, C. (2001). *Selbstwert stärken - Gesundheit fördern. Unterrichtsvorschläge für das 3. und 4. Schuljahr.* Donauwörth: Auer-Verlag.

Krippendorf, K. (1970). Bivariate agreement coefficients for reliability of data. In Edgar F. Bortatta (Ed.), *Sociological Methodology*. San Francisco: Jossey - Bass.

Krippendorff, K. (1980). *Content analysis. An introduction to its methodology.* Beverly Hills: Sage.

Krohne, H. W. (1996). *Angst und Angstbewältigung*. Stuttgart, Berlin , Köln: Kohlhammer.

L`Écuyer, R. (1989). *Ages and stages in the development of the self-concept across the life span.* Paper presented at the Symposium „Transformation of the self across the life span"; 10th Biennal Meetings of the International Society for the Study of Behavioral Development. Jyväskylä, Finland (July 9 to 13 1989).

Laursen, B., Hartup, W. & Koplas, A. (1996). Towards understanding peer conflict. *Merrill Palmer Quaterly, 42,* 76-102.

Lazarus, R. S. (1981). Streß und Streßbewältigung - Ein Paradigma. In S. H. Filipp (Hrsg.), *Kritische Lebensereignisse* (S. 198-232). München, Wien: Urban & Schwarzenberg.

Lazarus, R. S. (1990). Streß und Streßbewältigung - ein Paradigma. In S. H. Filipp (Hrsg.), *Kritische Lebensereignisse*. 2. Auflage (S. 198-232). München: Psychologie-Verlags- Union.

Lazarus, R. S. & Folkman, S. (1984). *Stress, appraisal, and coping*. New York: Springer.

Leichtman, M. D. (1999). Cultural, social, and maturational influences on childhood amnesia. In L. Balter, C. S. Tamis-LeMonda et al. (Eds.), *Child psychology: A handbook of contemporary issues* (pp. 447-466). Philadelphia, PA: Psychology Press/Taylor & Francis.

Lenz, K. & Böhnisch, L. (1997). Zugänge zu Familien - ein Grundlagentext. In L. Böhnisch & K. Lenz (Hrsg.), *Familien. Eine interdisziplinäre Einführung. Dresdner Studien zur Erziehungswissenschaft und Sozialforschung.* Weinheim, München: Juventa.

Lewin, K. (1946). Verhalten und Entwicklung als Funktion der Gesamtsituation. In K. Lewin, (Hrsg.), *Feldtheorie in den Sozialwissenschaften* (S. 271-329). Bern: Huber.

Lewis, M. & Brooks, J. (1979). Auf der Suche nach den Ursprüngen des Selbst. In L. Montada, (Hrsg.), *Brennpunkte der Entwicklungspsychologie* (S. 157-172). Stuttgart: Klett.

Lewis, M. & Brooks-Gunn, J. (1979). *Social cognition and the acquisition of the self.* New York: Plenum Press.

Lewis, M., Feiring, C., McGuffog, C. & Jaskir, J. (1984). Predicting psychopathology in six-year-olds from early social relations. *Child Development, 52,* 921-924.

Lisch, R. & Kriz, J. (1978). *Grundlagen und Modelle der Inhaltsanalyse. Bestandsaufnahme und Kritik.* Frankfurt/M: rororo.

Lohaus, A. (1990). *Gesundheit und Krankheit aus der Sicht von Kindern.* Göttingen: Hogrefe.

Lohaus, A. (1993). *Gesundheitsförderung und Krankheitsprävention im Kindes- und Jugendalter.* Göttingen: Hogrefe.

Lohaus, A., Fleer, B., Freytag, P. & Klein-Heßling, J. (1996). *Fragebogen zur Erhebung von Stresserleben und Stressbewältigung im Kindesalter (SSK).* Göttingen: Hogrefe.

Luthar, S. (1991). Vulnerability and resilience: A study of high-risk adolescence. *Child Development, 62,* 600-616.

Maccoby, E. E. & Martin, J. A. (1983). Socialization in the context of the family: Parent-child interactions. In P. H. Mussen (Ed.), *Handbook of Child Psychology.* Volume 4 (pp. 1-101). New York: Wiley.

Maccoby, E. E. (1998). *The two sexes: Growing up apart, coming together.* Cambridge: Harvard University Press.

Maccoby, E. E. (2000). *Psychologie der Geschlechter. Sexuelle Identität in den verschiedenen Lebensphasen.* Stuttgart: Klett-Cotta.

Main, M. & Solomon, J. (1986). Discovery of an insecure disorganized/disoriented attachment pattern: Procedures, findings and implications for the classification of behavior. In M. Yogman & T. Brazelton (Eds.), *Affective development in infancy* (pp. 95-124). Norwood, NJ: Ablex.

Main, M. & Solomon, J. (1990). Procedures for identifying infants as disorganized/disoriented during the Ainsworth Strange Situation. In T. M. Greenberg, D. Cicchetti & E. M. Cummings (Eds.), *Attachment in the preschool years* (pp. 121-160). Chicago: University of Chicago Press.

Mann, A. (1991). *Zur Entwicklung der Selbsteinschätzung der Lernhaltung von Schülern der Klassen 1 bis 3 und ihr Verhältnis zur Fremdeinschätzung durch den Klassenleiter – Ergebnisse einer Längsschnittstudie.* Unveröffentlichte

Diplomarbeit, Ernst-Moritz-Arndt-Universität Greifswald, Institut für Pädagogische Psychologie und Erziehungsberatung.

Mansel, J. (1996). Glückliche Zeit - Schwierige Kindheit? In J. Mansel (Hrsg.), *Glückliche Kindheit - Schwierige Zeit? Über die veränderten Bedingungen des Aufwachsens* (S. 7-20). Opladen: Leske & Budrich.

Marcia, J. E. (1980). Identity in adolescence. In J. Adelson (Ed.), *Handbook of adolescent psychology* (pp. 159-187). New York: Wiley.

Marsh, H. W. (1993). Academic self-concept: Theory, measurement and research. In J. Suls (Ed.), *The self in social perspective* (pp. 59–98). Hillsdale: Lawrence Erlbaum.

Mayring, P. (1990). *Qualitative Inhaltsanalyse.* 2. durchgesehene Auflage. Weinheim: Deutscher Studienverlag.

Mayring, P. (1993). *Einführung in die qualitative Sozialforschung.* Weinheim: Psychologie-Verlags-Union.

Mead, G.-H. (1946). *Mind, self and society: From the standpoint of a social behaviorist.* Chicago, Ill.: University of Chicago Press.

Meltzoff, A. N. (1990). Foundations for developing a concept of self: The role of imitation in relating self to other and the value of social mirroring, social modeling, and self-practice in infancy. In D. Cichetti & M. Beegly (Eds.), *The self in transition: Infancy to childhood* (pp. 139-164). Chicago, Ill.: Univ. of Chicago Press.

Mersmann, H. (1998). Gesundheit von Schulanfängern - Auswirkungen sozialer Benachteiligungen. In Bundeszentrale für gesundheitliche Aufklärung (Hrsg.), *Gesundheit von Kindern - Epidemiologische Grundlagen.* Forschung und Praxis der Gesundheitsförderung, Band 3 (S. 60-78). Köln: BZgA.

Merten, K. (1983). *Inhaltsanalyse: Einführung in Theorie, Methode und Praxis.* Opladen: Westdeutscher Verlag.

Michaelsen, B. (2000). *Geschlechterunterschiede im Angsterleben bei Kindern im Grundschulalter.* Unveröffentlichte Magister- Zwischenprüfungsarbeit, Georg-August-Universität Göttingen, Sozialwissenschaftliche Fakultät.

Michaelsen, B. (2003). *Gesundheitsstunden sind toll! - Reflexionen von Kindern über ein Programm zur Gesundheitsförderung in Grundschulen.* Unveröffentlichte Magisterarbeit. Georg-August-Universität Göttingen, Sozialwissenschaftliche Fakultät.

Montada, L. (1995). Die geistige Entwicklung aus der Sicht Jean Piagets. In R. Oerter & L. Montada (Hrsg.), *Entwicklungspsychologie.* 3., vollständig überarbeitete Auflage (S. 518-560). Weinheim: Psychologie-Verlags-Union.

Montada, L. (2002). Die geistige Entwicklung aus der Sicht Jean Piagets. In R. Oerter & L. Montada (Hrsg.), *Entwicklungspsychologie.* 5., vollständig überarbeitete Auflage (S. 418-442). Weinheim: Psychologie-Verlags-Union.

Moos, R. H. (1974). *Family Environment Scale.* Palo Alto, CA: Consulting Psychologists Press.

Müller-Benedict, V. (1998). Neue Berechnungsmethode der Interkoderreliabilität. *ZSE - Zeitschrift für Sozialisationsforschungs und Erziehungssoziologie, 1,* 105

Mummendey, H. D. (1979). Methoden und Probleme der Messung von Selbstkonzepten. In S. H. Filipp (Hrsg.), *Selbstkonzept-Forschung: Probleme, Befunde, Perspektiven* (S. 171-189). Stuttgart: Klett.

Napp-Peters, A. (1995). *Familien nach der Scheidung.* München: Kunstmann.

Nelson, K. (1993). The psychological and social origins of autobiographical memory. *Psychological Science, 4,* 7-14.

Nelson, K. (1997). Finding one's self in time. In J. G. Snodgrass & R. L. Thompson (Eds.), *The self across psychology: Self-recognition, self-awareness, and the self concept.* Annuals of the New York Academy of Sciences, Volume 818 (pp. 103-116). New York, NY: New York Academy of Sciences.

Nieswandt, V. (2001). *Die Familie aus der Sicht von Scheidungskindern – Pilotstudie im Rahmen eines Projektes zur Gesundheitsförderung.* Unveröff. Magisterarbeit. Georg-August-Universität Göttingen, Sozialwissenschaftliche Fakultät.

NW Regional Educational Laboratory (2002). The Catalog of School Reform Models. (Verfügbar über: http://www.nwrel.org/scpd/catalog/index.shtml [Zugriff: 30.3.2004]).

O'Brien, M. & Huston, A. C. (1985). Development of sex-typed play behavior in toddlers. *Developmental Psychology, 21,* 866-871.

Oerter, R. & Montada, L. (Hrsg.). (2002). *Entwicklungspsychologie.* 5. Auflage. Weinheim: Beltz.

Oerter, R. (1981). Entwicklung. In H. Schiefele & A. Krapp. *Handlexikon zur Pädagogischen Psychologie* (S.100–108). München: Ehrenwith.

Oerter, R. (1995). Kindheit. In R. Oerter & L. Montada (Hrsg.), *Entwicklungspsychologie.* 5., vollständig überarbeite Auflage (S. 249-309). Weinheim: Psychologie-Verlags-Union.

Oerter, R. (1999). *Psychologie des Spiels.* Weinheim: Beltz.

Oerter, R. (2002). Kindheit. In R. Oerter & L. Montada (Hrsg.), *Entwicklungspsychologie.* 3., vollständig überarbeite Auflage (S. 209-257). Weinheim: Psychologie-Verlags-Union.

Offer, D. (1984). Das Selbstbild normaler Jugendlicher. In E.Olbrich & E. Todt (Hrsg.), *Probleme des Jugendalters, neuere Sichtweisen (S. 111-130).* Berlin: Springer.

Olweus, D. (1996). *Gewalt in der Schule. Was Lehrer und Eltern wissen sollten – und tun können.* Bern: Huber.

Ommer, U. (2000). *1000 Familien.* Köln: Taschen.

Pais, J. & White, P. (1979). Family redefinition: A review of the literature toward a model of divorce adjustment. *Journal of Divorce, 2,* 271-281.

Palentien, C., Klocke, A. & Hurrelmann, K. (1999). Armut im Kindes- und Jugendalter. *Aus Politik und Zeitgeschichte. Beilage zur Wochenzeitung Das Parlament, B 18/19,* 30. Apr., 33-38.

Palentien, C., Settertobulte, W. & Hurrelmann, K. (1998). Gesundheitsstatus und Gesundheitsverhalten von Kindern als Grundlage der Prävention. In Bundeszentrale für gesundheitliche Aufklärung (Hrsg.), *Gesundheit von Kindern - Epidemiologische Grundlagen.* Forschung und Praxis der Gesundheitsförderung, Band 3, (S. 79-86). Köln: BZgA.

Papouš ek, H. & Papouš ek, M. (1987). Intuitive parenting: A dialectic counterpart to the infant's integrative competence. In J. D. Osofsky (Ed.), *Handbook of infant development.* 2nd edition (pp. 669-720). New York: Wiley.

Parker, G. R., Cowan, E. L., Work, W. C. & Wyman, P. A. (1990). Test correlates of stress resilience among urban school children. *Journal of Primary Prevention, 11,* 19-35.

Paulus, P. (1995). Die Gesundheitsfördernde Schule. Der innovativste Ansatz gesundheitsbezogener Interventionen in Schulen. *Die Deutsche Schule, 8,* 262-281.

Pekrun, R. (1985). Schulischer Unterricht, schulische Bewertungsprozesse und Selbstkonzeptentwicklung. *Unterrichtswissenschaft, 3,* 220–248.

Pekrun, R. (1987). Die Entwicklung leistungsbezogener Identität bei Schülern. In H.-P. Frey & K. Haußer (Hrsg.), *Identität: Entwicklungen psychologischer und soziologischer Forschung* (S. 43-57). Stuttgart: Enke.

Pekrun, R. (1997). Selbstkonzept und Leistung - Dynamik ihres Zusammenspiels: Kommentar. In F. E. Weinert & A. Helmke (Hrsg.), *Entwicklung im Grundschulalter* (S. 351 - 358). Weinheim: Psychologie-Verlags-Union.

Petillon, H. (1993). *Das Sozialleben des Schulanfängers.* Weinheim: Beltz.

Piaget, J. (1975). *Nachahmung, Spiel und Traum. Die Entwicklung der Symbolfunktion beim Kinde.* Stuttgart: Klett.

Plumb, P. & Cowan, G. (1984). A developmental study of destereotyping and androgynous activity preferences of tomboys, nontomboys, and males. *Sex Roles, 10,* 703-712.

Popitz, H. (1983). Die Erfahrung der ersten sozialen Negation. Zur Ontogenese des Selbstbewußtseins. In M. Baethge & W. Essbach (Hrsg.), *Soziologie. Entdeckungen im Alltäglichen* (S. 17-32). Frankfurt: Campus.

Ravens-Sieberer, U. & Bullinger, M. (2000). KINDL[R] - Fragebogen zur Erfassung der gesundheitsbezogenen Lebensqualität bei Kindern und Jugendlichen (Revidierte Fassung). Manual. (Online-Publikation verfügbar über http://www.kindl.org/daten/pdf/ManGerman.pdf [Zugriff: 6. Mai 2002]; Fragebogenversionen verfügbar über http://www.kindl.org/fragebogen.html).

Reisch, L. (2002). Deutschland ist kein Bildungsland mehr. Vorwort in E. Terhart (Hrsg.), *Nach PISA. Bildungsqualität entwickeln.* Hamburg: Europäische Verlagsanstalt.

Remschmidt, H. (1990). Grundsätze zur Versorgung psychisch gestörter Kinder und Jugendlicher. *Praxis der Kinder- und Jugendpsychiatrie, 9-10,* 338-347.

Rheinberg, F. (1989). *Zweck und Tätigkeit. Motivationspsychologische Analysen zur Handlungsveranlassung.* Göttingen: Hogrefe.

Richter, A. (2000). Wie erleben und bewältigen Kinder Armut? – Ergebnisse einer qualitativen Untersuchung im ländlichen Raum. Verfügbar über: http://www.gesundheitberlin.de/index.php4?request=search&topic=767&type=infotext [Zugriff: 10.6.2003].

Ries, G., Schlossarczyk, A. & Fischer, M. (1988). Selbstdarstellungen von Jugendlichen im Generationenvergleich. *Psychologie in Erziehung und Unterricht, 35,* 34-47.

Rochat, P. (Ed.). (1999). *Early social cognition. Understanding others in the first month of life.* Mahaw, NJ: Erlbaum.

Rode, K. (1998). *Stress im Kindesalter. Studie zu angstauslösenden Belastungen im Alltag von Kindern und pädagogischen Überlegungen zur präventiven Arbeit.* Unveröffentlichte Magisterarbeit, Georg-August-Universität Göttingen, Sozialwissenschaftliche Fakultät.

Rosenberg, M. & Pearlin, L. I. (1982). Social class and self-esteem among children and adults. In M. Rosenberg & H. B. Kaplan (Eds.), *Social psychology of the self-concept* (S. 268-288). Arlington Heights: Harlan Davidson, Inc.

Rosenthal, R. & Jacobson, L. (1968). *Pygmalion in the Classroom: Teacher Expectation and Pupil's Intellectual Development.* New York: Holt, Rinehart & Winston.

Rösler, H. D., Szewczyk, H. & Wildgrube, K. (1996). *Medizinische Psychologie.* 3., völlig neue bearbeitete Auflage. Heidelberg: Spektrum Akademischer Verlag.

Rossmann, P. (1996). *Einführung in die Entwicklungspsychologie des Kindes- und Jugendalters.* Bern: Huber.

Rost, D. H. & Haferkamp. W. (1984). Leistungsangst in der Grundschule? *Grundschule, 16,* 31-34.

Roth, H., Süllwold, F. & Berg, M. (1967). *Deutsche Fassung des SRA Youth Inventory von Remmers, H. H. & Shimberg, B..* Göttingen: Hogrefe.

Ruble, D. N. & Martin, C. L. (1998). Gender development. In W. Damon (Series Ed.) & N. Eisenberg (Volume Ed.), *Handbook of child psychology: Vol. 3: Social, emotional, and personality development.* 5th edition (pp. 933-1016). New York: Wiley.

Rudow, B, (1994). *Die Arbeit des Lehrers. Zur Psychologie der Lehrertätigkeit, Lehrerbelastung und Lehrergesundheit.* Bern: Huber.

Sarafino, E. P. (1994). *Health psychology. Biopsychosocial interactions.* New York: Wiley.

Sarbin, R. (1952). A preface to a psychological analysis of the self. *Psychological Review, 59,* 11-22.

Satir, V. (1994). *Kommunikation, Selbstwert, Kongruenz. Konzepte und Perspektiven familientherapeutischer Praxis.* 4. Auflage. Paderborn: Junfermann.

Schachinger, H. E. (2002). *Das Selbst, die Selbsterkenntnis und das Gefühl für den eigenen Wert.* Bern: Huber.

Schaefer, G. (1998). *Balanceakt Gesundheit. Die Kunst, richtig zu leben.* Darmstadt: Wissenschaftliche Buchgesellschaft.

Schaffer, H. R. (1984). *The child's entry into a social world.* London: Academic Press

Schauder, T. (1996). *Die Aussagenliste zum Selbstwertgefühl für Kinder und Jugendliche.* Göttingen: Beltz Test.

Schellhas, B. (1993). *Die Entwicklung der Ängstlichkeit in Kindheit und Jugend. Befunde einer Längsschnittstudie über die Bedeutung der Ängstlichkeit für die Entwicklung der Kognition und des Schulerfolgs.* Berlin: Max Planck Institut für Bildungsforschung.

Schmidt-Denter, U. & Beelmann,. W. (1997). Kindliche Symptombelastung in der Zeit nach einer ehelichen Trennung - eine differenzielle und längsschnittliche Betrachtung. *Zeitschrift für Entwicklungspsychologie und Pädagogische Psychologie, 1,* 26-42.

Schmidt-Denter, U. (2000). Entwicklung von Trennungs- und Scheidungsfamilien: Die Kölner Längsschnittstudie. In K. A. Schneewind (Hrsg.), *Familienpsychologie im Aufwind* (S. 203-223). Göttingen, Bern, Toronto, Seattle: Hogrefe.

Schnabel, K.-U. (1997). Schulleistung und Fähigkeitsselbstbild - Universelle Beziehung oder kontextspezifische Zusammenhänge? Kommentar. In F. Weinert & A. Helmke (Hrsg.), *Entwicklung im Grundschulalter* (S. 385-388). Weinheim: PVU

Schnabel, P.-E. (2001). *Familie und Gesundheit. Bedingungen, Möglichkeiten und Konzepte der Gesundheitsförderung.* Weinheim, München: Juventa.

Schneewind, K. A. (1999). *Familienpsychologie.* 2. überarbeitete Auflage. Stuttgart, Berlin, Köln: Kohlhammer.

Schneewind, K. A. (2002). Familienentwicklung. In R. Oerter und L. Montada (Hrsg.), *Entwicklungspsychologie.* 5. Auflage (S. 105-127). Weinheim: Beltz.

Schneewind, K. A., Beckmann, M. & Engfer, A. (1983). Eltern und Kinder. Umwelteinflüsse auf das familiäre Verhalten. Stuttgart: Kohlhammer.

Schneewind, K. A., Beckmann, M. & Hecht-Jackl, A. (1985). Das Familiendiagnostische Testsystem (FDTS): Konzeption und Überblick. Forschungsbericht Institut für Psychologie, Universität München.

Schneewind, K. A., Walper, S. & Graf, J. (2000). Sozialisation in der Familie als Quelle individueller Unterschiede. In M. Amelang (Hrsg.), *Enzyklopädie der Psychologie, Themenbereich C: Theorie und Forschung, Serie VIII: Differentielle Psychologie und Persönlichkeitsforschung, Bd 4: Determinanten individueller Unterschiede* (S. 249-343). Göttingen: Hogrefe.

Schneider, W. & Büttner, G. (1995). Entwicklung des Gedächtnisses. In R. Oerter & L. Montada (Hrsg.), *Entwicklungspsychologie.* 3. Auflage (S. 654-704). Weinheim: Psychologie-Verlags-Union.

Schneider, W. & Büttner, G. (2002). Entwicklung des Gedächtnisses bei Kindern und Jugendlichen. In R. Oerter & L. Montada (Hrsg.), *Entwicklungspsychologie.* 4. Auflage (S. 495-516). Weinheim: Psychologie-Verlags-Union.

Schneider, W. & Pressley, M. (1997). *Memory development between two and twenty.* 2nd edition. Mahwah, NJ: Erlbaum.

Schütz, A. (2000). Das Selbstwertgefühl als soziales Konstrukt: Befunde und Wege der Erfassung. In W. Greve (Hrsg.), *Psychologie des Selbst* (S. 189-207). Weinheim: Psychologie Verlags Union.

Schwarz, K. (1995). In welchen Familien wachsen die Kinder und Jugendlichen in Deutschland auf? *Zeitschrift für Bevölkerungswissenschaften, 20,* 271-292.

Schwarzer, R. (1993). *Streß, Angst und Handlungsregulation.* 3. Auflage. Stuttgart: Kohlhammer.

Scott, W. A. (1955). Reliability of content analysis: The case of nominal scaling. *Public Opinion Quarterly, 19,* 321-325.

Seiffge-Krenke, I. (1994). *Gesundheitspsychologie des Jugendalters.* Göttingen: Hogrefe.

Selye, H. (1956). *The stress of life.* New York: McGraw Hill.

Serbin, L. A., Powlishta, K. K. & Gulko, J. (1993). *The development of sex typing in middle childhood.* Monographs of the Society for Research in Child Development. Chicago, Ill.: University of Chicago Press.

Shavelson, R., Hubner, J. & Stanton, G. (1976). Self-concept: Validation of construct interpretations. *Review of Educational Research, 46,* 407–441.

Signorella, M. L., Bigler, R. S. & Liben, L. S. (1993). Developmental differences in children's gender schemata about others: A meta-analytical review. *Developmental Review, 13,* 147-183.

Slater, A. (1995). Visual perception and memory at birth. In C. Rovee-Collier & L. P. Lipsitt (Eds.), *Advances in infancy research*. Volume 9 (pp. 107-162). Norwood, NJ: Ablex.

Sörensen, M. (1996). *Einführung in die Angstpsychologie*. 4. Auflage. Weinheim: Deutscher Studienverlag.

Speck-Hamdan, A. (1990). Freude auf das Neue – Schulanfang aus der Sicht des Kindes. *Grundschule, 22*, 26-28.

Spielberger, C. (1980). *Streß und Angst. Risiko unserer Zeit*. Weinheim, Basel: Beltz.

Spitz, R. A. (1957). *Nein und Ja*. Stuttgart: Klett.

Spitz, R. A. (1983). *Vom Säugling zum Kleinkind*. 7. Auflage. Stuttgart: Klett.

Spycher, S., Nadai, E. & Gerber, P. (1997): *Auswirkungen von Erwerbslosigkeit und Armut auf Familien* (im Auftrag der Eidgenössischen Koordinationskommission für Familienfragen). Bern: EDMZ.

Sroufe, L. A. (1990). An organizational perspective on the self. In D. Cichetti & M. Beegly (Eds.), *The self in transition: Infancy to childhood* (pp. 281-308). Chicago: University of Chicago Press.

Stern, D. (1992). *Die Lebenserfahrung des Säuglings*. Stuttgart: Klett-Cotta.

Stern, W. (1923). Psychologie der frühen Kindheit und Psychoanalyse. *Zeitschrift für Pädagogische Psychologie, 4*, 282-296.

Strätz, R., Schmidt, E. A. F. (1982). *Die Wahrnehmung sozialer Beziehungen von Kindergartenkindern*. Stuttgart: Kohlhammer.

Streese, E. (1985). *Zu einigen Problemen des Selbstbildes beim jüngeren Schulkind*. Unveröffentlichte Diplomarbeit, Ernst-Moritz-Arndt-Universität Greifswald, Sektion Erziehungswissenschaften.

Strittmatter, P. (1997). *Schulangstreduktion. Abbau von Angst in schulischen Leistungssituationen*. Neuwied, Berlin: Luchterhand.

Stückle, C. (1999). *Entwicklung und Veränderung des Selbstbildes bei Grundschulkindern mit Lern- und Leistungsschwierigkeiten. Untersuchung im Rahmen eines Projektes zur Gesundheitsförderung*. Unveröffentlichte Magisterarbeit, Georg-August-Universität Göttingen, Sozialwissenschaftliche Fakultät.

Suess, G. J., Grossmann, K. E. & Sroufe, L. A. (1992). Effects in infant attachment to mother and father on quality of adaptation in preschool: From dyadic to individual organization of self. *International Journal of Behavioral Development, 15*, 43-65.

Sullivan, H. S. (1953). *The interpersonal theory of psychiatry*. New York: Wiley.

Tiedemann, J. & Faber, G. (1994). Mädchen und Grundschulmathematik: Ergebnisse einer 4-jährigen Längsschnittstudie zu ausgewählten geschlechtsbezogenen Unterschieden in der Leistungsentwicklung. *Zeitschrift für Entwicklungspsychologie und Pädagogische Psychologie, 26*, 101-111.

Trautner, H. M. (1992). The development of sex-typing in children: A longitudinal analysis. *German Journal of Psychology, 16,* 183-199.

Trautner, M. (2002). Entwicklung der Geschlechtsidentität. In R. Oerter & L. Montada (Hrsg.), *Entwicklungspsychologie.* 5. Auflage (S. 648-674). Weinheim: Beltz.

Tschanz, M. & Krause, Ch. (1992): Wie Grundschüler die Reaktion ihrer Eltern auf Zensuren reflektieren – eine Längsschnittanalyse thematischer Kinderzeichnungen. *Psychologie in Erziehung und Unterricht, 39,* 264-276.

Tücke, M. (1999). *Entwicklungspsychologie des Kindes- und Jugendalters für (zukünftige) Lehrer.* Münster: Lit-Verlag.

U.S. Departement of Health and Human Services (2002). Samhsa's National Mental Health Information Center. (Verfügbar über: http://www.mental health.samhsa.gov [Zugriff: 30.3.2004]).

Uexkuell, T. von (Adler,R. H., Herrmann, J. M., Köhle, K., Schonecke, O. W. & Wesiack, W. [Hrsg,]) (1997). *Psychosomatische Medizin.* München: Urban & Schwarzenberg.

Uexküll, T. von & Wesiak, W. (1997a). *Theorie der Humanmedizin. Grundlagen ärztlichen Denkens und Handelns.* München: Urban & Schwarzenberg.

Uzigiris, I. (1979). Die Mannifaltigkeit der Imitation in der frühen Kindheit. In L. Montada (Hrsg.), *Brennpunkte der Entwicklungspsychologie* (S. 173-194). Stuttgart: Kohlhammer.

van Aken, M. A. G., Asendorpf, J. B. & Wilpers, S. (1996). Das soziale Unterstützungswerk von Kindern: Strukturelle Merkmale, Grad der Unterstützung, Konflikt und Beziehungen zum Selbstwertgefühl. *Psychologie in Erziehung und Unterricht, 43,* 114-126.

Vauk, H. (1999). *Streß und Streßbewältigung im Grundschulalter.* Unveröffentlichte Magisterarbeit, Georg-August-Universität Göttingen, Sozialwissenschaftliche Fakultät.

Wagner, J. (1994). *Kinderfreundschaften. Wie sie entstehen – was sie bedeuten.* Berlin: Springer.

Walper, S. & Schwarz, B. (1999). Risiken und Chancen für die Entwicklung von Kindern aus Trennungs- und Scheidungsfamilien: Eine Einführung. In S. Walper & B. Schwarz (Hrsg.), *Was wird aus unseren Kindern? Chancen und Risiken für die Entwicklung von Kindern aus Trennungs- und Stieffamilien* (S. 7-22). Weinheim, München: Juventa..

Walper, S. (1995). Familienbeziehungen und Sozialentwicklung Jugendlicher in Kern-, Ein-Eltern- und Stieffamilien. *Zeitschrift für Entwicklungspsychologie und Pädagogische Psychologie, 2,* 93-121.

Weber, H. (1990). Emotionsbewältigung. In R. Schwarzer (Hrsg.), *Gesundheitspsychologie. Ein Lehrbuch.* Göttingen: Hogrefe.

Weinert, F. & Helmke, A. (Hrsg.) (1997). *Entwicklung im Grundschulalter.* Weinheim: PVU.

Werner, E. & Smith, R. (1982). *Vulnerable but invincible: A longitudinal study of resilient children and youth.* New York: McGraw-Hill.

White, R. W. (1959). Motivation reconsidered: The concept of competence. *Psychological Review, 66,* 297-333.

Wiechardt, D. (1977). Zur Erfassung des Selbstkonzepts. *Psychologische Rundschau, 28,* 294-304.

Willatts, P. (1999). Development of means-end behavior in young infants: Pulling a support to retrieve a distant object. *Developmental Psychology, 35,* 651-667.

Williams, J. E. & Best, D. L. (1990). *Measuring sex stereotypes: A multination study.* Newbury Park, CA: Sage.

Winkelmann, I. (1998). *Geschlechterstereotype und Geschlechtsidentität in der Grundschule.* Unveröffentlichte Magisterarbeit, Georg-August-Universität Göttingen, Sozialwissenschaftliche Fakultät.

World Health Organization (1946). *Constitution.* Geneva: WHO.

World Health Organisation (1984). *Glossary of terms used in health for all series.* Genf: WHO. (deutsch: Weltgesundheitsorganisation (1998). *Glossar Gesundheitsförderung.* Gamburg: Conrad.)

World Health Organization (1986). *Ottawa charta for health promotion.* Geneva: WHO.

World Health Organization (1993). *Life skills education in schools* (WHO/MNH/PSF/93.A Rev. 1). Geneva: WHO.

World Health Organisation (1994). *Skills for life.* Newsletter. Genf: WHO (WHO/MNH/NLSL/94.1-3)

World Health Organization (1994). *The development and dissemination of life skills education: An overview.* Geneva: WHO. (Dokument MNH/PSF/94.7; verfügbar über http://www.unicef.org/programme/lifeskills/reference/India/pdfs/49TDDLSE.pdf; [Zugriff: 5. Mai 2003]).

World Health Organization (2001). *World health report. Mental health: New understanding, new hope.* Geneva: WHO. (Deutsch: World Health Organisation (2001). Weltgesundheitsbericht 2001 "Psychische Gesundheit: neues Verständnis, neue Hoffnung". *Deutsche Gesellschaft für Verhaltenstherapie. Aktuelles aus der psychosozialen Fach- und Berufspolitik. Supplement zu 4/2001.* Tübingen: dgvt.)

Youniss, J. (1982). Die Entwicklung und Funktion von Freundschaftsbeziehungen. In W. Edelstein (Hrsg.), *Perspektivität und Interpretation. Beiträge zur Entwicklung des sozialen Verstehens* (S. 78-109). Frankfurt a. M.: Suhrkamp.

Ziegler, K. (1996). Psychosoziale Bewältigung von Streß im Kindesalter. In J. Mansel (Hrsg.), *Glückliche Kindheit - Schwierige Zeit? Über die veränderten Bedingungen des Aufwachsens* (S. 40-83). Opladen: Leske & Budrich.

Zimmermann, R.-K. (1997). *Theorie und Anwendung von Entspannungsübungen mit Kindern im Rahmen der Gesundheitsförderung in der Grundschule.* Unveröffentlichte Diplomarbeit, Georg-August-Universität Göttingen, Erziehungswissenschaftliche Fakultät.

Elsbeth Stern

Die Entwicklung des mathematischen Verständnisses im Kindesalter

Mathematische Symbole können als Werkzeuge zur Modellierung potentieller Situationen und Ereignisse der externen Welt genutzt werden, wie dies z.B. beim Lösen von Textaufgaben geschieht. Voraussetzung für die kompetente Werkzeugnutzung sind konzeptuelle Umstrukturierungen und Erweiterungen des in der frühen Kindheit erworbenen numerischen Wissens. In diesem Buch werden kognitive Architekturen und Entwicklungstheorien, welche den Erwerb mathematischer Kompetenzen erklären können, zusammen mit den Ergebnissen experimenteller und längsschnittlicher Studien unter Berücksichtigung der schulischen Perspektive diskutiert.

ISBN 3-933151-28-7 Preis: 20,- Euro

PABST SCIENCE PUBLISHERS
Eichengrund 28, D-49525 Lengerich, Tel. ++ 49 (0) 5484-308,
Fax ++ 49 (0) 5484-550, E-mail: pabst.publishers@t-online.de
Internet: http://www.pabst-publishers.de